カレント

食べ物と健康3
改訂 食品衛生学

編著：川村　堅・斉藤守弘

共著：池　晶子・荒木裕子・岡﨑英規・向井友花・伊藤裕才
　　　杉山芳宏・宮地竜郎・杉山千歳・斎木まど香

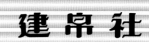
建帛社
KENPAKUSHA

はじめに

　本書は，管理栄養士および栄養士に求められる食品衛生の知識を十分に修得できることをめざし，最近の知見および動向に基づいて簡明に解説したものである。平成22年改定の管理栄養士国家試験出題基準（ガイドライン）に準拠し，管理栄養士養成課程で定められた専門的内容をすべて記述した教科書でもある。また，食品衛生監視員，食品衛生管理者を目指す人にも対応できるように，食品の安全にかかわる，より専門的内容も盛り込んだ。

　本書は川井英雄氏の企画・立案で始まったものである。各執筆者の原稿内容の確認まで尽力されたところで，逝去された。編著者一同，感謝し，冥福を祈りたい。

　近来，食の安全への関心から食品衛生の重要性が認識され，各部門においてリスク管理が徹底されつつある。時代とともに食を取り巻く環境の状況は変化し，それに対応するための規則と方策も多岐に渡っている。技術的手法の進歩は質的な高度化を生み，学修の対象が量的に膨大化し，求められる知識も多くなった。学生の理解と習得の負担は大きく，このような状況下では効果的な学修が必要である。

　本書では，表や図を多く用いて明快に解説することで理解を助け，学修の目標を達成しやすくしている。重要なキーワードを側注に示し，さらに詳しく説明しているところもその一助となろう。随所にあるトピックスでは，項目の主題に関連したことを過去の事象や具体的な例を紹介することなどにより，その事項に対する関心がもてるように導いている。演習課題では，学修した内容を発展させて，広く応用できる思考力をつけることに役立つであろう。巻末には，食品衛生関係法令・基準の資料等を付した。

　本書の読者は化学，食品学などの初歩についてはすでに通じているものと想定して執筆した。食品衛生の専門に関連した内容について，より詳細な解説とその根拠を知りたい場合は，各所に示した出典または参考文献にあたることで確かな知識が身につくであろう。

　本書の利用によって，教育の効果を高められることを望んでいる。

2015年3月

編著者　丸井正樹
川村　堅

改訂版はじめに

　本書は，故川井英雄氏の企画・立案に基づいて2015年に初版を発行した。2017年には，その遺志を受け継いだ初版の執筆陣により，食中毒などの統計の更新や法改正にしたがって記述を改めて第2版とした。その後，食品衛生法の改正，ゲノム編集技術応用食品の登場など食品衛生を取り巻く状況や管理栄養士国家試験出題基準の改定に伴う管理栄養士教育の変化があった。これらの変化に対応するために，初版刊行時の編集方針は受け継ぎつつ，編者と執筆者の一部を交替し，内容を見直して新たな知見を追加し，改訂版とすることになった。本書が食品衛生学の学修に役立つことを願ってやまない。

　簡明な解説ながらも内容の一層の充実を図ることを目指したが，記述の不備など不十分な点が多々あると思う。読者皆様から忌憚のないご意見をいただければ幸いである。最後に，本書の改訂に当たり，ご尽力いただいた筑紫和男氏をはじめ建帛社のスタッフ各位に感謝申し上げます。

2021年3月

編著者　　川　村　　　堅

斉　藤　守　弘

目　　次

第1章 食品衛生と法規

食品関連法規と行政は，食品の安全を確保し，国民の健康を守るためにある。日本の食品の現状は多くの問題を抱えており，行政機関とともに私たちは食品による危害の発生を防ぐにはどうすればよいだろうか。食料自給率の低下，輸入原料への依存度の高さ，消費者の利便性重視による加工食品の消費増大とそれに伴う中食の普及，外食産業の成長などに対しては，少なからず食品衛生を考慮しつつ取り組まなければならない。食の安全を確保するためには，法による規制，食品衛生行政，そして，食品の安全性を正しく評価する消費者の意識が必要である。

日本の法規，行政の仕組みに加えて，国際的な取り組みについても学ぼう。

1. 食品の安全性の確保に関するリスクアナリシス（リスク分析）

食生活の環境は大きく変化している。その変化は，食品の多様化と国際化により加工食品や輸入食品が増えているところにも現れている。食品中に含まれる**危害要因（ハザード）**が増し，健康に悪影響を及ぼす危険性も高くなっている。健康被害の発生を防ぎ，リスクを最小限に抑えるために**リスクアナリシス（リスク分析）**という考え方に基づいて食品の安全確保に行政，企業および消費者がともに取り組んでいる。リスクアナリシスは**リスクアセスメント（リスク評価）**，**リスクマネジメント（リスク管理）**，**リスクコミュニケーション**の3つの要素からなり，食品安全行政においてもこれらが相互に作用することで成果が得られる（図1-1）。

> ◘危害要因（ハザード）
> 環境由来のカドミウムなどの重金属やかび毒，貝毒，流通・加工・調理で生成したアクリルアミドなどの有害物質，それに微生物やダイオキシン類などがとくにリスク管理の対象となっている。

（1）リスクアセスメント（リスク評価，食品健康影響評価）

リスクアセスメントとは，食べても安全かどうかを決めることである。食品中に含まれる危害要因の種類を同定し，その摂取頻度と摂取量によりどのくらいの確率と程度で健康に影響するかを評価する。わが国では，内閣府に設置されている食品安全委員会が食品安全基本法に基づいて行う。ある危害要因について催奇形性，発がん性，変異原性などの毒性試験結果と疫学調査結果から安全性を判断する指標として**ADI**（1日摂取許容量：Acceptable Daily Intake）が示される。これは，生涯にわたり毎日摂取しても健康上悪影響がないと推定される最大摂取量であり，mg/kg

体重／日で表す。この値は，動物実験で安全性が確認できた最大量（無毒性量）の1/100量である。この「100」（安全係数）は，ヒトの感受性が動物の10倍高いと仮定し，さらに個人差を考慮した10倍を掛けた値である。

（2）リスクマネジメント（リスク管理）

リスクマネジメントとは，リスクアセスメントの結果に基づいてリスクを減らすための措置を決定し，実施することである。これを実施する機関は**厚生労働省，農林水産省，消費者庁**である。**厚生労働省**は食品中の危害要因の基準を設定し，それが守られているか食品衛生法に基づいて監視する。**農林水産省**は農薬の使用基準を設定し，農薬取締法に基づいて監視する。動物用医薬品や飼料などは飼料安全法に基づいて規定される。**消費者庁**は食品の表示の基準を設定し，食品衛生法，健康増進法，食品表示法に基づいて監視する。

（3）リスクコミュニケーション

リスクコミュニケーションとは，リスク評価者，リスク管理者，消費者，事業者，研究者などが食品の安全に関する情報を共有し，互いの意見を交換することである。これを施策に反映させることで，リスク分析においてよりよい成果をあげることができ，危害要因の悪影響の発生を防止し，リスクを最小限にすることができる。

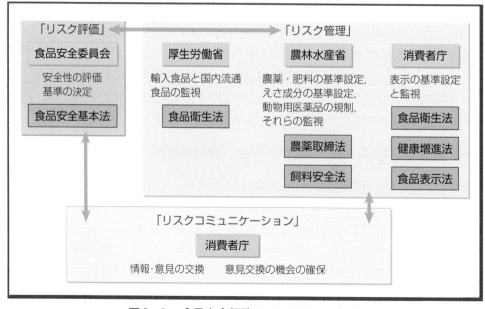

図1-1　食品安全行政のリスクアナリシス

2. 食品安全基本法と食品衛生法

（1）食品安全基本法

　食品安全基本法（巻末資料1，p.185〜参照）は食品の安全性確保を推進する目的で，2003（平成15）年に制定された。国際化の進展に伴い，輸入食品や加工食品の増加など食生活を取り巻く環境が変化した。これに加え，牛海綿状脳症（BSE）などの食品の安全を脅かす事件が起き，これらに的確に対応することが必要となった。

　本法により，リスクアナリシスの考え方をもとにして内閣府に食品安全委員会が設置され，食品安全行政が行われている。国および地方公共団体は食品の安全性に関する施策を定め，実施する責務がある。また，国民が安全性確保に関する知識と理解を深めるための広報活動を充実させる。消費者もその施策に対する意見を表明し，食品の安全性を確保するための積極的な役割を果たすとしている。

（2）食品衛生法

　食品衛生法（巻末資料1，p.187〜参照）は食品衛生行政の基本であり，食品の安全性の確保のために食品に起因する衛生上の危害の発生を防止し，国民の健康を守ることを目的としている。この目的を実現するために必要な規制と措置を講ずるという行政の役割を明確化した。2003（平成15）年には食品安全基本法の制定と同時期に改正が行われた。その後15年が経過し，わが国の食をとりまく環境変化や国際化等に対応し，食品の安全を確保するため，2018（平成30）年6月に食品衛生法の改正が行われた。新たな改正では，広域的な食中毒事案への対策強化，すべての食品事業者に一般衛生管理に加え，HACCP（Hazard Analysis and Critical Control Point）の導入の義務付け，特別の注意を必要とする成分等を含む食品による健康被害情報の収集（健康被害の発生を未然に防止する見地から，特別の注意を必要とする成分等を含む食品について，事業者から行政への健康被害情報の届出），食品用器具・容器包装について，安全性を評価した物質のみ使用可能とするポジティブリスト制度の導入等，営業許可制度の見直し，営業届出制度の創設，食品リコール情報の報告制度の創設等である。これら法改正は，公布の日から起算して，1〜3年を超えない範囲内で施行され，2021（令和3）年6月完全施行された。

3. 食品衛生関連法規

　食品安全基本法と食品衛生法のほかに，健康増進法，JAS法，食品表示法，と畜場法，食鳥処理の事業の規則及び食鳥検査に関する法律などの食品の安全性を確保するための法律がある。また，消費者保護を目的としたPL法（製造物責任法）や消費者保護基本法などにも食品衛生に関係した内容が含まれている。

（1）健康増進法

国民の健康増進のための栄養改善とその他の措置を講じることで，国民保健を向上させることを目的とする。この法律には，国民健康・栄養調査，保健指導，特定給食施設，特別用途表示のほかに，受動喫煙の防止や国民が行うべき責務が取り上げられている。国民は，食習慣の重要性に対する関心と理解を深め，自らの健康状態を自覚し，健康の増進に努めなければならない。

特別な用途に適する食品には内閣総理大臣の許可を得て，**特別用途食品**としての表示ができる（表1-1）。このなかには，**特定保健用食品**が含まれる。これは，**栄養機能食品**，**機能性表示食品**とともに食品表示法に基づく保健機能食品の一つでもあり，特定の保健機能を有する成分により健康の維持増進に役立つ食品をいう。

健康増進法では，特定給食施設（特定かつ多数の者に対して栄養管理が必要な食事を継続的に提供する施設）には栄養士または管理栄養士を置くが，このうち特別の栄養管理が必要な施設には管理栄養士を置かなくてはならないことが定められている。

表1-1 特別用途食品の分類

病者用食品	許可基準型 低たんぱく質食品 アレルゲン除去食品 無乳糖食品 総合栄養食品 糖尿病用組合せ食品* 腎臓病用組合せ食品* 個別評価型
妊産婦・授乳婦用粉乳	
乳児用調製粉乳，乳児用調製液状乳	
えん下困難者用食品	えん下困難者用食品 とろみ調整用食品
特定保健用食品	

＊2019（令和元）年9月より追加。

□**特定保健用食品と栄養機能食品，機能性表示食品**
共に保健機能食品であるが，特定保健用食品は製品ごとに有効性や安全性の審査を受け，国の許可を取る必要があるのに対して（個別許可型），栄養機能食品は当該栄養成分が定められた範囲内である食品に表示できる（規格基準型）。また，機能性表示食品は2015（平成27）年に制度化されたもので，消費者庁に事業者が試験データなどの科学的根拠を届け出ることで，成分の機能性を表示できる（届出型）。

□**農林物資**
農産物，林産物，畜産物，水産物，およびそれらを原料として製造したもの。主として飲食料品および油脂を指し，酒類，医薬品，医薬部外品，化粧品を除く。

（2）JAS法（農林物資の規格化等に関する法律）

農林物資の規格化〔**日本農林規格（JAS規格）**〕などを規定した法律である。農林物資の品質の改善，生産の合理化，取引の単純公正化，消費の合理化にある。食品表示法の施行に伴い，それまでJAS法で定められていた品質表示に関する条項はすべて食品表示法に規定されることとなった。

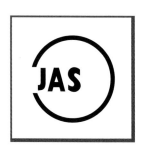

図1-2 JASマーク

●最大の生活産業 ＝ 食品産業●

食品産業はつぶれない。生きるためには食が欠かせないから，だけではない。食品産業には多岐にわたる多くの業種があり，全国各地に存在する事業所数が生活産業で最大の日本を支える産業だからである。従業員が多く，地域経済に与える影響も大きい。大企業だけでは成り立たない，大企業と中小企業の併存型の産業でもある。企業間の依存度が高いといえる。次々と開発される新商品は他産業や他企業で開発されたものを上手に応用したものが多い。多種多様な商品を食品として一つにまとめて扱いがちであるが，個々に違いがある点に消費者も気づくべきであろう。

（3）食品表示法

　食品の表示は，消費者が自主的・合理的にかつ安全に食品を選択できることを目的としてその食品の情報を提供するものである。従来，食品衛生法，JAS法，健康増進法により規定されていた食品表示をよりわかりやすい表示に改めるため，2015（平成27）年4月にそれらを統合して**食品表示法**が施行された。

　この法律に基づく食品表示基準（内閣府令）の策定については，内閣総理大臣が厚生労働大臣，農林水産大臣，財務大臣と協議をし，かつ消費者委員会の意見を聴取して行う。内閣総理大臣の権限は一部，消費者庁長官に委任されている。別々の法律であった衛生上の危害防止に関する表示（食品衛生法），品質に関する表示（JAS法），栄養表示（健康増進）についての基準の策定と遵守が統一されるものである。

（4）と 畜 場 法

　食用の獣畜処理の適正を確保することを目的とする法律である。衛生確保のための3つのと畜検査が義務づけられている。

- とさつ前検査（生体検査）。
- とさつ後，解体前検査（解体前検査）。
- 解体後，と畜場外への持ち出し前検査（解体後検査）。肉，内臓，血液，骨，皮のすべてが対象である。

◘獣　　畜
　と畜場法においては，牛，馬，豚，めん羊，山羊をいう（動物名の表記はと畜場法に従った）。

（5）食鳥処理の事業の規則及び食鳥検査に関する法律（食鳥検査制度）

　食鳥肉等に起因する衛生上の危害の発生を防止することを目的とする。食鳥処理をする業者は食鳥処理場ごとに都道府県知事の許可を受け，食鳥処理衛生管理者を置かなければならない。衛生確保のための3つの食鳥検査が義務づけられている。

- とさつ前検査（生体検査）。
- とさつ，羽毛の除去後，内臓を摘出する前検査（脱羽後検査）。
- 内臓を摘出したあとの検査（内臓摘出後検査）。

◘食　　鳥
　鶏，あひる，七面鳥，その他一般に食用の家禽（かきん）をいう。

4. 食品衛生行政組織

　食品衛生行政は，食品の安全を確保する目的で，国と地方自治体によって一貫した体系で行われている。実施する機関は，国では厚生労働省，地方では都道府県および保健所設置市などである。これらの機関は食品衛生法などの法律に基づいて食品衛生行政を行う。このほかの組織として，食品の安全性を評価する内閣府に設置される食品安全委員会，適切な措置を厚生労働省とともに実施する農林水産省，輸入食品を監視指導する検疫所，消費者を含めた関係者相互の情報および意見交換

を促進する消費者庁がある。食品衛生行政の実働的な業務は食品衛生監視員が行っている。食品業者は食品衛生の維持と向上のために食品衛生管理者や食品衛生責任者を配置している。

（1）食品衛生監視員

　食品衛生監視員には，輸入食品を対象に監視指導する国家公務員と，国内産の食品を対象に監視指導，検査，衛生の普及啓発などをする地方公務員がある。前者は海港・空港の検疫所に，後者は保健所などにそれぞれ配置されている。

（2）食品衛生管理者

　衛生上の考慮が必要とされる特定の食品を製造する業者は**食品衛生管理者**を施設ごと（隣接している場合を除く）に置かなければならない。**特定の食品**とは，乳製品，食肉製品，添加物などである。食品衛生管理者には，製品の製造に従事する者を監督し，食品衛生に関する事項について営業者に必要な意見を述べる責務がある。

5. 国 際 機 関

（1）世界保健機関

　世界保健機関（World Health Organization, **WHO**）は，世界保健機関憲章の効力が発生し，設立された（1948年）。設立の目的は，すべての人々が最高水準の健康になることである。**世界保健機関憲章**は，人々の幸福と平和と安全は次の原則により得られるとしている。

- 健康とは，肉体的にも精神的にも社会的にも満たされた状態である（健康の定義）。
- 最高水準の健康であることは基本的人権である。
- 健康であることが平和と安全の基礎となる。
- どの国の健康の増進も世界の健康につながる。
- 健康増進と感染症対策の危機は世界中に広がる。
- 環境に順応する力は子供の成長に不可欠である。
- 医学や心理学それにその関連知識は健康を得るために不可欠である。
- 人々の意識と積極的な協力が健康の向上に必要である。
- 政府は十分な健康対策と社会的施策を行わなければならない。

（2）国際連合食糧農業機関

　国際連合食糧農業機関（Food and Agriculture Organization of the United Nations, **FAO**）は，すべての人々が食料の安全を保障されることを目的として設立された。

食料安全保障とは，人々が物質的，社会的，経済的に十分な食料を常に得ることができることである。必要十分で安全で栄養価に富む食料は活動的で健康な生活に必要である。

（3）コーデックス委員会

　コーデックス委員会（国際食品規格委員会，Codex Alimentarius Commission, **CAC**）は，食品の安全とその食品の公正な貿易をそれぞれ確保するための基準をつくることを目的として，FAOとWHOが設置した（1963年）。農畜産物の生産（一次生産）から消費までのすべての段階における安全を確保するための基準としては，食品添加物，残留農薬，汚染物質，微生物のそれぞれの基準と食品を製造する際の衛生規範などが定められている。公正な貿易を確保するために必要な食品の品質規格としては，食品に含まれる成分とその量，製造方法，検査方法，表示の指針のそれぞれの規格と，貿易の方法・手続きなどが策定されている。コーデックス委員会の組織には，一般問題部会，個別食品部会，特別部会，地域調整部会の4つのグループがあり，各部会内に必要に応じてさらに部会を設けている（表1-2）。

表1-2　コーデックス委員会の活動中の部会 （2021年12月現在）

一般問題部会 （10部会）	個別食品部会 （12部会）	特別部会*3	地域調整部会 （6部会）
一般原則	生鮮果実・野菜	（現在なし）	アフリカ
食品添加物	油脂		アジア
食品汚染物質	スパイス・料理用ハーブ		欧州
食品衛生	魚類・水産製品*1		ラテンアメリカ・カリブ海
食品表示	穀物・豆類*2		近東
分析・サンプリング法	加工果実・野菜*2		北米・南西太平洋
残留農薬	糖類*2		
食品残留動物用医薬品	乳・乳製品*2		
食品輸出入検査・認証制度	食肉衛生*2		
栄養・特殊用途食品	植物タンパク質*2		
	ナチュラルミネラルウォーター*2		
	ココア製品・チョコレート*2		

＊1：Working by Correspondence（対面での会合以外の方法での作業）
＊2：休会中
＊3：2016年に設置が承認された「薬剤耐性菌に関する特別部会」は，委託事項の検討が終了し，2021年に解散が承認された。

出典）農林水産省ホームページより：コーデックス委員会の組織図

演習課題

食の安全・安心を確保するためには，日本の法律，行政の仕組みに加えて国際的な取り組みについて学びましょう。

❶ 食品の安全性確保に関するリスクアナリシスについてまとめてみよう。

❷ 食品衛生行政の実働的な業務についてまとめてみよう。

❸ 国際政府機関コーデックス委員会の主たる目的についてまとめてみよう。

第2章

微生物の基礎

　微生物とは一般に肉眼で確認できないほど小さな生物を指す。地球上には，細菌，ウイルス，かび，酵母など多種多様な微生物が存在し，太古の昔から私たちの生活と密接な関係をもってきた。微生物がヒトに観察されるようになったのは1676年のレーウェンフックによる細菌の発見に遡（さかのぼ）るが，19世紀後半になると疾病の原因解明という動機から微生物研究が進み，多くの病原菌が発見された。現在では有害生物としての視点に留まらず，発酵や環境浄化への活用，生理活性物質産生など，さまざまな分野での貢献も認識されている。食品衛生分野においては，食品の腐敗や食中毒，経口感染症と微生物のかかわりが重要視される。本章ではまず，微生物の形態や増殖特性などの基礎知識を習得する。

1. 微生物の形態

　私たちが口にするほとんどの食品には何らかの**微生物**が付着している。多くは食材が収穫・採取された土壌や水系などの自然環境や動物体，または保存・加工時の環境に由来するもので，**土壌微生物**，**淡水微生物**，**海水微生物**，**動物寄生微生物**，**空中浮遊微生物**に分類される。土壌微生物や淡水微生物は主に農作物，動物寄生微生物は畜肉，海水微生物は海産性魚介類の表面に特徴的なミクロフローラを形成している。空中浮遊微生物は調理済みの食品に落下する。それらの微生物は徐々に増殖し，食品成分を変化させ腐敗させる。また，病原微生物が混入すると食品中に毒素を産生し，また食べ物とともに取り込まれ体内で増殖することにより，食中毒や感染症を引き起こすこともある。一方，発酵食品では，人為的に増殖させた微生物により食品成分がヒトに好ましい形に変化する。

　表2-1は，腐敗，食中毒，感染症あるいは発酵にかかわる主な微生物の種類と特性を示す。原虫，真菌類は**真核細胞**，細菌は**原核細胞**からなるが，ウイルスは細胞構造をなさない。真核細胞は細胞質に核膜に包まれた核，小胞体，ゴルジ体，ミトコンドリアなどの細胞内小器官をもつのに対し，原核細胞にはそれらがなく，細胞自身のサイズも小さい。地球上での出現は真核細胞よりも早く，原始的で簡素な構造ながら，生育に必要不可欠な機能を小さな細胞に内包した合理的な構造といえる。

表2-1　食品衛生上重要な微生物

微生物分類		構造体	単細胞・多細胞	サイズ	増殖方法	食品衛生上のかかわり
原　虫			単細胞	数μm〜数十μm	囊子・オーシスト	経口寄生虫症・食中毒
真　菌	かび（糸状菌）	真核細胞	多細胞	5〜15μm	菌糸・胞子	変質・発酵・食中毒
	酵　母		単細胞		出芽・分裂・胞子	
細　菌		原核細胞	単細胞	数μm	分裂	腐敗・食中毒・感染症
ウイルス		タンパク質の殻に核酸を内包		数十nm〜数百nm	宿主に寄生し個体産生	食中毒・感染症

（1）原　　虫

　数μm〜数十μmの単細胞生物で，他の生物（宿主）の体内に寄生し，囊子やオーシストを産生して子孫を残す。付着した野菜や水を介してヒトに感染し寄生虫症を引き起こす（第5章参照）。

（2）真　　菌

　真菌の仲間である**かび**（糸状菌）と**酵母**は食品の腐敗や変質に関与する。増殖形態（図2-1）により便宜的に呼び分けられたもので，学術的な呼称ではない。植物と異なり葉緑体をもたず，他の生物の産生した栄養素を吸収し増殖する。多細胞のかびは食品表面に菌糸を伸ばして有色の胞子を形成することから，肉眼で容易に確認することができる。食品の変質の原因となる反面，発酵食品や抗生物質の生産でも利用されてきた。十数μmの単細胞である酵母は，出芽や分裂で増殖し，食品の変質にかかわる一方で，酒や味噌などの発酵食品の生産に利用されてきた。真菌のなかには，かび（糸状菌）型生育と酵母型生育の両方を使い分ける**二形性真菌**もあり，病原性を示すものに多い。

　ほとんどの真菌が有性胞子や無性胞子を形成し，有性胞子の形態によって**藻菌類，子囊菌類，担子菌類，不完全菌類**などに分類されている。

（3）細　　菌

　数μmの単細胞で，分裂にて増殖する**原核細胞生物**である。食品中で増殖して腐敗を引き起こし，食中毒，感染症の原因となる。

　構造と増殖特性については，後述する。

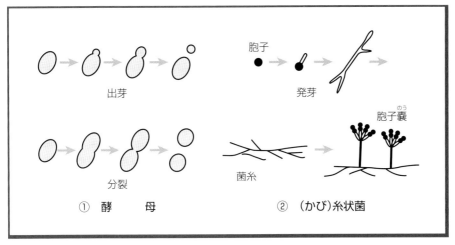

図2-1　真菌の増殖形態

（4）ウイルス

　細胞形態をもたず，数十nm〜数百nmのタンパク質の殻（**カプシド**）にDNA（デオキシリボ核酸）かRNA（リボ核酸）のいずれかの核酸を内包する。他生物に寄生し，そのタンパク質合成系やエネルギー合成系を利用して新たな個体をつくる。経口的にヒトに感染し体内の細胞で増えることで食中毒や感染症を引き起こすものもある。

　細菌の仲間に分類されるマイコプラズマ，リケッチア，クラミジアは，細胞壁やエネルギー合成系の有無，他の生物への依存の点から細菌とウイルスの中間的特性をもつといえる。

●プリオンタンパク質という病因物質●

　牛海綿状脳症（BSE）などの原因となる物質である。哺乳類の脳内に存在するタンパク質でその本来のはたらきは明らかにされていない。細胞形態や核酸をもたず，新たな個体を形成することで増えるものではないため，微生物には分類されないが，食品より取り込まれて体内でその数を増やし疾病を引き起こすため，食品衛生学では感染症病因物質として扱われることも多い。

　本来のプリオンタンパク質とは三次構造を異にしたBSE型異常プリオンタンパク質が脳に蓄積すると，その異常性がまわりの正常なプリオンタンパク質に伝播することで脳のはたらきが阻害され，動物にプリオン病を引き起こす。熱に抵抗性をもち，異常プリオンタンパク質で汚染された食肉製品を摂食すると，同種の異常プリオンタンパク質による変異型クロイツフェルト・ヤコブ病を発症することが明らかになっている。詳細は第5章を参照されたい。

2. 細菌の形態と構造

（1）細菌の形態

　細菌はその外形より**桿菌**，**球菌**，**ラセン菌**に分類される（図2-2）。棒状の桿菌は短桿菌，長桿菌に分かれ，連なって存在する場合はレンサ桿菌と呼ばれる。球状の細菌は球菌と呼ばれ，複数の個体が集合する特性より，双球菌・レンサ球菌・ブドウ球菌と呼び分けられる。ラセン菌は菌体がねじれた構造をしているが，そのねじれ回数や全長によりさまざまな形態をとる。

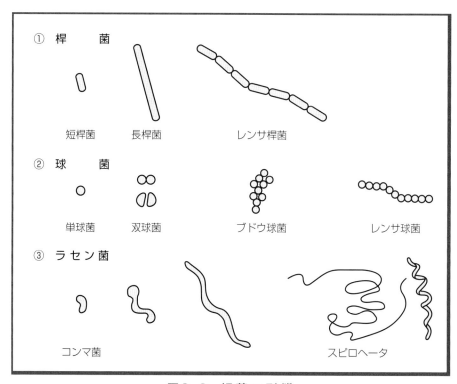

図2-2　細菌の形態

（2）細菌の構造

　図2-3に細菌の細胞構造を模式的に示した。細胞に普遍的な構造体は細胞壁・細胞膜・核様体・リボソームで，莢膜・鞭毛・線毛・芽胞は一部の細菌が有している。

1）細胞壁

　ペプチドグリカンと呼ばれる網目構造を主成分とし，細胞体を外側から支持している。2種類のタイプがあり，一方はペプチドグリカンの層が厚く多糖やタイコ酸

◘ペプチドグリカン
　N-アセチルグルコサミンとN-アセチルムラミン酸からなる糖鎖をアミノ酸が架橋した構造。

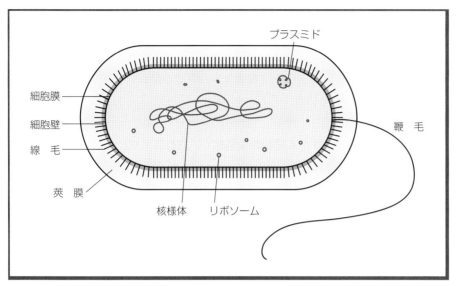

図2-3　細菌の細胞の構造

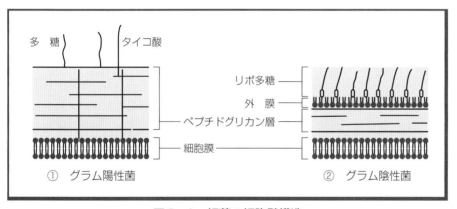

図2-4　細菌の細胞壁構造

を含んでいる。もう一方はペプチドグリカンの層が比較的薄く外側を外膜で覆われている。外膜にはリポ多糖が存在する（図2-4）。前者は**グラム染色**で染色され，後者は染色されないことから，それぞれグラム陽性菌，グラム陰性菌と分類される。

　グラム染色とは，クリスタルバイオレットとルゴール液（ヨウ素溶液）で染色したのち，アルコールで脱色し，サフラニンで染色するものである。グラム陽性菌はクリスタルバイオレットにより紫色に染色され，グラム陰性菌は脱色されたのちのサフラニンにより赤色に染色される。

　グラム陰性菌のリポ多糖は，感染宿主に発熱などの炎症反応を起こさせるため内毒素（エンドトキシン）と呼ばれるが，その抗原性の違いがO抗原として細菌の血清型による分類に活用される。

2) 細 胞 膜

リン脂質の二重膜構造で細胞質基質と外部を仕切っている。選択的透過性をもち，栄養成分の取り込みや不要成分の排出を担う。また，リン脂質二重膜の隙間にはエネルギー産生や輸送にかかわる酵素タンパク質が埋め込まれ，生命活動に必須の化学反応の場となっている。

3) 核 様 体

DNAとタンパク質よりなる**環状の染色体**で，細胞質基質に浮遊し，生命維持に必要なタンパク質の設計図を提供している。塩基配列の形で書き込まれた情報がmRNA（伝令RNA）に転写され，リボソームに運ばれてタンパク質に翻訳される。核様体は，細胞分裂の前後に倍増・二等分され新細胞に受け継がれる。

一部の細菌は核様体のほかに，**プラスミド**という環状DNAをもち，抗生物質耐性や毒素産生能などの付加的機能にかかわる遺伝情報を記憶している。

4) 莢 膜

ある種の細菌は，多糖類やタンパク質からなる粘性をもった層で細胞壁の外側が包まれている。**莢膜**で覆われた細菌は，感染した宿主の免疫細胞から認識されづらく，その攻撃を回避することができるため，病原性が高い。莢膜は宿主に抗原と認識されることから，K抗原と呼ばれ，病原菌の血清学的分類に用いられる。

5) 鞭毛と線毛

鞭毛は運動性のある細菌に存在し，液体中の移動に用いられる。本数や付着場所はさまざまで，種の判定の目安となる（図2-5）。また，鞭毛のタンパク質もH抗原と呼ばれ，病原菌の血清学的分類に用いられる。一方，**線毛**は，細胞を密集して覆う細く短い直線状構造で，宿主細胞に接着する場合や細菌同士の接合時に，付着因子としてはたらく。

6) 芽 胞

バシラス属やクロストリジウム属などの細菌は，生育環境が悪化したときに細胞内に**芽胞**を形成して自身の染色体などを圧縮して内包し，生き残りを図る。芽胞は

◻**プラスミド**
分裂のときに核様体とともに次世代に伝達される。また，他の個体や種との間でも頻繁にやりとりされ，付加的機能の伝播を担っている。

◻**免疫細胞**
白血球の一種であるマクロファージや顆粒球は細菌表面の抗原を認識し貪食する。

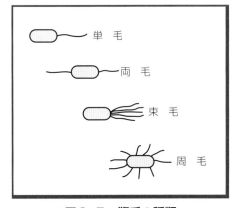

図2-5　鞭毛の種類

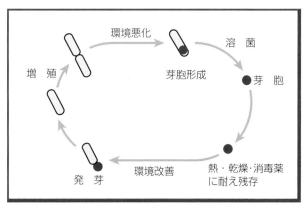

図2-6　芽胞形成菌の生活環

栄養細胞が溶菌した後も環境に残り，乾燥，高温の悪環境に耐えて自己を保存し，環境が改善すると発芽して増殖を開始する。図2-6に芽胞形成菌の生活環を示す。加熱殺菌や消毒液に耐性をもつため，芽胞を形成する食中毒菌や病原菌を通常の加熱調理で滅菌することはむずかしく，食品衛生上注意が必要である。食中毒菌ではボツリヌス菌，セレウス菌，ウェルシュ菌が芽胞を形成する。

7）リボソーム

　細胞内基質に存在するタンパク質とRNAよりなる小顆粒である。染色体から運ばれたmRNAの塩基配列を読み取り，それをアミノ酸配列に翻訳してタンパク質を合成する。

3. 細菌の増殖

（1）細菌の増殖曲線

　微生物は食品中の栄養成分を使って増殖し，成分を変化させ食品の可食性を失わせる。これを**腐敗**と呼ぶが，細菌はその主たる役割を担っているため，細菌の増殖特性を理解することは重要である。細菌増殖の継時変化を**増殖曲線**と呼ぶ（図2-7）。細菌数（CFU/mL）はその系に存在する生きた細菌の濃度を示し，対数表示される。

　栄養素のある環境に侵入した細菌は，誘導期・対数増殖期・定常期・死滅期の4つの期をたどって見かけ上の数を変化させる。**誘導期**とは，細胞分裂に先立つDNA合成やタンパク質合成などの分裂準備を行う時期で，細菌数の増加はほとんどみられない。**対数増殖期**とは，細菌が盛んに2分裂を繰り返す時期で，細菌数が

□CFU
　Colony-forming unit
　形成したコロニー数から推定した菌数の単位。

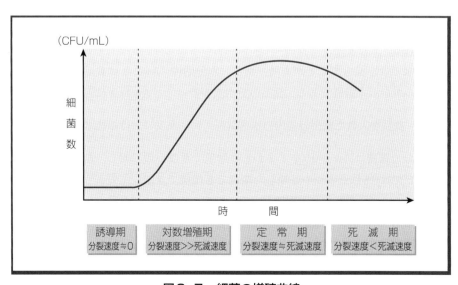

図2-7　細菌の増殖曲線

対数的に増加する。この期の一度の分裂に要する時間（**世代時間**）は細菌の種類や環境条件により異なり，世代時間が短い場合ほど増殖の速度が速くなる。生理活性物質の産生などの増殖以外の生体活動も最も活発化する時期である。**定常期**になると，栄養源や酸素の枯渇や菌体密度の増加などの理由で分裂が抑制され，死滅する個体も増える。菌が分裂する速度と死滅する速度が釣り合うため，見かけ上細菌数が一定になる時期である。**死滅期**とは，分裂よりも死滅する速度が勝り，見かけ上の細菌数は減少していく。

（2）細菌の増殖条件

細菌増殖の開始や速度は，栄養素や水分，温度などの条件に大きく左右される。細菌が増殖するためにはそれぞれの種が求める条件をすべて満たす必要がある。以下に増殖を左右する因子を述べるが，このうちの1つでも必要条件から外れたものがあると，細菌は増殖を停止する。

1）栄　養　素

細菌は炭素源，窒素源，ミネラルなどさまざまな栄養成分のある条件で増殖する。ほとんどの細菌は，他の生物がつくった有機炭素源を栄養源とする**従属栄養細菌**である。それに対し，有機炭素源を自ら無機炭素源から合成する能力のあるものは**独立栄養細菌**と呼ぶ。どのような種類の炭素源，窒素源，ミネラルを必要とするかは，細菌の種類により異なる。そのため，細菌の種類を特定する際に，増殖における栄養要求性を参照することが多い。

2）水　　　分

細菌はその重量の7〜8割を**水分**で占め，水分のない環境で増殖することはできない。かびや酵母などの真菌類に比べてより増殖環境に水分を要求する。一方，食品に含まれる水分は，塩分や糖質などの食品成分と固く結合し，細菌を含めた微生物が利用できない結合水と，遊離して存在し，微生物の増殖に利用される自由水に分けられる。したがって，食品中での微生物の増殖を抑制するためには，食品のもつ自由水の量を減らすことが有効である。**水分活性**（Aw）とは食品の含有する自由水の多少を示す指標である。食品の自由水が多いほどAwは1に近い値となる。

Aw ＝食品を入れた密閉容器内の水蒸気圧／同一温度における純水の水蒸気圧

大部分の細菌はAwが0.9を下まわると増殖できないのに対し，酵母では0.88以上，かびでは0.8以上のやや乾燥した環境でも増殖できる。このような，生育に必要なAwの限度を**最低水分活性値**という。細菌や酵母は**生鮮食品**（Aw 0.98以上）や**多水分食品**（Aw 0.85〜0.98）で増殖が可能である。塩分や糖分含有量の高い食品では結合水が増え，Awはより低く（Aw 0.65〜0.85）**中間水分食品**と呼ばれる。多くの微生物の増殖は抑制されるが，好塩細菌や多くのかびは増殖が可能である。おおむねAwが0.60を下まわる食品ではほとんどの微生物の増殖が停止する。このよう

光合成や化学物質の酸化還元で得たエネルギーを用いて，無機炭素から有機炭素を合成する能力をもつ細菌。シアノバクテリアや硝化菌など。

な食品は，**乾燥食品**に区分される。

3）温　　度

　細菌は地球上の非常に広い温度域で生存しているが，一定温度を下まわる環境では酵素活性の低下により増殖が停止する。一方，一定温度以上の高温になると，酵素タンパク質の変性が起こり，死滅する。細菌の種類により，増殖可能な温度域や，最も増殖が活発化する至適温度が異なる。たとえば，土壌や河川に生育する環境細菌は，比較的低い15〜25℃前後の温度を好む傾向があるのに対し，動物の腸内細菌は35℃前後の動物体温に近い温度を至適温度とする。また，特殊な細胞構造により温泉や海底火山周辺などの高温環境でも生育する細菌は，55℃前後を至適温度とし，最高で90℃付近まで増殖可能な場合もある。細菌の至適温度域の違いにより**低温細菌**（15〜25℃），**中温細菌**（25〜40℃），**高温細菌**（50〜60℃）に分類される（図2-8）。

　食品を低温に保存することにより，一般的な細菌の増殖を抑制することができるが，エルシニア菌，リステリア菌などの食中毒菌は，冷蔵庫の温度（4℃）でも増殖するため注意が必要である。また，加熱調理は有効な殺菌方法であるが，芽胞を形成するボツリヌス菌，ウェルシュ菌，セレウス菌などの食中毒菌は，通常の加熱調理にて死滅させることがむずかしい。

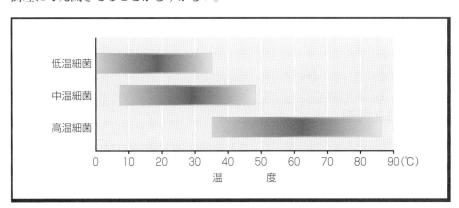

図2-8　細菌の増殖可能温度と至適温度

4）酸　　素

　細菌のなかには，エネルギー産生に酸素を使用するものとしないものがある。また，酸素のもつ生体毒性を回避する機構を備えていないものもある。したがって，細菌の種によって，通常の大気環境を好むものもいれば，大気に触れると死滅するため，食品の内部や密閉空間にのみ生育するものもある。こうした細菌の酸素要求性により，**好気性菌**，**微好気性菌**，**通性嫌気性菌**，**偏性嫌気性菌**に分類される（表2-2）。

5）pH

　細菌の増殖活性は環境のpH（**水素イオン濃度**）条件によっても大きく左右される。

表2-2　細菌の酸素要求性による分類

	酸素要求性	例
好 気 性 菌	酸素のある条件でのみ増殖	納豆菌，酢酸菌
微 好 気 性 菌	低濃度の酸素のある条件で増殖	カンピロバクター，ピロリ菌
通性嫌気性菌	酸素の有無にかかわらず増殖	大腸菌，サルモネラ菌
偏性嫌気性菌	酸素がない条件でのみ増殖	ボツリヌス菌，ウェルシュ菌

　例外的にはpH 2程度の胃液中で生育する病原菌も存在するが，多くはpH 7～8程度の中性から弱塩基性を好み，酢漬けなどの酸性の食品では増殖が抑制される。同じpHでも細胞に吸収されやすい有機酸のほうが無機酸よりも殺菌効果は高い。一方，かびや酵母など真菌類はやや酸性のpH 5～6程度を好む。

6）浸　透　圧

　細菌の細胞は約0.8～0.9%の食塩濃度に匹敵する**浸透圧**を有している。したがって，細胞内浸透圧と等張の環境でよく増殖し，塩漬けや砂糖漬け食品の高浸透圧環境では細胞体が維持できず増殖を停止し死滅する。例外的には，食塩濃度16～18%まで増殖可能な黄色ブドウ球菌などの**耐塩性細菌**も存在する。一方，ビブリオ属の細菌は海洋や汽水域に由来し，淡水では生育できないため**好塩性細菌**と呼ばれ，淡水での増殖も可能な耐塩性細菌と区別される。

□汽 水 域
　河口付近を指し，潮の満ち引きにより淡水に海水が入り混じって塩分濃度が時間的に変化する。

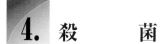

4.　殺　　　菌

（1）滅菌と消毒

　食品の腐敗や食中毒を防ぐうえで，食品の微生物の数を適切なレベルに管理することが重要であるが，その手法はさまざまである。食品や食器に付着した微生物をすべて死滅させることを**滅菌**と呼ぶのに対し，病原性のある微生物に絞って取り除くことは**消毒**と呼ぶ。滅菌と消毒を含めて，微生物を減じる過程を**殺菌**といい，さまざまな物理的・化学的殺菌手法が用いられている。

（2）物理的殺菌

　熱による殺菌は**乾熱殺菌法**と**湿熱殺菌法**に分けられる。乾熱殺菌法は，一般に160～180℃で1時間，対象物を熱し，付着微生物を熱で変性させるものである。一方，湿熱殺菌法は，高温高圧の水蒸気により速やかに微生物のタンパク質を変性させ死滅させるもので，オートクレーブで120℃で20分間加熱する方法が一般的である。乾熱殺菌法に比べ，短い時間，低い温度での処理ですむ。芽胞の殺菌も可能である。

　家庭用電磁調理器（電子レンジ）は，食品の中に含まれる水分子を振動させるこ

とで熱を発せさせ，加熱殺菌と同様の効果を果たすものである。ただし，通常の加熱調理に比べて，食品の表面と内部での熱ムラが生じる可能性が高く，殺菌が不十分となることもある。

　タンパク質，アミノ酸やビタミンなどの熱に弱い成分を損なわずに除菌するために，**濾過除菌法**が用いられる。0.22〜0.45 μmの穴の開いたセルロースやニトロセルロースのフィルターで液体を濾過し，細菌やそれより大きな微生物を除去する。数十〜数百nmのウイルスは濾過フィルターを通り抜けるため，濾過除菌で除去することはできない。

　紫外線殺菌は，微生物のDNAに損傷を与えることで殺菌する。波長260 nm付近の紫外線が最も殺菌効果が高いため，253.7 nm付近に主波長をもつ水銀ランプが使用される。しかし，紫外線は物体の中まで透過する力がないため，食品の殺菌には不向きである。まな板や包丁の表面，調理室やクリーンベンチの空気，水の殺菌に使われる。

　放射線殺菌は，微生物のDNAに損傷を与え増殖を止める。紫外線と異なり，物質の内部を透過するため，医薬品や食品の殺菌に利用されている。コバルト60（^{60}Co）やセシウム137（^{137}Cs）などの放射性物質が線源として用いられ，各国で香辛料や野菜などの加熱できない食品の殺菌に使用されている。日本では殺菌目的での食品への照射は許されていない。

（3）化学的殺菌

　微生物に毒性を示す**化学薬品**が消毒剤として用いられている。ヒトへの毒性が低く，病原菌を選択的に殺滅することのできるものが望ましい。調理や医療の現場で使われている代表的な消毒剤を表2-3にまとめた。消毒剤は効果のある微生物，適正濃度，毒性を見極めたうえで使用する。

表2-3　代表的な消毒剤

分　　　類	消　毒　薬	細菌	芽胞	結核菌	真菌	ウイルス	特徴・用途	使用濃度　使用方法
塩　　　　　素	次亜塩素酸ナトリウム	+	±	±	+	+	上水，下水，食品，調理用具，プール水	飲料水：1 ppm（蛇口 0.1 ppm）器　具：50 ppm HBV，HIV：1,000〜10,000 ppm
ヨ　　ウ　　素	ポビドンヨード	+	±	+	+	±	手指・粘膜	有効ヨウ素10%より 50〜1,000倍に希釈
アルコール類	エタノール イソプロパノール	+	−	+	+	±	手指，器具	エタノール：70〜80% イソプロパノール：30〜50%
アルデヒド類	グルタルアルデヒド	+	+	+	+	+	医療器具	2%あるいは0.5%
陽イオン界面活性剤（逆性石けん）	塩化ベンザルコニウム（オスバンなど）	+	−	−	+	±	皮膚，器具	0.02〜0.1% 普通石けんと併用しない
クロルヘキシジン	クロルヘキシジン液（ヒビテンなど）	+	−	−	+	±	皮膚，器具	0.05〜0.1 ppm

微生物感受性

資料）小林秀光，白石　淳編：微生物学 第3版，化学同人，2012
　　　櫻井　純：イラストレイテッド微生物学 第2版，南山堂，2000
　　　東　匡伸，小熊惠二，堀田　博：シンプル微生物学 改訂第5版，南山堂，2011

演習課題

❶ 真菌類，細菌類およびウイルスについて，構造や増殖方法，食品への関与の違いをまとめなさい。

❷ 細菌の増殖曲線を示し，増殖に影響する環境因子をまとめなさい。

参考文献
・小林秀光，白石　淳編：微生物学 第3版，化学同人，2012
・東　匡伸，小熊惠二，堀田　博：シンプル微生物学 改訂第5版，南江堂，2011
・渡部一仁，土戸哲明，坂上吉一：微生物胞子―制御と対策―，サイエンスフォーラム，2011
・伊藤　武，古賀信幸，金井美惠子編：Nブックス 新訂食品衛生学，建帛社，2020
・櫻井　純：イラストレイテッド微生物学 第2版，南山堂，2000

第**3**章 食品の変質

食品の成分は，保存中または加工，調理中に種々の化学的，物理的および生物的要因により分解し，この分解過程は食品の品質を劣化変質させる。変質を受けると，成分の損失，色調や風味の変化などが起こり，最後は可食性を失う。また，変質により有害物質が生成すれば食品の機能が損なわれるばかりでなく，安全性の面からも問題となる。食品の変質を防ぐためには，変質原因を正しく理解し，変質を防止するための対処法を学ぶことが重要である。本章では，食品の変質原因や有害物質の生成とその予防法，油脂の酸敗，トランス脂肪酸，食品の変質の予防法，試験法などを解説する。

1. 腐敗（微生物による変質）

（1）食品の変質，腐敗とは

食品は種々の成分から構成されており，時間の経過とともに，味や色，香りなどが変化し，品質の劣化が起こる。このような状態を食品の**変質**という。食品には通常微生物が付着しており，その微生物が食品中で増殖し，外観，臭気，味などが劣化し，ついには可食性を失う。これを**腐敗**（Putrefaction）という。腐敗では，タンパク質や窒素化合物の分解が起こり，アンモニア，アミン類，硫化水素などの悪臭ガスを発生し，可食性が失われる。一方，世界各地には微生物の酵素の力を利用した食品が多く存在する。わが国の伝統的な食品の納豆や味噌，塩辛，なれずしなどは，微生物の酵素の力を利用してつくられた加工食品である。このように，微生物の酵素の働きを利用して食品を有益に変化させたものを**発酵食品**と呼び，その現象を**発酵**（Fermentation）という。腐敗も発酵も，微生物の酵素の働きにより食品の成分が変化したものであり，その食品が腐敗であるか発酵であるかの区別は，それぞれの国の食文化や食習慣で異なる。

一般的に腐敗は食品中のタンパク質や窒素化合物が微生物の作用により分解される現象を示すが，これに対して，糖質や脂質が微生物，酸素，光などにより変質することを**変敗**（Spoilage）あるいは**酸敗**（Rancidity）と呼んでいる。

（2）食品の変質機序

1）腐敗に関与する微生物

　農作物や畜産・海産物などの生鮮食品は，生産段階から土壌や空気中，水中など
に存在している多くの微生物の汚染を受けている。原材料に付着する微生物の種類
は多いが，原料生産の環境に応じて異なり，土壌微生物や水生微生物（淡水細菌），
（海水細菌）など，それぞれの自然環境に存在している微生物に汚染される（一次汚
染）。また，食品製造・加工段階での汚染や流通段階，販売過程での汚染もある（二
次汚染）。食品を腐敗させる微生物を一般に**食品腐敗菌**と呼ぶが，その主なものは，
細菌，かび，酵母である。なかでも，食品の腐敗の原因として最も関与しているの
は細菌である。主な食品腐敗菌について表3-1に示す。

　　a．シュードモナス（*Pseudomonas*）属　　好気性桿菌^{かんきん}で，肉や魚，野菜，牛
乳などの生鮮食品の腐敗菌として知られている。タンパク質や脂質の分解作用が強
く，アミノ酸を分解してアンモニアをつくる活性も強い。低温で増殖する菌種が多
いので，生鮮食品を低温で保存する際の最も注意すべき腐敗菌である。

　　b．バシラス（*Bacillus*）属　　好気性桿菌で，芽胞を形成する菌である。土
壌など自然界に広く分布するため，食品がこの菌に汚染される機会は多い。タンパ
ク質やでんぷんなどの分解能も強く，**ネト**（粘質物）や色素をつくる菌種もある。
芽胞は耐熱性が強く，加熱を施した食品中で芽胞が生存し，変敗を起こす原因菌と
される。本菌属には食中毒原因菌のセレウス菌および有用細菌の納豆菌などがある。

◘**ネト（粘質物）**
　食品の腐敗現象の
一つで，食品に生成
した粘質物質のこ
と。ハム，かまぼ
こ，生肉などの表面
に生じる。

表3-1　主な食品腐敗菌

属　　　名	汚染されやすい食品
好気性菌	
Pseudomonas（シュードモナス）	牛乳，卵，肉類，魚介類，野菜
Achromobacter（アクロモバクター）	魚介類，肉類
Bacillus（バシラス：好気性芽胞形成菌）	米飯，パン，野菜，牛乳，乳製品，獣肉加工品
Flavobacterium（フラボバクテリウム）	魚介類，肉類
Micrococcus（ミクロコッカス）	肉類，魚介類およびその加工品
嫌気性菌	
Clostridium（クロストリジウム）	肉類，牛乳，缶詰，野菜
かび類	
Aspergillus（アスペルギルス：麹かび）	ほとんど全食品
Penicillium（ペニシリウム：青かび）	ほとんど全食品（乾燥食品，冷凍食品）
酵母	
Saccharomyces（サッカロミセス）	ビール，果汁，かまぼこ
Pichia（ピキア）	味噌，醤油

　　c．ミクロコッカス（*Micrococcus*）属　　自然界に広く分布し，多くの食品の細菌汚染に関与し，とくに水産魚介類やその加工品の腐敗原因菌になっている。好気性球菌でタンパク質を分解する能力はあるが強くはない。粘質物や色素を生成する菌種もあり，食品の表面に増殖するとそれぞれの色をつけることがある。

　　d．クロストリジウム（*Clostridium*）属　　嫌気性桿菌で，タンパク質やでんぷん分解能の高い菌種が多い。比較的高い温度（30〜37℃）での増殖速度が速い。炭水化物を発酵して酪酸，酢酸，乳酸などの酸をつくり，また硫化水素やスカトールなどを発生する。嫌気性菌であるので缶詰や真空包装など，酸素が遮断された食品の腐敗の原因となる。

2）腐敗に影響を及ぼす因子

　　食品に付着した微生物が増殖するには**環境要因**（温度，pH，水分活性）が大きく

表3-2　各種食品の水分活性（Aw）と微生物の増殖

	水分活性	微 生 物*	代表的な食品例
自由水多い	1.00〜0.95	グラム陰性菌のうちで大腸菌やシュードモナス属菌など，芽胞細菌の一部	新鮮肉，肉製品，鮮魚，卵，果実，野菜など
↑	0.95〜0.91	グラム陰性桿菌のうちで，サルモネラや腸炎ビブリオなど，大部分の球菌，乳酸菌	半乾燥肉製品（生ハム，セミドライソーセージ），プロセスチーズ，ジュースなど
	0.91〜0.87	大部分の酵母	サラミソーセージ，長期熟成チーズ，塩サケ，シラス干しなど
	0.87〜0.80	大部分のかび，黄色ブドウ球菌	小麦粉，米，豆類，フルーツケーキ，塩辛など
中間水分食品 （Aw＝0.85〜0.65）	0.80〜0.75	好塩細菌	乾燥肉製品（ドライソーセージ），ビーフジャーキー，ジャム，蜂蜜，味噌など
	0.75〜0.65	耐乾性かび	干しエビ，さきイカ，ゼリーなど
	0.65〜0.60	好浸透圧酵母	乾燥果実，キャラメル，煮干しなど
	0.60〜0.50		チョコレート，蜂蜜
	0.40〜0.30	微生物は増殖しない	乾燥卵，ココア，ポテトチップ，ビスケット，クラッカー，インスタントコーヒー
結合水多い	0.20		粉乳，乾燥野菜

＊：水分活性の欄にある数値以下の水分活性で増殖が阻止される微生物の例。

影響し，生育に適した条件下では，急速に増殖を始める。食品の腐敗を防止するに
は，微生物の増殖する環境因子を知り，その環境因子を除外することで微生物の増
殖を抑制できる。

　　　a．温　　度　　微生物の増殖に適した温度は種類により異なるが，一般に細
菌の生育温度は15〜40℃である。シュードモナス属など低温（5〜7℃）でも増殖
できる細菌は，冷蔵庫中での増殖も可能であるので注意が必要である。

　　　b．pH　　　　一般に腐敗に関与する細菌の発育可能なpH域はpH5.0〜9.0で
あり，pH7.0〜7.6で最も増殖しやすい。かびや酵母の至適pH域はpH5.0〜6.5であ
る。酢漬け等の加工食品は酢酸でpHを低下させ，細菌の増殖を抑制させたもので
ある。

　　　c．水分活性　　微生物の増殖には一定の水分活性（Aw）が必要であり，多
くの細菌は0.90以上，酵母は0.88以上，かびは0.80以上の条件が必要である。水分
活性が0.60以下では，微生物の増殖は不可能である。食品を脱水・乾燥，塩・砂糖
漬けして水分活性を低下させることで，微生物の増殖を抑制できる（表3-2）。

3）腐敗生成物

　タンパク質は，自己消化や腐敗細菌のタンパク質分解酵素の作用で，ペプチドを
経てアミノ酸に分解される。アミノ酸がさらに細菌の酵素による分解作用を受ける
と，有機酸，アミン類，アルコール類，炭化水素（メタン，エタン），アンモニアな
どの**腐敗生成物**が生じる。含硫アミノ酸が細菌により分解されると，硫化水素やメ

表3-3　変質とその生成物

1．脱アミノ作用
① 酸 化 的 反 応：アミノ酸 → αケト酸 ＋ アンモニア
② 還 元 的 反 応：アミノ酸 → 飽和脂肪酸 ＋ アンモニア
③ 不飽和的反応：アミノ酸 → 不飽和脂肪酸 ＋ アンモニア
④ 加水分解的反応：アミノ酸 → ヒドロキシ酸 ＋ アンモニア

2．脱炭酸作用
① リシン → カダベリン ＋ 二酸化炭素
② アルギニン → アグマチン ＋ 二酸化炭素
③ ヒスチジン → ヒスタミン ＋ 二酸化炭素
④ チロシン → チラミン ＋ 二酸化炭素

3．脱アミノと脱炭酸の併用作用
① 加水分解的作用：バリン ＋ 水 → イソブチルアルコール＋アンモニア＋二酸化炭素
② 酸化的作用：アラニン ＋ 酸素 → 酢酸 ＋ アンモニア ＋ 二酸化炭素
③ 還元的作用：グリシン ＋ 水素 → メタン ＋ アンモニア ＋ 二酸化炭素

4．含硫アミノ酸の分解
① メチオニン → ホモセリン ＋ メチルメルカプタン
② シスチン → システイン ＋ エチルメルカプタン

5．トリプトファンの分解
トリプトファン → スカトール　インドール

チルメルカプタンなどが生成し，腐敗臭の原因となる。

　腐敗生成物の反応例を表3-3に示す。

　　a．脱アミノ作用　　好気性菌や通性嫌気性菌が食品の表面で増殖した場合，脱アミノ作用により，アミノ酸からアミノ基（$-NH_2$）が遊離してアンモニアを生ずる。

　　b．アミノ酸の脱炭酸作用　　この反応は嫌気性菌や一部の通性嫌気性菌がタンパク質食品の内部で増殖し，それらの細菌の脱炭酸作用により，アミノ酸のカルボキシ基（$-COOH$）がとられ，アミンと二酸化炭素を生じる。魚類による**アレルギー様食中毒**は，細菌の脱炭酸酵素によりヒスチジンからヒスタミンが生成するために発症する。脱炭酸反応は食品が酸性のときに生ずる。

　　c．脱アミノと脱炭酸の併用作用　　脱アミノ作用と脱炭酸作用が併行して起こる場合がある。その結果，アンモニア，アルコール，脂肪酸，炭化水素などを生じる。

　　d．含硫アミノ酸の分解　　硫黄（いおう）を含むアミノ酸であるメチオニン，シスチン，システインなどのアミノ酸は，細菌の分解作用により，硫化水素，エチルメルカプタン，メチルメルカプタンなどを生成する。

　　e．トリプトファンの分解　　トリプトファンは細菌のトリプトファナーゼにより分解され，スカトールやインドールなどが生成する。

2. 油脂の酸敗

　食用油脂や油脂含量の高い食品を貯蔵していると，空気中の酸素，日光，酵素などの作用を受けて，不快臭や食味の低下，着色，粘度の増加などの劣化が起こる。この現象を**油脂の酸敗**と呼ぶ。その原因は油脂成分の不飽和脂肪酸が酸化されて，過酸化物が生成したためである。この反応は，自己触媒的に連続して起こるので**自動酸化**という。

（1）油脂・脂質の変質の機序

　自動酸化の起こりやすい油脂は，リノレン酸，アラキドン酸などの不飽和脂肪酸を構成脂肪酸にもつ油脂である。自動酸化では，**ラジカル**が生成すると連続的に反応が進行していくのが特徴である。反応の進み方を図3-1に示す。不飽和脂肪酸①に金属イオンや光・熱などが反応して，活性メチレン基からH・が引き抜かれ脂肪酸ラジカル②が生成する。さらに，酸素分子が付加しペルオキシラジカル③が生成し，ペルオキシラジカルは他の脂質分子から水素を引き抜き，ヒドロペルオキシド（過酸化物）④を生じる。自動酸化により生成した過酸化脂質やその二次生成物を多く含む食品を摂取すると，嘔吐，下痢などの消化器系の症状を呈するだけでなく，動脈硬化などの疾病発症に関与するといわれている。

◖**アレルギー様食中毒**

　ヒスタミンを高濃度含む食品を摂取後，30分から1時間後に顔面紅潮，じん麻疹，発熱などの症状を呈する。

◖**ラジカル**

　不対電子をもつ原子，分子あるいはイオンをラジカル（遊離基），またはフリーラジカルという。原子記号に黒い点（・）をつける。生じたラジカルは反応活性が高く，生成するとすぐに他分子と反応する。他の物質から電子を奪う性質があり，相手を酸化する。代表的なラジカルの活性酸素には，スーパーオキシド，ヒドロキシルラジカル，過酸化水素，一重項酸素がある。ヒドロキシルラジカルはなかでも最も反応性や酸化力が高く，細胞の傷害にかかわる。

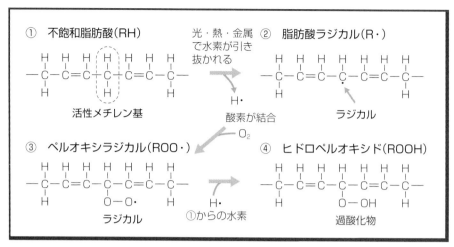

図3-1　油脂の自動酸化

（2）油脂の酸敗の促進因子と防止法

　油脂の酸敗を促進させる因子として，①酸素，②光（とくに紫外線），③熱，④金属イオン，⑤水分 などがあり，これらの因子を制御することで油脂の酸化を抑制できる。

1）酸素の影響

　油脂は空気中の酸素の影響を受けやすいので，油脂と空気の接触を最小限にすることが必要である。その方法として，真空包装，ガス置換包装（不活性ガスで置換），脱酸素剤封入包装などが有効である。また，食品に触れる面積が大きいほど酸化が進むので，スナック菓子のようなスポンジ状構造の食品の保存には注意を要する。油脂含量の高い畜肉や魚類を冷凍する場合，冷凍保存中にも油脂が酸化する"油焼け"を起こす。これを防ぐため，**グレーズ法**という方法がとられる。

2）光の影響

　直射日光や蛍光灯の光線は油脂の劣化を促進する。とくに波長が短いほど酸化が進行するため，赤外線より紫外線のほうが劣化を促進する。したがって，油脂を保存する場合には，暗所に置くか，遮光性の高いフィルム等で包装することが有効である。

3）熱の影響

　油脂の酸化の進行は温度が高いほど速いので，加熱調理時の加熱温度や油の使用時間に注意する。

4）金属の影響

　銅，鉄，マンガン，ニッケル等の金属イオンの接触により酸化は促進されるため，油脂の前処理，製造，保存などの工程中，金属との接触を避ける必要がある。

□**グレーズ法**
　魚や肉の凍結保存中の酸化・乾燥を防ぐために，凍結直後表面を氷水中に浸けて表面に氷の皮膜をつけること。

5）水分の影響

乾燥食品では，含有する水分量が油脂の酸化に影響を及ぼす。水分活性0.3 ～ 0.4
当たりでは油脂の酸敗が最も起きにくいが，水分活性がそれ以下になると酸敗が再
び促進される。

（3）油脂の酸敗の鑑別法

油脂の酸敗の程度を判定する方法として酸価（AV），過酸化物価（POV），チオ
バルビツール酸（TBA）価，カルボニル価（CV）など化学的指標による測定法があ
る。酸価，過酸化物価の簡易測定法として，市販の**加熱油脂劣化度測定用試験紙**が
調理現場で用いられている。

▶加熱油脂劣化度測
　定用試験紙

1）酸価（AV : Acid Value）

酸価とは，油脂1g中に含まれる遊離脂肪酸を中和するのに要する水酸化カリウ
ム量をmg数で表したものである。酸価は油脂の精製度や保存状態，調理による油
脂の酸敗の程度によって異なり，酸敗が進むほど数値は増大する。

酸価，過酸化物価の規格基準を表3-4に示す。

写真提供：柴田科学

表3-4　油脂および油脂性食品の法基準

即 席 め ん 類 （めんを油脂で 処理したもの）	食品衛生法規格基準 　めんに含まれる油脂について酸価が3以下，過酸化物価30以下 JAS規格 　めんの油処理に使用した油脂の酸価が1.5以下
食 用 植 物 油	JAS規格 　未精製油：酸価 0.2 ～ 4.0以下 　精 製 油：酸価 0.2 ～ 0.6以下 　サラダ油：酸価 0.15以下 　食用精製加工油脂：酸価0.3以下　　過酸化物価3.0以下
油で処理した菓子 （油脂分10% 以上のもの）	指導要領 　酸価が3を超えず，かつ過酸化物価が30を超えないこと 　および酸価だけでは5を超えないことまたは過酸化物価のみで 　は50を超えないこと

2）過酸化物価（POV : Peroxide Value）

油脂の変敗で生成した過酸化物（ヒドロペルオキシド）がヨウ化カリウムと反応す
ると，過酸化物に相当するヨウ素が遊離する。そのヨウ素をチオ硫酸ナトリウムで
滴定し，油脂1 kg当たりのヨウ素のmg数が**過酸化物価**である。過酸化物価は，変
敗の初期に増加するが，その後過酸化物が二次生成物に変化するため減少する。

3）カルボニル価（CV：Carbonyl Value）

カルボニル価は，油脂1 kg中に含まれるカルボニル化合物をミリ当量数（mEq/kg）で表したものである。油脂の変敗の進行に伴い生成したヒドロペルオキシドは，さらに酸化すると，アルデヒドやケトンを生成する。これらのカルボニル化合物を2,4-ジニトロフェニルヒドラジンと反応させ，生成した2,4-ジニトロフェニルヒドラゾンを測定する。

4）チオバルビツール酸価（Thiobarbituric Acid（TBA）Value）

チオバルビツール酸価は，ヒドロペルオキシドによる酸化などで生じる過酸化生成物のマロンジアルデヒドを測定することにより得られる。マロンジアルデヒドがチオバルビツール酸と反応すると赤色色素が生成する。生じた赤色色素を比色定量し，油脂1 g中のマロンジアルデヒドのμ mol数で表す。この方法は，TBAがマロンジアルデヒド以外のTBA反応生成物質とも反応するという問題点がある。

5）ヨウ素価（Iodine Value）

ヨウ素価は，脂質を構成する脂肪酸の不飽和度を示す数値で，油脂100 gに吸収されるヨウ素のg数で表す。油脂中の不飽和脂肪酸は変敗すると分解され減少するため，新鮮時のヨウ素価と比較することで変敗度を知ることができる。

3. トランス型不飽和脂肪酸（トランス脂肪酸）

トランス型不飽和脂肪酸（**トランス脂肪酸**）は，マーガリンやショートニングなどの加工油脂やこれらを原料にして製造された加工食品，乳や乳製品，ウシなどの反芻動物の肉などに含まれている。トランス脂肪酸は，LDLコレステロールを増加させ，HDLコレステロールを減少させるなどの作用があり，多量摂取を続けた場合は動脈硬化などによる冠動脈性心疾患のリスクを高めることがある。

（1）トランス脂肪酸とは

不飽和脂肪酸には，二重結合の炭素に結びつく水素の向きによってトランス型とシス型に分けられる。二重結合を軸として，2個の水素が反対側にあるものを**トランス型**といい，同じ側にあるものを**シス型**という（図3-2）。天然の不飽和脂肪酸の多くがシス型で存在している。コーデックス委員会において，トランス脂肪酸は「少なくとも1つ以上のメチレン基で隔てられたトランス型の非共役炭素－炭素二重結合をもつ単価不飽和脂肪酸および多価不飽和脂肪酸のすべての幾何異性体」と定義されている。

（2）トランス脂肪酸が多く含まれる食品

トランス脂肪酸は，次の4過程により生成される。

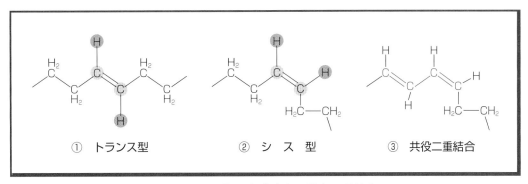

図3-2　不飽和脂肪酸中の炭素二重結合

① 植物油等の加工で，水素添加によりシス型の不飽和脂肪酸から生成
② 植物油等の脱臭精製の過程で，シス型の不飽和脂肪酸から生成
③ 油を高温で熱する調理により，シス型の不飽和脂肪酸から生成
④ 自然界において，ウシなど（反芻動物）の反芻胃内でバクテリアなどにより生成

　食品中に含まれるトランス脂肪酸の多くが，硬化油を製造する際の「水素添加」と植物油の脱臭工程により生成される。部分的に水素添加した油脂を用いて作られたマーガリン，ファットスプレッド，ショートニングやそれらを原料に用いたパン，デニッシュ，ケーキなどにトランス脂肪酸は多く含まれる。表3-5に国内で流通している食品中のトランス脂肪酸含有量を示す。

表3-5　食品中のトランス脂肪酸濃度調査結果

食品名	トランス脂肪酸（g/食品100 g）	
	2006・2007年	2014・2015年
食パン	0.077（0.029～0.32）	0.03（0.02～0.15）
クロワッサン	0.82（0.29～3.0）	0.54（0.22～2.6）
菓子パン	0.27（0.039～0.78）	0.18（0.04～0.42）
マーガリン	8.7（0.36～13）	0.99（0.44～16）
ショートニング	12（1.2～31）	1.0（0.46～24）
ショートケーキ	0.44（0.4～1.3）	0.42（0.21～1.2）
デニッシュ	0.49（0.41～0.98）	0.27（0.08～3.1）

（注）値は中央値（カッコ内は範囲）。
出典）平成30年食品安全委員会資料「脂質の摂取～トランス脂肪酸を理解するために」

（3）トランス脂肪酸の食品表示

　WHO/FAO合同専門家会合での報告書では，トランス脂肪酸の摂取量は，心血管系を健康に保つために1日総エネルギー摂取量の1%未満とするようにと記載さ

れている。諸外国において，例えば米国では，栄養成分表示の一環としてトランス脂肪酸の含有量の表示の義務化を行い，過剰摂取の抑制に取り組んでいる。2018年5月，WHOは「食品中のトランス脂肪酸を減らすための行動計画」を公表し，各国に対し2023年までに加工食品を製造する際に生産されるトランス脂肪酸を減らすように呼びかけている。

わが国のトランス脂肪酸の摂取量について，2012（平成24）年3月に食品安全委員会は食品に含まれるトランス脂肪酸の健康影響評価（リスク評価）を公表し，日本人のトランス脂肪酸の平均的な摂取量を平均総エネルギー摂取量の約0.3％と推定している。この報告では通常の食生活では健康への影響は小さいと結論しており，わが国では食品中のトランス脂肪酸の表示の義務や含有量の基準は定められていない。しかし，油脂に偏った食事をしている人は，留意が必要としている。脂質の過剰摂取を避け，食品をバランスよく摂取するという食生活指針の基本を守ることが重要である。

また，消費者庁は2011（平成23）年2月に「トランス脂肪酸の情報開示に関する指針」を公表し，食品事業者に対して，販売する食品の容器包装やホームページ，広告等での情報開示が行われるよう求めている。表3-5に示した国内に流通している食品のトランス脂肪酸含有量の結果から，近年，市場に流通している食品のトランス脂肪酸濃度が減少傾向にあることがわかる。食品事業者の自主的な努力によって，トランス脂肪酸の濃度がこれまでより少ない食品が販売されている。

4. 食品の変質防止法

食品を変質させる要因は，①微生物の増殖，②酵素などの化学的作用，③温度や水分などの物理的作用の3種類に分類できる。実際の食品では，これらの変質が単独で起こることもあるが，いくつもの要因が同時に起こることが多い。食品の変質を防止するには，これらの要因を制御する方法が必要となる。その方法として，冷蔵・冷凍法，乾燥（脱水）法，加熱法，くん煙法，紫外線法，放射線照射法，塩蔵・糖蔵・酢漬け法，真空包装法，ガス置換包装，食品添加物などがある。

（1）冷蔵・冷凍法

食品を低温条件下に保存することで，食品内の化学反応や微生物の増殖を抑制する手段である。食品における酵素による化学作用では，酵素によりそれぞれ異なる至適温度や至適pHがあるが，一般には低温にすることでこれらの働きは弱くなり，－10℃以下ではほとんどの作用が停止する。また，微生物にも増殖に最も適した温度があるが，ほとんどの微生物は，－10℃以下では増殖できなくなる。

 好冷菌
　至適生育温度が15℃以下で，生育上限温度が20℃以下の細菌。

冷蔵法は，5～10℃以下で保存する方法である。微生物の増殖はかなり抑制されるが，低温細菌や**好冷菌**は冷蔵庫内でも増殖し，食品の品質劣化を起こすこともあ

るため，過信してはならない。また，青果物によっては**低温障害**を起こすものがあるので注意する。**冷凍法**では，凍結することで微生物の増殖はほぼ抑制されるので食品の長期保存が可能になる。食品を冷凍する場合，**最大氷結晶生成帯**をできるだけ速く通過させる急速凍結することが必要である（図3-3）。なお，緩慢凍結した場合，食品の細胞膜は傷つき，解凍したときに大量の**ドリップ**が流出し，品質が著しく低下する。食品を凍結することで細菌が死滅することはなく，休眠状態となる。そのため，解凍方法や解凍後の衛生管理が必要である。

　現在，食品衛生法による冷蔵保存基準では，清涼飲料水，食肉・食肉製品，魚肉ねり製品，ゆでダコ，生食用カキ，ゆでガニ，生食用鮮魚介類の保存基準は10℃以下，冷凍食肉製品および冷凍食品の保存基準は − 15℃以下である（表3-6）。

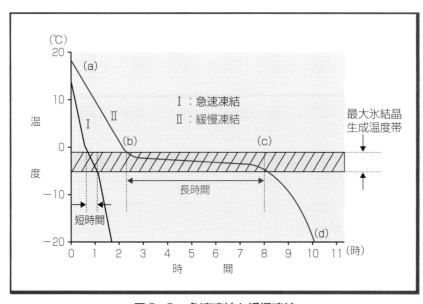

図3-3　急速凍結と緩慢凍結

表3-6　食品の低温保存温度

温　度	冷　蔵　法	食　品　例
10℃以下（5℃前後）	冷蔵	一般食品
0℃前後	チルド	生鮮魚介類，食肉など
0〜−3℃	パーシャルフリージング	切り身，干物
−15℃以下	冷凍	冷凍食品

（２）乾燥法（脱水法）

　食品中の水分を気体にして除去する方法を**乾燥**，液体のまま除去する方法を**脱水**

◖**低温障害**
　低温で保存したときに起こる青果物の劣化現象で，熱帯・亜熱帯起源の青果物に起こりやすい。

◖**最大氷結晶生成帯**
　食品を凍結するとき，氷結晶が最も多く成長する温度帯（−1〜−5℃）をいう。

◻**ドリップ**
　冷凍品を解凍した際に出る液汁をいう。ドリップの量が多いと食味が低下する。緩慢凍結した際にドリップは増加する。

という。乾燥・脱水法は，食品の水分活性を低下させ，微生物の増殖を抑制する方法である。一般に食品の水分活性と微生物増殖の関係は，水分活性が1.0に近いほど微生物は増殖しやすく，0.60以下になるとほとんどの微生物は増殖しなくなる。一般にかび，酵母は水分量が少なくとも発育が可能であり，それに比べ細菌は増殖するのに多くの水分が必要となる。乾燥法には自然乾燥法と人工乾燥法があり，食品の種類に適合した方法で乾燥が行われている。

主な食品の乾燥法を表3-7に示す。

表3-7　食品の乾燥法と乾燥食品

乾　　燥　　法			主な乾燥食品
自然乾燥	日干し，陰干し，風干し		干しブドウ，干しシイタケ，干し柿，干し魚類
人工乾燥法	加圧乾燥	加熱―加圧―噴出	ポップコーン，ポンせんべい
	常圧乾燥	熱風乾燥	乾燥野菜など各種食品
		噴霧乾燥	粉乳，インスタントコーヒー，粉卵，乾燥香辛料
		被膜乾燥	液体食品，乾燥マッシュポテト
		泡沫乾燥	ペースト状食品
		真空乾燥	粉末調味料
	真空乾燥	凍結乾燥	即席味噌汁，インスタントコーヒー

（3）加　熱　法

加熱法は食品を加熱処理し，食品中の微生物を死滅させて保存性を高め，また食品中の酵素を不活性化することで，食品の変質を防止する方法である。一般に微生物は熱に弱く，70℃，30分加熱すれば細胞（栄養細胞）を殺すことが可能である。しかし，細菌の芽胞は耐熱性で120℃15分以上の高圧蒸気滅菌法での加熱処理が必要である。微生物の種類により加熱殺菌の温度と時間が異なるので，注意を要する。**牛乳の殺菌法**を以下に示す。

1）低温長時間殺菌法（LTLT法：Low Temperature Low Time）

63℃で30分間加熱殺菌する方法で，主として病原微生物を殺菌することが目的である。この殺菌法は加熱による風味や栄養素の損失は少ないが，一部の細菌が残存するため賞味期限が短く設定されている。この方法は，パスツール（Pasteur, L.）によって開発されたことから一般にパスツーリゼーション（Pasteurization）ともよばれている。

2）高温短時間殺菌法（HTST法：High Temperature Short Time）

72℃以上で15秒以上加熱する方法で，低温長時間殺菌法と同様な熱効果を有する。

3）超高温殺菌法（UHT法：Ultra High Temperature）

120〜130℃で2〜3秒加熱する方法であり，牛乳の殺菌法として最も広く利用されている。超高温滅菌殺菌法によるLL牛乳（Long Life Milk）は135〜150℃で1〜4秒で処理し，滅菌容器に充填したものであり，90日間常温保存が可能である。

（4）くん煙法

くん煙法はサクラ，ナラ，クヌギ等の木材で燻す方法で，古くから塩蔵肉類や魚介類の変質防止に利用されている。煙の中に含まれる各種アルデヒド，フェノール，有機酸，アセトン，アルコール等の成分が食品の表面から吸収され，特有な風味が得られるほか，微生物に対し殺菌効果が得られる。

（5）紫外線法

紫外線には強い殺菌力があり，最も殺菌効果が強い波長は250〜260 nmの波長である。紫外線殺菌灯の波長は254 nmで厨房機器などの殺菌に用いられる。加熱を伴わないため低温で殺菌でき，空気や飲料水，調理器具や包装材の殺菌に使用される。しかし，透過性に乏しく殺菌効果は表面のみであり，紫外線が直接あたらない陰の部分や内部には効果がない。

（6）放射線照射法

発芽防止，殺菌，殺虫，果実の熟成抑制のために，放射性物質から放出される**β線**や**γ線**を利用する方法である。放射線は透過力があり食品の内部にも有効であり，殺菌や殺虫に有効である。とくに香辛料などは，かびや食中毒菌で汚染されていることが多く，殺菌する必要があるが，**放射線照射法**は熱の発生がほとんどないため，香気成分を減少させることはない。包装後の殺菌も可能であり，生薬，穀類，果実，きのこなど照射食品が生産され，実用化されている国もある。しかし，わが国で食品に対して放射線照射が認められているのは，ジャガイモの発芽防止の目的のみである。使用できる放射線は，コバルト60（γ線）で，吸収線量が150グレイ以下で，1回のみの照射が認められている。

（7）塩蔵・糖蔵・酢漬け法

塩蔵・糖蔵は，高濃度の食塩や砂糖を添加し，食品中の水分活性を低下させることと浸透圧を高めることで，微生物の増殖を防ぐ保存法である。細菌は，食塩濃度が10％以上，糖濃度50％以上では発育が阻止され，増殖できなくなる。しかし，かびや酵母では飽和濃度に近い食塩や砂糖濃度でも増殖できるものがある。**酢漬け法**は，食酢や果汁などの有機酸を用いて，食品のpHを低下させ，微生物の増殖を抑制する方法である。細菌ではpH 4.0以下にすると増殖が抑制される。

（8）真空包装法

　真空包装法は，食品をガス透過度の低い包装材を用い，減圧下で密封包装するもので，好気性の微生物の発育を抑制することを目的とする。この方法は，酸素が除去されるため，かびや好気性菌の発育を抑制するばかりでなく，食品中の油脂の酸化を防止する効果がある。しかし，ボツリヌス菌などの偏性嫌気性菌に対しては増殖しやすい環境となるため，注意が必要である。

（9）ガス置換包装

　包装食品中の空気（酸素）を除去し，**不活性ガス**（窒素ガス，二酸化炭素）を封入して包装し酸素による変質を防ぐものであり，**ガスパック**，**ガス封入包装**ともいう。香り成分や褐変を起こしやすい食品，油脂を含み酸化しやすい食品に有効である。油菓子，凍り豆腐，凍結乾燥品，削り節，生肉，水産ねり製品などで実用化されている。

（10）食品添加物

　食品の腐敗・変敗を防止する目的として，保存料，防かび剤，殺菌料，酸化防止剤，品質保持剤などの**食品添加物**が使用されている（第7章参照）。

5. 鮮度・腐敗・酸敗の判定法

　食品の鮮度を判定する方法は，官能試験，微生物的試験，化学的試験などがある。**官能試験**はヒトの五感によって判定する方法であり，**微生物的試験**は食品に付着し増殖した細菌数により判定する方法である。**化学的試験**は腐敗生成物を化学的に定量して判定する方法である。食品の鮮度を1つの方法で判定することはむずかしく，複数の方法を組み合わせて総合的に判定する必要がある。

（1）官 能 試 験

　官能試験は，**嗅覚**，**視覚**，**味覚**，**触覚**，**聴覚**によって食品の鮮度や腐敗の度合いを判定する。臭気は腐敗臭や刺激臭により新鮮時との比較により判定することができる。視覚では変色，光沢，退色の変化などにより，味覚では異味，刺激味により，触覚では弾力性や粘稠性の変化により，聴覚では缶詰の打缶検査で正常なものとの音の比較により判定する。これらの官能試験は結果に個人差が影響し，鮮度や腐敗を客観的に判定する基準がないことが欠点である。

（2）微生物的試験

　微生物的試験法として，**生菌数**（食品中の生存している細菌数）**の測定**がある。一

般に腐敗は細菌の増殖によって起こるため，生菌数を測定することで腐敗の進行度をある程度推定することができる。また，食品の細菌数で，食品が処理・加工過程において衛生的に取り扱われたか，保存が適切だったかを判定することができる。食品を希釈し，標準寒天培地にて混釈培養する。35〜37℃，48時間の好気培養で得られた菌数を食品1 g（もしくは1 mL）当たりの菌数で示す。

　一般的に，日常食べている食品には10^3〜10^6/g程度の生菌が含まれているが，生菌数が10^7〜10^8/gに達した食品は初期腐敗の段階にあると考えられる。この測定法は，判定に時間を要することや食品により腐敗に達する生菌数に差があることが欠点である。発光法を用いて細菌のATP（アデノシン三リン酸）を測定する方法では，約10時間で判定ができる。

　表3-8に食品の細菌学的成分規格を示す。

表3-8　主な食品の細菌学的成分規格（一般生菌数）

食　品	基準一般生菌数	食　品	基準一般生菌数
仕出し・弁当	10^5/g以下	生　　めん	3×10^6/g以下
あえもの	10^5/g以下	ゆでめん	10^5/g以下
焼　　物	10^4/g以下	牛　　乳	5×10^4/g以下
煮　　物	10^4/g以下	アイスクリーム	10^5/g以下
豆　　腐	10^5/g以下	冷凍ゆでだこ	10^5/g以下

出典）食品衛生法，各種衛生規範

（3）化学的試験

　食品は腐敗の進行に伴い，さまざまな腐敗生成物を生成する。腐敗を検知する方法として，腐敗生成物の量を測定し，一定値以上の場合を鮮度が落ちたものと判定する。

1）揮発性塩基窒素量（VBN：Volatile Basic Nitrogen）

　魚類や食肉が腐敗してくると，タンパク質が分解し，アンモニア，ジメチルアミン，その他のアミン類などの揮発性塩基窒素が生成し蓄積する。この生成量を**揮発性塩基窒素量（VBN）**といい，主として魚介類の鮮度を判定する指標として用いられている。一般的なVBN測定方法として，**コンウェイ法**（**微量拡散法**）がある。この方法は，試料溶液をコンウェイユニットの外室に入れ，これをアルカリ溶液と反応させる。発生したアンモニアを内室のホウ酸に吸収させ，硫酸標準液で滴定してVBNを求める。VBNは魚の種類，部位によっても異なり，サメやエイは尿素含量が高く，鮮度のよい場合でもアンモニアを含んでいるため，本法は適用できない。VBNと鮮度の関係は，新鮮魚肉では5〜10 mg/100 g，初期腐敗時には30〜40 mg/100 g，腐敗魚肉では50 mg/100 g以上である。

□コンウェイユニット

写真提供：柴田科学

2）K値（ATP関連物質の変化量）

　魚肉の鮮度を示す数値としてK値がある。K値は魚肉の鮮度をATP関連物質の変化量で示したものである。魚肉では死後，ATPが酵素的に分解され，次のようにヒポキサンチンに変化する。

ATP（アデノシン三リン酸）→ ADP（アデノシン二リン酸）→ AMP（アデノシン一リン酸）→ IMP（イノシン酸）→ HxR（イノシン）→ Hx（ヒポキサンチン）

　魚肉の鮮度が良好なときはATP，ADP，AMP，IMPが多く，鮮度の低下とともにHxR，Hxの示す割合が高くなる。K値はATP関連物質全量に対するHxRとHxの割合であり，次式で求められる。

$$K値（\%）= \frac{HxR + Hx}{ATP + ADP + AMP + IMP + HxR + Hx} \times 100$$

　K値は魚類の鮮度判定指標として用いられ，数値が低いほど鮮度がよいことを意味している。一般に鮮魚として市販される魚肉のK値は15〜35%，煮・焼き魚用魚肉は45%以下，すり身などの加工原料用魚類は60%以下とされる。K値の測定法として高速液体クロマトグラフィー法，酵素法などがある。

●魚を食べたら，じん麻疹が……　〜ヒスタミンによる食中毒〜●

　たとえば，赤身魚を食べた後，顔が赤くなり，じん麻疹が出たという経験はないだろうか。これは魚に含まれるヒスタミンが原因の食中毒で，アレルギーのような症状を呈することからアレルギー様食中毒と呼ばれている。衛生状態が悪く，冷蔵庫も普及していなかった1950年代までは主要な食中毒であったが，近年でも年間数十件の食中毒が発生しているので，注意が必要である。原因のヒスタミンは，赤身の魚とその加工品に多く含まれるヒスチジンが，細菌（*Morganella morganii, Klebsiella oxytoca*など）の酵素により脱炭酸され生成する。日本におけるヒスタミン中毒の原因となる魚は，マグロ，カジキ，サバ，ブリ，サンマ，イワシの順に多く，いずれも赤身の魚である。赤身の魚には必須アミノ酸のヒスチジンが多く含まれ，ヒスタミン生成量も多くなる傾向がある。わが国ではヒスタミンの規制値はないが，食品中のヒスタミン濃度が5 mg/100 g以下では安全とされ，10〜100 mg/100 gとなると食中毒の危険があるとされている。コーデックス委員会ではマグロ，イワシ等の缶詰や急速冷凍水産加工品について，ヒスタミン濃度が20 mg/100 gを超えないこととしている。

　ヒスタミンの食中毒を予防する方法として，まず，新鮮な魚を購入することである。また，魚は速やかに冷蔵もしくは冷凍し，常温での放置時間を最小限とすることが重要である。たとえば，夏の暑いときの買物は，保冷剤を入れた保冷バッグを携帯し，魚を常温にさらさない工夫が大切である。一度蓄積されたヒスタミンは，魚を煮たり焼いたりしても分解されないので，鮮度保持に注意を払い，ヒスタミンを生成させないようにしなければならない。

3）トリメチルアミン（TMA：Trimethylamine）

　魚介類の初期腐敗の指標として，**トリメチルアミン（TMA）**量を測定する方法がある。魚肉中に含まれるトリメチルアミンオキシドが細菌の還元作用によりTMAに変化する。新鮮な魚介類には，TMAはほとんど含有しておらず，TMAが4〜5 mg/100 gになると初期腐敗とされる。

4）ヒスタミン

　アレルギー様食中毒を起こす原因物質である**ヒスタミン**の測定法には，高速液体クロマトグラフィー法を用いる方法と発色試薬を用いた吸光度分析法がある。吸光度分析法では，公定法外として生魚（生鮮および冷凍魚肉）の**ヒスタミン量測定簡易キット**が市販されている。

□ ヒスタミン量測定
　簡易キット
　チェックカラーヒスタミン（キッコーマンバイオケミファ）。

5）水素イオン濃度（pH）

　鮮度の低下とともに**食品のpH**は変動するが，食品の成分組成によりpHの変動は異なる。食肉や魚肉のようなタンパク質性の食品は鮮度が低下すると，生成した有機酸により一時的にpHが低下する。その後，時間の経過とともにアンモニア等が生成してくると逆にpHが上がる。炭水化物の多い食品では，微生物の増殖に伴い，代謝産物として有機酸が生成しpHが低下する。しかし，pHの変動のみで食品の初期腐敗を判定することはむずかしい。

演習課題

❶ 食品中の微生物の増殖と水分活性の関係を整理してみよう。また，水分活性の高い食品から水分活性を低くするにはどのような方法があるか考えてみよう。

❷ 生活のなかで経験した腐敗の事例を身近な食品のなかから探してみよう。また，私たちにとって有益な発酵微生物をあげ，発酵食品との関係を考えてみよう。

❸ 油脂の劣化度の測定法の原理を整理してみよう。また，調理での揚げ油の使用頻度と油の劣化について調べてみよう。

参考文献
・細貝祐太郎，松本昌雄，廣末トシ子編著：新食品衛生学要説　食べ物と健康食品と衛生　第6版，医歯薬出版，2010
・菅谷祐輔，白尾美佳編著：食べ物と健康　食品衛生学，光生館，2013
・全国栄養士養成施設協会・日本栄養士協会監修/管理栄養士国家試験教科研究会編：管理栄養士受験講座　食べ物と健康Ⅱ，第一出版，2007
・有園幸司編集，国立健康・栄養研究所シリーズ監修：食べ物と健康　食品の安全，南江堂，2013

・小塚　諭, 小栗重行, 岸本　満, 清水英世：イラスト　食品の安全性, 東京教学社, 2012
・荒井綜一編集：食べ物と健康Ⅰ　食品学総論, 樹村房, 2006
・和泉　喬, 小田隆弘, 貞包治夫, 堀井正治, 松岡麻男：新 入門食品衛生学, 南江堂, 2012
・那須正男, 和田啓爾：食品衛生学「食の安全」の科学 改訂第2版, 南江堂, 2012
・清水　潮：食品微生物Ⅰ　基礎編 食品微生物の科学, 幸書房, 2001
・消費者庁：トランス脂肪酸の情報開示に関する指針, 2011
・食品安全委員会：脂質の摂取〜トランス脂肪酸を理解するために〜, 2018
・消費者庁：トランス脂肪酸の情報開示に関する調査事業報告書, 2020

第**4**章 食 中 毒

食品衛生の一番の目的は，食中毒を防ぐことである。食中毒の発生は，食品の生産や流通および食生活などの変化によって移り変わる。食中毒を予防するためには，食中毒の発生状況を調査して把握し，原因を究明して予防対策を立てて実施することが必要である。また，食中毒を予防するための知識や行動は，食品の生産や流通に従事する人々だけでなく，消費者にも求められる。本章では，最近の食中毒の発生状況について原因物質，原因食品，発生施設，発生時期などについて学ぶ。さらに，食中毒を起こす主要な原因物質について，性状や特徴，自然界での分布，食中毒の原因となる主な食品，食中毒の症状，食中毒の予防法について学ぶ。

1. 食中毒の定義

食中毒とは，食品や容器に付着・増殖した微生物や有毒・有害な化学物質を摂食することによって起きる，**胃腸炎症状**を主とした健康障害を指す。一般に摂食者のみが発症するが，発症者から感染が広がり，患者数が増加する場合もある。細菌やウイルスに起因するものが食中毒事件数の大半を占めている。

（1）食中毒の統計管理

食中毒事件が発生すると，**食品衛生法**第58条に基づき医師，保健所，都道府県知事を通じて厚生労働省に報告される。それらデータは1年ごとに**食中毒統計**にまとめられ公表されるとともに，傾向の解析がなされ，予防施策の資料とされる。従来，ヒトからヒトへ感染する経口感染症は旧伝染病予防法に基づいて対応し，食中毒統計の対象から除外されていたが，1998（平成10）年の**感染症法**の制定に伴い，「飲食物を汚染した有害微生物を原因とする健康障害（Foodborne Disease）」はすべて食中毒として扱うようになった。その結果1999（平成11）年にコレラ菌，赤痢菌，チフス菌，パラチフスA菌が感染症法では感染症として扱うとともに食中毒統計の対象となった（表4-1）。また，欧米では古くから食中毒を微生物に起因するものに限定する傾向があるが，わが国では微生物のみならず，フグや毒きのこなどの有害動植物，重金属などの有害化学物質，さらにクリプトスポリジウムなど一部の寄生虫による健康障害も食中毒統計に含めるのが特徴である（表4-1）。

◘ **感染症法**
　正式な法律名は「感染症の予防及び感染症の患者に対する医療に関する法律」である。

表4-1　食中毒統計の対象となる病因物質

1	サルモネラ属菌	15	パラチフスA菌
2	ぶどう球菌	16	その他の細菌
3	ボツリヌス菌	17	ノロウイルス
4	腸炎ビブリオ	18	その他のウイルス（サッポロウイルスなど）
5	腸管出血性大腸菌	19	クドア
6	その他の病原大腸菌	20	サルコシスティス
7	ウェルシュ菌	21	アニサキス
8	セレウス菌	22	その他の寄生虫（クリプトスポリジウムなど）
9	エルシニア・エンテロコリチカ	23	化学物質（メタノールなど）
10	カンピロバクター・ジェジュニ／コリ	24	植物性自然毒（毒きのこなど）
11	ナグビブリオ	25	動物性自然毒（ふぐ毒など）
12	コレラ菌	26	その他
13	赤痢菌	27	不明
14	チフス菌		

出典）食中毒統計作成要領（衛食第218号一部改訂）食安監発1228第1号（平成24.12.28）別表2

（2）食中毒の分類

　食中毒は，表4-2のように4大別される。食品中で増殖した細菌や生成された毒素を原因とするものを**細菌性食中毒**，食品に付着したウイルスや寄生虫がヒトに感染することを原因とするものを**ウイルス性食中毒**，**寄生虫食中毒**，食材となる植物や動物に含まれる毒性物質を原因とするものを**自然毒食中毒**，食品に混入した有害化学物質を原因とするものを**化学性食中毒**と呼ぶ。

1）細菌性食中毒

　農作物が収穫された環境由来の細菌や，畜産物あるいはヒトの体に常在する細菌によって引き起こされる。食品とともに摂食され，主に腸管で増殖して健康障害を

表4-2　食中毒の分類

分　類		例
細菌性食中毒	感染型	サルモネラ属菌　腸管出血性大腸菌
	毒素型	ブドウ球菌　ボツリヌス菌
ウイルス性食中毒		ノロウイルス　A型肝炎
寄生虫食中毒		クドア　サルコシスティス　アニサキス
自然毒食中毒	動物性自然毒	フグ毒　貝毒
	植物性自然毒	毒きのこ　青梅
化学性食中毒		重金属　農薬　ヒスタミン

及ぼす**感染型**と，食品中で増殖して毒素を産生し，摂食したヒトに健康障害を及ぼす**毒素型**に分かれる。感染型には，サルモネラ属菌のように腸管壁に侵入するものと，腸管出血性大腸菌のように腸管内で毒素タンパク質を産生するものがある。

潜伏期間はおおむね1〜2日であるが，すでに食品で毒素が産生されている毒素型では潜伏期間が数時間と短い。また，少量の菌の感染で発症するカンピロバクターなどでは発症まで数日から1週間を要することもある。

2）ウイルス性食中毒

ウイルスは自己増殖能をもたないため，宿主細胞の機能を利用して自己複製を行う。ヒトの細胞で増殖し食中毒を起こすものとしては，**ノロウイルスやA型肝炎ウイルス，E型肝炎ウイルス**がある。ノロウイルス食中毒は飲料水や二枚貝の摂食を主な原因とし，寒い時期に多発する傾向がある。

3）寄生虫食中毒

ヒトの体内に取り込まれ，特定の部位に寄生して健康障害を引き起こす生物を**寄生虫**という（第5章参照）。野菜や飲料水，魚介類，食肉を介して取り込まれるため，食中毒としても扱われる。症状は様々であるが，近年生魚を原因とした食中毒件数が増えている。厚生労働省では，2012（平成24）年に病因物質として登録し，2013（平成25）年より食中毒統計の対象となった。

4）自然毒食中毒

毒性物質を含む食材により，**動物性自然毒**と**植物性自然毒**に分類される。動物性自然毒では魚介類が餌とするプランクトンの産生する毒素を蓄積して毒化する場合が多いが，植物性自然毒では植物自身が合成する二次代謝質が原因となる場合が多い。毒きのこは真菌類であり植物ではないが，便宜上植物性自然毒に属している。細菌性食中毒やウイルス性食中毒に比べ事件数や患者数は少ないが，死者数に占める割合は大きい。

◘プランクトン
ビブリオ属の細菌や渦鞭毛藻類などが毒素を産生し，捕食者を毒化する。

5）化学性食中毒

不注意や故意などにより食品に混入した**有害化学物質**による食中毒である。残留基準を超えた農薬や禁止された食品添加物による健康被害もこれに含む。また，油脂の自動酸化により生じた過酸化物や，腐敗菌により食品成分から生じたヒスタミンなど，食品中で化学反応や微生物反応を経て生成した有毒化学物質も含める。

2. 食中毒の発生状況

（1）年次別発生状況

わが国の1985（昭和60）年以降の**食中毒事件数，患者数，死者数**の年次変化を図4-1に示す。1985年に1,177件あった食中毒事件数は，食品加工や保存流通技術の向上に加え，公衆衛生教育や施策の充実に伴い，1993（平成5）年には550件に半

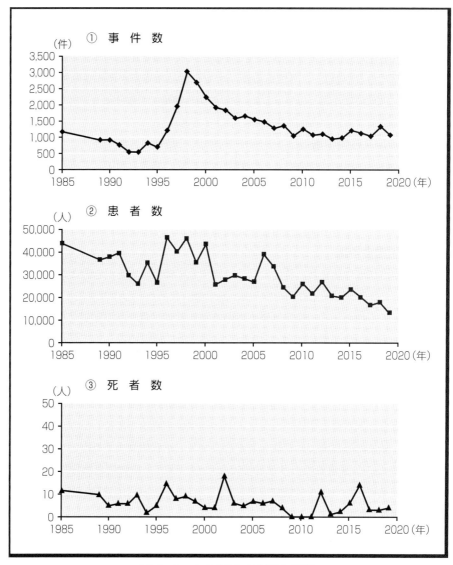

図4-1　年次別食中毒発生状況

出典）厚生労働省ホームページ，食中毒統計資料

減している。しかし，1996（平成8）年から急増加に転じ，一時は3,000件まで達した。現在は再び減少して1,000件前後で推移している。こういった変化は，1996年に発生した学校給食における腸管出血性大腸菌O157食中毒事件を契機に食中毒への社会的注目が喚起され，医療機関への受診件数が増え，単発事例も報告されるようになったことが一因とされる。また，以前は死者数は年間数件で，ほとんどが自然毒によるものであったが，強い毒素をもつ腸管出血性大腸菌の出現で，1996（平成8）年，2002（平成14）年，2012（平成24）年，2016（平成28）年には2ケタの死者を出すに至っている。患者数については，大規模食中毒事件が起こった年に増加がみられるものの，おおむね漸減傾向である。

□**単発事例**
　患者が1名の事例。1997（平成9）年以降の食中毒統計では単発事例数も公表し，それ以前の統計との比較を可能にしている。

（2）病因物質別発生状況

　2016年（平成28）〜2019年（令和元）の病因物質別発生状況を表4-3に示す。4年間の平均事件数をみると，細菌とウイルスを病因とするものがそれぞれ39％，23％で，従来より高い比率を維持するが，近年，寄生虫を病因とするものの件数が急増し，細菌性やウイルス性を超える件数となっている。これら3分類を合わせると9割を占める。一方，患者数はウイルス性が54％，細菌性が38％を占め，寄生虫食中毒における患者数は多くない。一方，化学物質によるものは事件数，患者数ともに1％。自然毒はそれぞれ7％，1％と少数である。

　ウイルス性食中毒はほとんどがノロウイルスによるものであり，1件当たりの患者数が多くなる傾向がある。表4-3下表は，それぞれ単独の病因物質のうち，発生事件数や患者数の多いもの1〜3位を示す。ノロウイルスは事件数，患者数ともに常に上位に位置する。細菌性の中ではカンピロバクターの事件数や患者数が最も多い。また，ウェルシュ菌は大量調理での食中毒事件数が多いことから，1件当たりの患者数が多くなる。一方，寄生虫食中毒ではそのほとんどがアニサキスを病因物

表4-3　病因物質別発生状況と食中毒発生順位

病因物質	2016年		2017年		2018年		2019年		2016〜2019年平均	
	事件数	患者数	事件数	患者数	事件数	患者数	事件数	患者数	事件数	患者数
総　数	1,139	20,252	1,014	16,464	1,330	17,282	1,061	13,018	1,136	16,754
細　菌	480	7,483	449	6,621	467	6,633	385	4,739	445 / 39%	6,369 / 38%
ウイルス	356	11,426	221	8,555	265	8,876	218	7,031	265 / 23%	8,972 / 54%
寄生虫	147	406	242	368	487	647	347	534	306 / 27%	489 / 3%
化学物質	17	297	9	76	23	361	9	229	15 / 1%	241 / 1%
自然毒	109	302	60	176	61	133	81	172	78 / 7%	196 / 1%

		1998年	2016年	2017年	2018年	2019年
1位	事件数	腸炎ビブリオ	ノロウイルス	カンピロバクター	アニサキス	アニサキス
	患者数	腸炎ビブリオ	ノロウイルス	ノロウイルス	ノロウイルス	ノロウイルス
2位	事件数	サルモネラ	カンピロバクター	アニサキス	カンピロバクター	カンピロバクター
	患者数	サルモネラ	カンピロバクター	カンピロバクター	ウェルシュ菌	カンピロバクター
3位	事件数	カンピロバクター	アニサキス	ノロウイルス	ノロウイルス	ノロウイルス
	患者数	小型球形ウイルス	ウェルシュ菌	ウェルシュ菌	カンピロバクター	ウェルシュ菌

＊腸管出血性大腸菌を含まず。

出典）厚生労働省ホームページ，食中毒統計資料

質としている。

（3）月別発生状況

　食中毒の発生は1年を通じて増減する。図4-2に2016（平成28）〜2019（令和元）年の平均食中毒事件数を4分類に分けて示した。細菌性食中毒は気温が上昇する夏期に増えるのに対し，高温に弱いウイルスは冬期に食中毒件数を増やす。自然毒食中毒は毒きのこやフグの摂食時期に合わせて増える傾向がある。10月には全国各地で毒きのこによる食中毒事件が多発する。一方，寄生虫食中毒の季節傾向は年により定まっておらず，化学性食中毒には季節的な増減はみられない。

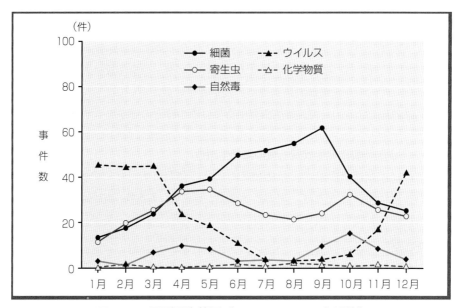

図4-2　月別発生状況（2016〜2019年平均）

出典）厚生労働省ホームページ，食中毒統計資料

（4）原因食品別発生状況

　食中毒の原因となる食品の傾向は毎年ほぼ同じである。2016（平成28）〜2019（令和元）年に発生し原因食品が判明したものでは，図4-3に示すとおり魚介類の件数が最多で，肉類及びその加工品，複合調理食品，野菜及びその加工品が次いで多い。一方，患者数では複合調理食品と魚介類が上位を占めている。また，原因食品が不明の場合が全事件数の14%を占め，原因食品特定のむずかしさを示している。原因食品は**マスターテーブル法**により推定する。

（5）原因施設別発生状況

　2016（平成28）〜2019（令和元）年に食中毒の発生した施設を図4-4に示した。事件数，患者数ともに飲食店が半数以上を占めており，近年この傾向は変わっていな

い。事件数では飲食店についで家庭，販売店が多く，患者数では飲食店についで旅
館，仕出屋が多い。家庭は他の施設と比較すると散発事例が多く，患者数は全体の
2%程度とわずかである。仕出屋は同じ料理を多人数に提供するため1件当たりの
患者数が増える傾向がある。

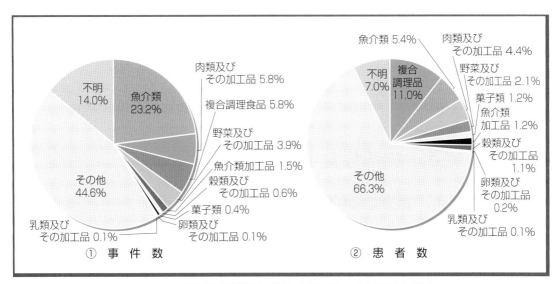

図4-3　原因食品別発生状況（2016～2019年平均）

出典）厚生労働省ホームページ，食中毒統計資料

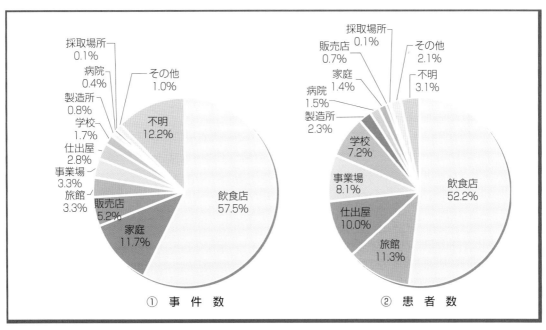

図4-4　原因施設別発生状況（2016～2019年平均）

出典）厚生労働省ホームページ，食中毒統計資料

●マスターテーブル法とは●

食中毒事件の原因食品を推定するために行われる疫学的調査の一つである。その施設で対象者に提供された食品すべてについて，食べた人（喫食者）のうちの発症者・非発症者の数，食べなかった人（非喫食者）のうちの発症者・非発症者の数を調査する。この際に，喫食者と非喫食者間で発症率に有意差があるかどうか，**カイ二乗検定**（x^2検定）を用いて判定するのが一般的である。ただ，喫食調査結果には記憶違いや原因物質の二次汚染も影響するため，これだけで原因食品を特定することはむずかしく，食品や患者，調理員からの原因微生物や毒素の検出などの調査も必須となる。

3. 細菌性食中毒

（1） 感染型食中毒

1）サルモネラ属菌（*Salmonella*）

1888年，ドイツで子牛肉による食中毒が発生し，死者の脾臓および食べ残した牛肉から同一の細菌が発見された。このことは食中毒が細菌によって引き起こされることを初めて証明したことで有名である。その後，この細菌は**サルモネラ**と名づけられ，現在では2,500種類以上知られている。食中毒の原因となるのはこのなかの一部で，日本では**ネズミチフス菌**（S. Typhimurium）や**腸炎菌**（S. Enteritidis）が食品衛生上重要である。

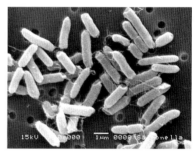

図4-5　サルモネラの電子顕微鏡写真
出典）食品安全委員会ホームページ

　a．特　　徴　　腸内細菌科に属する**通性嫌気性のグラム陰性無芽胞桿菌**である。乾燥に対して抵抗性がある。増殖至適温度は30～37℃である。熱には比較的弱い（60℃20分で死滅）。10℃以下の低温では発育できないが，生存しているので食品の保存に注意が必要である。

　b．分布・主な原因食品　　サルモネラ属菌は，家畜，家禽，は虫類などから分離され，環境中に広く分布している。鶏卵を含めた畜産物（とくに家禽）が主な原因食品となる。S. Enteritidisでは，鶏卵内部の汚染が問題になる。親鶏の卵巣に健康保菌されていたサルモネラが卵黄に付着したまま排卵され，産卵された時点ですでにサルモネラが卵内に存在する（卵殻内汚染）ことがある。汚染菌量は発症に至るほどではないが，大量調理や未殺菌液卵では不適切な取扱いにより大規模食中毒の原因となるので注意が必要である。

　　c．**発症菌量**　　実験結果によると10^5個以上の本菌をヒトが摂取すると発症するといわれている。過去の集団食中毒事件では$10^2 \sim 10^3$個での発症例もある。

　　d．**潜伏期間・症状**　　潜伏期間は12〜48時間とされるが，個人差や摂取菌量により変動がある。主な症状は，下痢，腹痛，嘔吐などの急性胃腸炎症状に加え，発熱を伴う。他の食中毒も同様であるが，感受性が高く，免疫力が弱い小児や高齢者では重症化することがある。通常4日程度で回復するが，数カ月排菌することがある。

　　e．**予　防　法**　　サルモネラ属菌の汚染・増殖を防ぐことはとても重要であるが，鶏卵や鶏肉など食肉の汚染を防ぐことは現実的に厳しい。したがって，低温保存の徹底（増やさない）と中心温度75℃1分以上の加熱（やっつける）が重要となる。また，食肉に触れた調理器具（包丁，まな板，バットなど）を介した二次汚染対策にも十分に気をつけなければならない。乾燥にも強いことから，調理場や食肉加工場などの殺菌なども普段から心がける必要がある。

２）腸炎ビブリオ（*Vibrio parahaemolyticus*）

　1950（昭和25）年大阪府で発生したシラス干し食中毒事件の原因食品および死者から世界で初めて発見され，**病原性好塩菌**と名づけられた。1961（昭和36）年に食中毒菌として指定され，1963（昭和38）年に腸炎ビブリオと名称が変更となった。日本では海産魚介類を生で食べる習慣があることから，当時，原因が判明した食中毒の件数・患者数とも第1位となった。**神奈川現象**陽性菌株が耐熱性溶血毒（TDH）を産生し，食中毒原因菌となる。

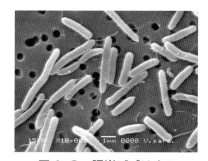

**図4-6　腸炎ビブリオの
電子顕微鏡写真**
出典）食品安全委員会ホームページ

◻**神奈川現象**
　腸炎ビブリオがヒトやウサギなどの赤血球を溶血させる現象のこと。

　　a．**特　　徴**　　通性嫌気性のグラム陰性，無芽胞桿菌である。好塩性のため，食塩濃度1〜8％で発育可能，3％が最適濃度である。なお，10％以上および0％（真水）では増殖できない（真水中では死滅する）。増殖速度が速く，最適条件では10分以内で分裂する。増殖至適温度は30〜37℃であるが，20℃以上で活発に増殖し，15℃以下では増殖しない。熱には比較的弱い（60℃10分で死滅）。酸性条件に弱く，pH4.0以下では死滅しやすい。

　　b．**分布・主な原因食品**　　本菌は沿岸の海水中，とくに6月から9月ごろ海水温の上昇に伴い多量に存在する。よって，主な原因食品は夏季の海産魚介類である。

　　c．**発症菌量**　　実験結果によると$10^6 \sim 10^9$個以上の本菌をヒトが摂取すると発症するといわれている。大量の本菌で汚染された海産魚介類や，夏季に室温で長時間放置されたものには注意が必要である。

　　d．**潜伏期間・症状**　　潜伏期間は12〜24時間とされるが，摂取菌量により

変動がある。主な症状は，下痢，腹痛，嘔吐などの急性胃腸炎症状に加え発熱を伴う。高齢者では脱水症状が激しい場合に重症化することがある。通常数日〜１週間程度で回復する。

e．予防法　夏季の海産魚介類汚染を防ぐことは，現実的に厳しい。したがって，捕獲から喫食までの低温流通を徹底（増やさない）する。海産魚介類は，調理前に真水の流水でよく洗うことも予防となる（除菌）。分裂速度が速いことから調理器具などを介した二次汚染対策も重要である。刺身以外では中心温度75℃１分以上の加熱（やっつける）が重要となる。また，季節に関係なく海外旅行者による持ち込み，輸入海産魚介類やその加工品の取扱いにも十分に気をつける。

３）病原大腸菌（Pathogenic *Escherichia coli*）

（下痢原性大腸菌：Diarrheagenic *E. coli*）

　大腸菌は1895年にヒトや動物の腸管内に常在している菌として発見された。一般に動物の糞便に含まれているので，食品衛生では糞便汚染の指標として用いられている。菌体抗原（O抗原），莢膜抗原（K抗原），鞭毛抗原（H抗原）の組み合わせにより分類されている。病原性のない大腸菌がほとんどである（病原性のないものも日和見<ruby>日和見<rt>ひよりみ</rt></ruby>感染により<ruby>膀胱<rt>ぼうこう</rt></ruby>炎などの原因になることもある）が，一部のものはヒトや家畜に病原性を示す。これを**病原大腸菌**とい

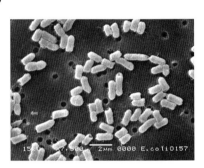

図4-7　腸管出血性大腸菌の電子顕微鏡画像
出典）食品安全委員会ホームページ

表4-4　病原大腸菌の症状，特徴

種　類	略　語	症　状	特　徴
1．腸管病原性大腸菌	EPEC	下痢，腹痛，発熱，<ruby>嘔吐<rt>おうと</rt></ruby>	EPEC接着因子により腸管上皮細胞に接着，微細絨毛を破壊し台座を形成する。この台座とインチミンが結合し定着する。
2．腸管侵入性大腸菌	EIEC	下痢，発熱，腹痛，重症の場合粘血便	腸管上皮細胞に侵入して増殖する。そして周囲の細胞へ感染を拡大していく。その後，上皮細胞壊死，潰瘍形成，炎症が起こる。
3．腸管毒素原性大腸菌	ETEC	下痢，嘔吐	微細絨毛を破壊せず，腸管上皮細胞に接着し増殖する。その際に易熱性エンテロトキシン・耐熱性エンテロトキシンのいずれか，または両方を産生する。
4．腸管出血性大腸菌	EHEC	水様性下痢，微熱，出血性大腸炎，HUS	腸管上皮細胞にEPECとほぼ同様に定着し増殖する。産生されたVTが腸管上皮から血管内に移動し血流に乗る。VTが標的となる尿細管や脳に達し重症化する。
5．腸管凝集接着性大腸菌	EAEC	水様性下痢（2週間以上），腹痛	培養細胞（Hep-2）に凝集塊状に接着して，エンテロトキシンをつくらない*E. coli*の一群とされるが，病原性や性状は必ずしも同じでない。

い，**腸管病原性大腸菌**，**腸管侵入性大腸菌**，**腸管毒素原性大腸菌**，**腸管出血性大腸菌**，**腸管凝集接着性大腸菌**の5種類に分類される（表4-4）。

　　a．特　　徴　　腸内細菌科に属する通性嫌気性のグラム陰性無芽胞桿菌である。乳糖を分解し，酸とガスを産生する。増殖至適温度は37℃である。熱には比較的弱い（63℃30分・75℃1分で死滅）。

　　b．分布・主な原因食品　　前述のとおりヒトや家畜の腸管内に存在するが，糞便による汚染で環境中（土や水）にも広く分布する。糞便汚染された食肉，飲料水，野菜などが原因食品となる。

　　c．症　　状　　表4-4のとおりである。

　　d．予防法　　逆性石けんなどの消毒剤を用いた調理従事者の手洗いは重要である（つけない）。食肉などは低温保存の徹底（増やさない）と中心温度75℃1分以上の加熱（やっつける）も重要となる。二次汚染対策にも十分に気をつけなければならない。また，水を介した感染もあるので，調理用水や飲料水の殺菌・消毒にも気をつけなければならない。

【腸管出血性大腸菌（Enterohemorrhagic *E. coli*；EHEC）
（志賀毒素産生性大腸菌：Shiga toxin producing *E. coli*；STEC）】

　1982年にアメリカで起きたハンバーガーを原因食品とする食中毒事件で発見された。その際，**大腸菌O157：H7**が分離された。腸管出血性大腸菌と他の大腸菌との大きな違いは，ベロ細胞へ致死的に作用する**ベロ毒素**（VT）をつくることである。ベロ毒素には，**VT1**と**VT2**があり，いずれも赤痢菌がつくる志賀毒素（Stx）に類似している。潜伏期間は2～7日（平均3～5日）とされる。症状としては水様性の下痢，微熱（38℃以下），倦怠感など風邪のような初期症状がある。さらに重症化すると，激しい腹痛や血便などの出血性大腸炎になる。まれに溶血性尿毒症症候群（HUS）に進行し，けいれんなど中枢神経症状が現れて死に至る。HUSは，溶血性貧血，血小板減少，急性腎不全を起こすものである。海外の事例でも感染菌量はヒトで100個以下と推定され，非常に少ない菌数で発症する。その強い感染力のため，ヒトからヒトへの感染のほか，ドアノブやタオルなどを介しての感染にも注意

●牛の生食用レバー販売禁止●

　2012（平成24）年7月，食品衛生法に基づき，牛のレバーを生食用として販売・提供することが禁止となった。

　牛のレバーを安全に生で食べるための方法がなく，生で喫食した場合，腸管出血性大腸菌による食中毒の発生が避けられないと判断されたためである。

　今後，安全に食べられる方法が見つかれば，規制の見直しを検討していくこととなっている。

が必要である。腸管出血性大腸菌は牛や羊などの反芻動物の腸管内に生息している。主な原因食品は，加熱不十分な焼き肉・ハンバーガーのほかに，レバー，ユッケなどの生肉である。また，生で喫食される野菜類，果物類も原因となる。さらに加工中の二次汚染が原因と考えられるポテトサラダや浅漬けなど，さまざまな食品が原因となっている。

4）ウェルシュ菌（*Clostridium perfringens*）

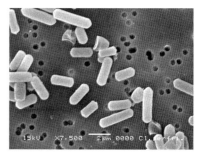

図4-8　ウェルシュ菌の 電子顕微鏡画像
出典）食品安全委員会ホームページ

a．特　　徴　偏性嫌気性のグラム陽性桿菌で芽胞を形成する。増殖最適温度は43～47℃であるが，12～50℃でも増殖する。至適条件では8分程度で分裂し，増殖速度が非常に速い。本菌がつくる芽胞は易熱性（100℃数分で死滅）がほとんどであるが，耐熱性（100℃ 1～6時間でも生存）芽胞をつくるものがみられる。本菌は，毒素の産生性によりA～Eの5種類に分類され，主にA型菌が食中毒の原因となる。ほとんどのA型菌は芽胞形成時にエンテロトキシン（腸管毒）を産生し，この毒素によって食中毒が起こる。この毒素は熱に弱く60℃ 10分の加熱で失活する。また，胃酸存在下でも変性し，pH4.0以下で失活する。したがって食品中で毒素が産生されても，加熱処理や胃酸の作用により毒性を保ったまま小腸へ達する可能性は少ない。食中毒の原因は，食品中で大量に増殖した生菌や芽胞が食品とともに摂取されて小腸に達し，小腸で芽胞形成時に産生するエンテロトキシンによる。

b．分布・主な原因食品　本菌は，土壌，下水，ヒトや家畜の腸内など環境中多くの場所に存在する。原因食品としては，七面鳥料理など大型肉塊食品や大型深鍋で調理されたスープやめんつゆなど大型で酸素に接触する面が少なく中心まで冷却しにくい食品があげられる。一般的には食品が加熱処理されてから摂食されるまでの間に数時間から一夜室温放置されて，大量に生菌が増殖し十分な再加熱がされなかった食品で食中毒が起こる。

c．発症菌量　10^8～10^9個以上の本菌をヒトが摂取すると発症するといわれている。多くの事例では，原因となった食品から，食品1 g当たり10^5～10^8個検出される。

d．潜伏期間・症状　潜伏期間は6～18時間で，多くの患者は12時間以内に発症するといわれている。主症状は，腹部の膨満，腹痛，水様性下痢である。まれに微熱（37～38℃）がみられる。

e．予　防　法　本菌の芽胞は環境中あらゆる所に存在するため一次汚染はやむを得ない。芽胞を発芽増殖させないこと，加熱を過信しないことが重要である。加熱調理後保存する際はなるべく小分けにして10℃以下，55℃以上にする（増やさ

ない）。また，喫食直前には，必ず再加熱する（やっつける）ことで予防可能である。

5）セレウス菌（*Bacillus cereus*）

a．特　　徴　　通性嫌気性のグラム陽性桿菌で芽胞を形成する。本菌に汚染された食品を加熱しても芽胞は耐熱性であるため生存する。したがって，徐々に食品が冷えていき適温になると発芽・増殖することになる。発育温度は10〜48℃で，至適温度は32℃である。本菌は増殖する際に毒素を産生し，発症の違いにより嘔吐型と下痢型に分けられる。

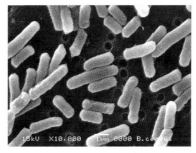

図4-9　セレウス菌の電子顕微鏡画像
出典）食品安全委員会ホームページ

b．分布・主な原因食品　　本菌は土壌中に広く分布するため農作物や家畜は汚染される可能性が高く，とくに穀類，生野菜，豆腐などでは汚染率が高いといわれる。主な原因食品は，嘔吐型の場合，米飯類，チャーハンやピラフなどの焼き飯類やパスタなどの炭水化物食品である。下痢型の場合，食肉製品，乳・乳製品などのタンパク質食品が原因となる。

c．発症菌量　　嘔吐型では，食品1g当たり10^5〜10^8個といわれているが生成された毒素の量が深く関係する。本菌が食物で生成する毒素はセレウリド（Cereulide）で嘔吐毒である。最小発症量は1μg/ヒトといわれている。セレウリドは熱に安定で121℃30分の加熱でも失活しない。炭水化物の多い食品中で生成され，この毒素を摂取することにより食中毒が起こる。その発症は毒素型食中毒に似ている。

下痢型では，食品1g当たり10^7〜10^8個といわれている。食品とともに摂取された多量の本菌が，胃を通過して小腸に達し，定着・増殖する際に下痢毒を生成し発症するといわれている。この下痢毒は，熱や酸に弱く，56℃5分の加熱や胃酸により失活する。

d．潜伏期間・症状　　嘔吐型では，30分〜6時間の潜伏期間後，悪心や嘔吐が起こる。まれに腹部のけいれんや下痢がみられる。

下痢型では，6〜15時間の潜伏期間後，水様性下痢，腹痛や腹部のけいれんが起こる。悪心は下痢に伴って起こることがあり，嘔吐はほとんどない。

e．予防法　　本菌は，一般の食品中に，食品1g当たり10〜10^3個存在する。これくらいの量では感染・発症しないが，これを増殖させない（増やさない）ことが重要である。本菌は芽胞を形成するため加熱済みの調理食品であっても完全に"やっつける"ことは困難である。調理済みの食品を室温放置すれば，増殖してしまう。なるべく早く喫食することが原則である。すぐ喫食できない場合には，発育温度域を避け10℃以下または55℃以上で衛生的な保存を行う。

6）エルシニア・エンテロコリチカ（*Yersinia enterocolitica*）

　a．特　　徴　腸内細菌科に属する通
性嫌気性のグラム陰性無芽胞桿菌である。至
適増殖温度は28℃付近であるが4℃以下でも
増殖する。

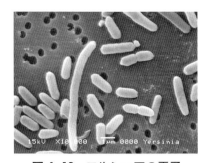

**図4-10　エルシニアの電子
顕微鏡画像**
出典）食品安全委員会ホームページ

　b．分布・主な原因食品　豚は代表的
な保菌動物である。野ネズミも保菌率が高い
ことで知られている。犬や猫も保菌している
ことがある。原因食品は，生か加熱不十分の
豚肉である。犬や猫などのペット，野ネズミ
の糞便により汚染された生水からも感染する
ことがある。

　c．発症菌量　$10^7 \sim 10^8$個以上の本菌をヒトが摂取すると発症するといわれ
ている。

　d．潜伏期間・症状　潜伏期間は2〜5日と長い。主症状は，下痢，腹痛，発
熱を中心とした胃腸炎症状である。高齢者では虫垂炎や敗血症を起こす場合がある。

　e．予 防 法　低温細菌なので，食品の低温流通や，冷蔵を過信せずに長期
間保存しないなどの注意が必要である。とくに豚肉の保存や取扱いに注意し，中心
温度75℃1分以上でしっかり加熱（やっつける）することや他の食材への二次汚染
防止が重要である。長期に保存しなければならない場合は，冷凍保存する。

7）カンピロバクター・ジェジュニ／コリ（*Campylobacter jejuni / coli*）

　a．特　　徴　本菌は羊，牛の流産や
下痢の原因菌として知られていたが，ヒトに
対する感染については糞便からの分離が困難
なため，よくわかっていなかった。後に分離
可能となり，**カンピロバクター・ジェジュニ**
（*C. jejuni*）と**カンピロバクター・コリ**（*C.
coli*）はヒト下痢症の原因として病原性が明
らかとなり，1982（昭和57）年に新しく食中
毒菌として指定された。*C. jejuni*は馬尿酸塩
を分解するが*C. coli*は分解しない点が両菌

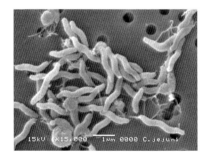

**図4-11　カンピロバクター
の電子顕微鏡画像**
出典）食品安全委員会ホームページ

の主な違いであるが，ほとんど同じ性質をもつためカンピロバクター・ジェジュニ
／コリとして扱われている。

　グラム陰性の無芽胞らせん菌（S字状にわん曲した桿菌）であり，単極毛または両
極毛をもつ。増殖可能温度は31〜46℃で，25℃では増殖できない。微好気性であ
り，増殖に3〜15％濃度の酸素を必要とする。最適条件は酸素濃度5％である。乾
燥に弱く，大気（酸素濃度21％）にさらされることに弱い。

　　b．**分布・主な原因食品**　　本菌は，家畜，家禽（きん），ペット，野生動物の腸管内に広く分布し，これらの動物に汚染された河川などの環境からも分離される。とくに鶏の保菌率が高いとされる。また，アヒル，七面鳥，ウズラ，牛や豚に加え，野鳥も保菌しているといわれている。本食中毒は潜伏期間が長く，原因食品が残っていないことが多い。残っていても死滅していることが多いため原因食品を特定することが困難である。原因が判明したものでは，加熱不十分な鶏肉，鶏の刺身やタタキ，鶏レバーの生食など鶏料理が多い。牛生レバーでの事例もある。また，井戸水などの水系感染事例もある。

　　c．**発症菌量**　　実験結果によると10^2個前後の本菌をヒトが摂取すると発症するといわれている。発症機序は，現在も不明である。

　　d．**潜伏期間・症状**　　潜伏期間は，2～7日と長く，平均2～3日である。下痢，腹痛，悪寒，嘔吐など急性胃腸症状の他，頭痛や発熱を伴う。まれに，敗血症や髄膜炎，ギラン・バレー症候群を起こすことがある。

　　e．**予防法**　　加熱（70℃以上数分）により"やっつける"ことが重要である。生肉から他の食材へ冷蔵庫内も含めた二次汚染防止も重要である。とくに食肉を扱った調理器具にも注意を怠らない。調理に使用する水は，しっかりと塩素消毒された衛生的なものを使用する。

8）ナグビブリオ（NAG *Vibrio*）

　　a．**特徴**　　ナグ（NAG）とは，コレラ菌の抗血清に「凝集しない<u>N</u>on-<u>a</u>gglutinable」ことを意味している言葉である。コレラ菌（*Vibrio cholerae*）を血清型（O抗原型）で分類すると210種に分けられるが，形態的，生化学的性質は，ほとんど同じである。このうち感染症の原因となるコレラ菌（*V. cholerae* O1, O139）以外のものとビブリオ・ミミカス（*V. mimicus*）をあわせて**ナグビブリオ**という。

　　通性嫌気性のグラム陰性無芽胞桿菌である。好塩性で食塩濃度1～1.5％を好む。発育温度は10～43℃で，至適温度は37℃である。pH4.5以下の酸性条件では12時間ほどで死滅する。ナグビブリオが産生する毒素にはコレラ毒素（CT）のほか，耐熱性エンテロトキシン（NAG-ST）や腸炎ビブリオの耐熱性溶血毒（TDH）様毒素，赤痢菌の志賀様毒素（Stx）などが知られている。東南アジア，インド，アフリカや南米などコレラ流行地ではナグビブリオによる食中毒は日常的である。

　　b．**分布・主な原因食品**　　河口付近の底泥中に多く分布している。東南アジアなどから輸入される冷凍魚介類は汚染率が高く，原因食品となる。

　　c．**発症菌量**　　10^6個以上の本菌をヒトが摂取すると発症するといわれている。

　　d．**潜伏期間・症状**　　潜伏期間は1～3日といわれている。コレラ様症状の場合は，水様性下痢と嘔吐が中心で発熱はほとんどない。急性胃腸炎症状の場合は，粘血性下痢，嘔吐，腹痛と発熱を伴う。

　　e．**予防法**　　生食用魚介類にはナグビブリオによる汚染があるものとし

◘**ギラン・バレー症候群**
　神経炎で，四肢の筋力低下，反射の消失や抵下などがみられる。発症の仕組みは，不明であるが，免疫系が関係しているとされている。

て，常に8℃以下の低温を保持する（増やさない）ことが重要である。夏場の魚介類や輸入魚介類については，なるべく加熱調理する（やっつける）。他の食材への二次汚染防止も重要である。日本ではまれであるものの，調理従事者からの汚染を防ぐためにも，下痢症のあるものを調理に従事させない。

9）リステリア・モノサイトゲネス（*Listeria monocytogenes*）

a．特　徴　本菌は，古くから人畜共通感染症としてヒトや家畜に対して病原性のあることが知られていたが，食品を介して感染することが注目されたのは1980年代に欧米などで集団食中毒が発生してからである。食品による本菌食中毒事例は，2001（平成13）年に北海道で発生したナチュラルチーズが原因と推定された事例のみである。このため食中毒菌としての認識は薄い。**グラム陽性の通性嫌気性無芽胞桿菌**である。発育温度域は0〜45℃である。耐塩性があり，食塩濃度10%でも増殖し，20%でも生存するといわれている。

b．分布・主な原因食品　土壌，河川，植物，健康な牛や乳房炎に罹患した牛の乳，健常者の糞便など多くの場所から分離される。原因食品として注意しなければならないのは，調理済みでそのまま食べる食肉製品やチーズなどの乳製品である。また生野菜や生の魚介類でも発症事例がある。

c．発症菌量　発症菌数は特定されていないが，食品の汚染菌数が食品1g当たり100個以下であれば安全性は高いとされている。また，北海道の事例では，食品1g当たり10^7〜10^8個の本菌が検出されている。

d．潜伏期間・症状　潜伏期間は2〜6週間や1〜90日とされ，摂取菌量やヒトの健康状態が大きく左右する。症状は，髄膜炎や敗血症が主なものであるが，胎児が感染すると早産や死産の原因となる。

e．予　防　法　冷蔵を過信しないこと，しっかり加熱する（やっつける）ことが重要である。

10）エロモナス・ハイドロフィラ／ソブリア（*Aeromonas hydrophila/sobria*）

a．特　徴　海外渡航者が海外で感染し，国内で発症する事例が増加したことから，1982（昭和57）年に食中毒の原因菌に指定された。本菌は，**通性嫌気性菌のグラム陰性無芽胞桿菌**である。発育温度は4〜42℃で，至適温度は22〜28℃である。

b．分布・主な原因食品　淡水中に常在し，沿岸海水からも分離されるため魚介類が主な原因となる。また，途上国においては水や氷（クラッシュアイス）にも注意が必要である。

c．発症菌量　サルモネラ感染症と同等（一般にヒトが10^5個以上摂取）か，それ以上の菌量が必要と推定されている。

d．潜伏期間・症状　潜伏期間は12〜14時間といわれている。軽度の水様性下痢を主症状とし，場合によって血便，腹痛，発熱を伴うことがある。

e．予　防　法　冷蔵を過信しないこと，しっかり加熱する（やっつける）こ

とが重要である。

（2）毒素型食中毒

1）黄色ブドウ球菌（*Staphylococcus aureus*）

a．特　徴　　通性嫌気性のグラム陽
性無芽胞球菌である。発育温度は5〜48℃で，
至適温度は30〜37℃である。耐塩性があり，
食塩濃度16〜18％まで増殖可能である。増
殖する際にエンテロトキシン（腸管毒）を産
生する。食品中で本菌が増殖すると，それに
伴い毒素も増加し，この毒素を摂取すること
により食中毒が起こる。このブドウ球菌エン
テロトキシン（SE）は耐熱性であり，100℃
で30分加熱しても失活しない。

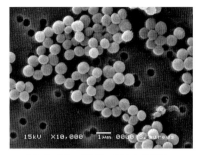

**図4-12　黄色ブドウ球菌の
電子顕微鏡画像**
出典）食品安全委員会ホームページ

b．分布・主な原因食品　　本菌は，化膿巣や傷口でとくに多く存在する。ま
た，健康なヒトの皮膚，毛髪や鼻腔にも分布している。このため手指で直接取り扱
われた食品（おにぎり，弁当類，サラダや和・洋菓子など）が主な原因食品となる。

c．発症毒量　　ブドウ球菌エンテロトキシンの発症量は，数100 ng〜数μg
といわれている。また，原因食品には本菌が食品1 g当たり10^5〜10^8個含まれてい
ることが多く，この菌数まで増殖した際に中毒量のブドウ球菌エンテロトキシンが
つくられると考えられている。ブドウ球菌エンテロトキシン産生には，さまざまな
環境要因が関係している。温度は10〜46℃でつくられ，食品表面の水分量が多い
場合に適した条件となる。たとえば，米飯やおにぎりを熱いうちに弁当箱に入れて
しまうと，蒸気が水滴となり表面の水分量が増加する。これはブドウ球菌エンテロ
トキシン産生に適した条件となる。また，ブドウ球菌は食塩に強いため，他の条件
がそろっていれば食塩濃度が10％でもブドウ球菌エンテロトキシンはつくられて
しまう。

d．潜伏期間・症状　　潜伏期間は，1〜6時間（平均3時間）で摂取毒素量が
多いほど短い。主な症状は，吐き気，嘔吐，下痢，腹痛などの胃腸炎症状であり，
発熱はほとんどみられない。

e．予防法　　調理従事者などのヒトからブドウ球菌を食品に付着させない
（つけない）ことが重要である。手指に化膿巣や切り傷などがある場合はとくに注意
が必要である。手指を洗浄・消毒し，マスク・帽子・手袋などを着用して，付着・
混入しないようにする。また，本菌が増殖する前に加熱調理する（やっつける）こ
とや低温管理中に増殖させない（増やさない）ことも重要である。

2）ボツリヌス菌（*Clostridium botulinum*）

a．特　徴　　偏性嫌気性グラム陽性桿菌で耐熱性芽胞を形成する。本菌は

産生する毒素の違いによりA～G型菌に分類
される。A・B型菌の芽胞は耐熱性があり，
120℃4分以上，100℃330分以上加熱しなけ
れば死滅しない。E型菌芽胞は80℃6分の加
熱で死滅する。発芽している栄養型細菌は
60℃30分の加熱でほぼ死滅する。増殖最適
温度は30～40℃であるが，E型菌は3.3℃で
も増殖する。ボツリヌス菌毒素は，熱に比較
的弱く80℃20分あるいは100℃2分の加熱で
失活する。この毒素は末梢神経に作用し，神

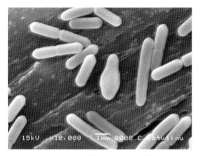

図4-13　ボツリヌス菌の
電子顕微鏡画像
出典）食品安全委員会ホームページ

経伝達物質の一つであるアセチルコリンを阻害する。このため，麻痺症状を起こ
す。生細胞がつくる最も強力な毒素である。発生件数は少ないが，致命率が高い食
中毒である。

　　　b．分布・主な原因食品　　本菌は，土壌，海，河川など環境中のいたるとこ
ろから分離される。缶詰，びん詰，腸詰や真空包装など空気と遮断された食品が原
因となる。また，飯ずしのような発酵食品が原因となることもある。

　　　c．発症毒量　　ボツリヌス菌毒素のうちA，B，E，F型がヒトに中毒を起
こすが，致死量はよくわかっていない。サルの研究から，体重70kgのヒトの純粋
なA型毒素の致死量は，経口摂取で70μgと推測されている。

　　　d．潜伏期間・症状　　潜伏期間は12～36時間が多い。初期症状は，頭痛，
嘔吐，全身倦怠感であり，次いで腹部膨満感，便秘，腹痛などが現れる。さらに症
状が進むと神経障害のため麻痺が起こる。眼筋麻痺のため複視，斜視となり，瞳孔
は拡大する。まぶたが垂れ下がり，光に対する反応が遅くなる。また，言語障害や
嚥下障害も起こるが発熱はなく意識は明瞭である。呼吸麻痺になると死亡する危険
が高くなる。

　　　e．予防法　　食材を十分に洗浄することも大切であるが完全に汚染を防ぐ
ことが困難なため，嫌気的状態で長期保存される食品は120℃4分以上の加熱処理
（やっつける）が重要である。本菌が偏性嫌気性であることから，加熱しないで食べ
る発酵食品では，発酵時によく撹拌することで増殖を抑えることができるが，十分
に注意しなければならない。また，パック詰食品の保存温度をしっかり確認しなけ
ればならない。常温保存可能か要冷蔵か確認することは必須である。異常膨張，異
臭がするものは廃棄することも重要である。

（3）そ　の　他

　コレラ菌，赤痢菌，チフス菌，パラチフスA菌はヒトからヒトへ感染する感染
症（経口感染症）の原因菌であるが，食品を介して感染した場合は食中毒として扱
われる。本書では，第5章で詳しく述べる。

4. ウイルス性食中毒

　病原ウイルスが食品を汚染し，この食品を摂取することで感染，発症すること
を，ウイルス性食中毒という。病原ウイルスとして最も件数および患者数が多いの
はノロウイルスである。このほか，食中毒数は少ないが，A型肝炎ウイルス，E型
肝炎ウイルス，そして乳児嘔吐下痢症の病原体であるロタウイルスも食中毒の症状
を示す。ウイルスは他の生物の細胞に寄生することでしか増殖できないため，食品
中で増殖することはない。したがって，ウイルス性食中毒の予防法は，汚染された
食品を使用しないこと，感染者の手指等からの二次汚染を防止すること，十分に加
熱調理することが重要となる。ウイルス性食中毒の原因ウイルスに対する有効な治
療薬はなく，対症療法が行われる。下痢を伴うので脱水症状を起こさないように十
分な水分補給が必要である。下痢止め薬の服用は回復を遅らせるので避ける。症状
がなくなってもウイルスが糞便中に排出されているので，衛生に気をつけて二次感
染を防ぐことが重要である。

1）ノロウイルス

　ノロウイルスによる食中毒は，患者数においては2001（平成13）年以降，常に1
位であり，最も注意すべき食中毒である。一年を通して発生するが，とくに11月
から3月にかけて流行する（図4-14）。その感染経路は，生や加熱不十分なカキ（牡
蠣）などの食品を媒体とするほか，ノロウイルスに感染したヒトの手指を介して汚
染された食品による二次感染が非常に多い。このため，原因となった食事は特定で
きても原因食品が特定できない事例が多くを占める。飲食店や旅館，仕出屋での二
次感染は多数の患者を発生させる（表4-5）。

　ノロウイルスは85℃で1分以上の加熱により死滅するが，乾燥に強く，環境中
に長く生き残る（20℃で3〜4週間生存する）。消毒剤としては，次亜塩素酸ナトリウ

**◘ノロウイルスの加
熱処理**
　食品の中心温度が
85〜90℃で90
秒間以上になるよう
に加熱する。60℃
では30分間でも不
十分である。

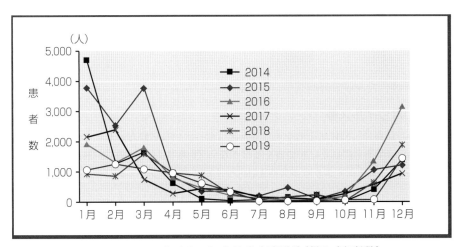

図4-14　ノロウイルスによる食中毒発生状況（患者数）

出典）厚生労働省ホームページより

◘**糞便中のノロウイルス**

感染者の糞便1g中には10億（10^9）個のウイルスが存在し、10～100個のウイルスで感染することから、計算上、糞便1mgでも1万人以上が感染し得ることになる。

◘**サポウイルス**

「食中毒統計作成要領」では、従来の名称である「サッポロウイルス」で記載されている（表4-1参照）。

ム（塩素系消毒剤）[*1]が有効で、消毒用アルコール（エタノール）や逆性石けん（塩化ベンザルコニウムなど）では効果が期待できない。100個以下のウイルスで感染が成立すると考えられている。潜伏期間は1～2日、主な症状は急激な嘔吐、水様性の下痢、腹痛、発熱である。特別な治療方法はなく、水分を十分にとって脱水に注意する。1～2日で回復し、予後はよいが、症状が消えてからも少なくとも1週間は便中にウイルスが排出される[*2]。この期間の二次感染対策が食中毒拡大を防ぐために重要である[*3]。

ノロウイルスと同じカリシウイルス科の**サポウイルス**は小児の感染性胃腸炎を起こすが、二次感染による集団食中毒の原因にもなる。感染経路、症状、予防方法はノロウイルスと同じである。

表4-5　原因施設別発生状況
（ノロウイルスによる食中毒、2019年）

施　　設	事件数	患者数
飲　食　店	160	4,342
旅　　館	17	909
事　業　場	13	375
仕　出　屋	12	604
製　造　所	5	462
病　　院	1	93
学　　校	0	0
家　　庭	0	0
販　売　店	0	0
そ　の　他	2	45
不　　明	2	59
合　　計	212	6,889

（注）死者数は仕出屋で1。 出典）厚生労働省資料より改変

●**やっかいなウイルス**●

　他の生物（宿主という）に寄生して仲間を増やすウイルスはやっかいな居候だ。もともと長く居候している生物（自然宿主という）にはたいして害を及ぼさない（全然ではない）のに、別の宿主に変わると重い病気を引き起こす。エイズウイルスやSARSウイルスや鳥インフルエンザウイルスはサルや鳥などを自然宿主としていたが、最近ヒトにも感染するように変わったウイルスかもしれない。エボラウイルスもアフリカの野生生物が自然宿主なのだろう。2020年から世界中で猛威を振るっている新型コロナウイルスの起源も野生生物であると考えられており、調査が進められている。

＊1　**塩素系消毒剤**：台所用塩素系漂白剤を希釈して利用できる。汚物を除いたあとの消毒には塩素濃度0.1％溶液で拭く。衣類などは0.02％溶液に10分間浸す。

　　希釈方法の目安（塩素濃度6％商品の場合）：0.1％溶液は約50倍希釈（原液20 mLに水1 L），0.02％溶液は約250倍希釈（原液20 mLに水5 L）。

　　金属を腐食するので，消毒後に金属部を水拭きする。塩素ガスを発生する場合があるので十分に換気する。大量の塩素ガスが発生するため（危険！）酸性洗剤と混ぜてはいけない。塩素系消毒剤（次亜塩素酸ナトリウム）で手指や体を消毒してはいけない。

＊2　**ノロウイルス排出**：症状がなくなってから1カ月程度ウイルスが排出することがある。症状がでなくても感染したヒトからは排出される。

＊3　**汚物の処理方法**：マスク（飛沫を吸い込まないため）と丈夫な手袋（穴が空かない破けないもの）をつける。雑巾・タオル等で汚物をまわりから順に拭き取り，ビニール袋に入れて密封して捨てる。0.1％塩素系消毒剤で汚染箇所を拭いて消毒する。汚れた衣類は，バケツなどで水洗いし，さらに0.02％塩素系消毒剤に浸けて消毒する。他の衣類と分けて洗濯する。

2）A型肝炎ウイルス

　A型肝炎ウイルスは世界中に分布し，発展途上国でまん延している。衛生環境の整った日本では患者は少数であったが，近年，患者との接触による感染が増加傾向にある。A型肝炎ウイルスは糞便中に排泄され，患者との接触のほか，水や食品等を介して経口的に感染する。過去には，井戸水や輸入食品のアサリなど二枚貝が原因の経口感染の発生例が報告されている。潜伏期は2〜6週間であり，食欲不振，発熱，嘔吐などの消化器症状を伴い急性肝炎を起こす。1〜2カ月の経過後に慢性化しないで回復し，予後は良好で免疫が残る。ワクチンによる免疫も予防に有効で，数年は効果がある。A型肝炎ウイルスは耐酸性でエタノールにも耐性がある。食中毒の対策としては手洗いなどの通常の予防法のほかに，ノロウイルスと同様，十分な加熱が有効である。

3）E型肝炎ウイルス

　野生シカ肉および野生イノシシ肉（ジビエ料理）の生食や加熱不全の豚レバーによるE型肝炎の発症例から，**E型肝炎ウイルス**が動物からヒトに感染する人獣共通感染症であることが示唆される。潜伏期間は平均6週間とやや長い。食欲不振，腹痛などの消化器症状を伴う急性肝炎を起こし，A型肝炎の症状と似ている。発症から1カ月を経て完治する。ワクチンは開発されておらず，飲料水や食物を加熱して摂取することが予防対策である。

4）その他のウイルス

　a．ロタウイルス　　乳幼児（0〜6歳）の急性胃腸炎の原因ウイルスで，10〜100個のわずかなウイルスで感染する。5歳までにはほぼすべての子どもが感染している。潜伏期間は2〜4日で，主な症状は，水様性の下痢，嘔吐，発熱，腹痛である。感染者の下痢便1 gの中には1,000億から1兆個のロタウイルスが存在するた

め，ノロウイルスと同様に手指の洗浄を励行し，調理器具を介した二次感染に注意する。

　　b．アデノウイルス　　呼吸器や眼の疾患のほか乳幼児を主とした消化器疾患の原因となっている。ヒトからヒトへ糞便の汚染物質の経口感染や飛沫により感染する。潜伏期間は3〜10日，主症状は下痢で，1週間以上に及ぶこともある。糞便中にウイルスが10〜14日程度排泄される。有効な薬剤はなく，脱水症状に対する治療を優先する。汚染物質の処理はノロウイルスの場合に準じる。

5. 自然毒食中毒

　フグや毒きのこのように，動植物内で蓄積，生成された有毒物質が原因となって起こる食中毒を**自然毒食中毒**という。

　自然毒食中毒は，患者数は少ないが死亡率が非常に高い。自然毒食中毒は，知識不足などが原因で誤って有毒部位を食べてしまう例（フグなど），毒きのこ，毒草等を食べてしまう例がある。ほとんどが家庭で起きているが，飲食店などでも起きている。自然毒食中毒は，その原因食品により動物性自然毒と植物性自然毒に分けられている（図4-15）。

（1）動物性自然毒

　動物性自然毒食中毒の原因食品は，魚介類が多い。動物性自然毒食中毒の状況は2010（平成22）〜2019（令和元）年の10年間で284件，患者476人，死者6人となっている。フグ中毒が半数以上占め，死者も出ている。魚介類による自然毒を総称してマリントキシン（Marine toxins）ということもある。

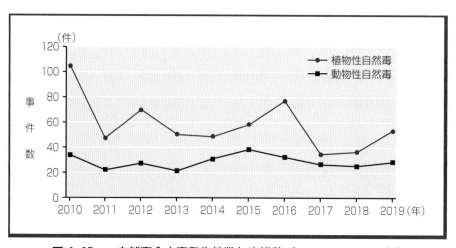

図4-15　　自然毒食中毒発生件数年次推移（2010〜2019年）

1）フグ毒 （テトロドトキシン：Tetrodotoxin）

　フグ中毒は，2010（平成22）～2019（令和元）年の10年間で推定も含め195件発生し，患者263名，死者は4名となっている。全食中毒に占める割合が事件数で1.8％，患者数で0.1％と少ない（2010～2019年平均）。しかし，死亡者数は全食中毒死亡者数の約7％を占め，致死率が高いことがわかる。フグ中毒は家庭で発生する場合が圧倒的に多く，まれに飲食店や販売店で起きている。

　フグの毒は**テトロドトキシン**である。一般に内臓，とくに肝臓と卵巣に多く存在する。フグの種類によっては皮，精巣や筋肉に含まれていることがある。とくに，産卵期直前（1～4月）が最も毒力が強くなるとされる。テトロドトキシンはフグがつくっているのではなく，ビブリオ属などの細菌がテトロドトキシンを産生し，食物連鎖により餌を介してフグに濃縮するといわれている。同種のフグでテトロドトキシン含有量に地域差があること，人工の餌で養殖されたフグでは少ないことが知られているが，蓄積するメカニズムは不明である。

　テトロドトキシンは，末梢神経を麻痺させる神経毒である。中毒症状は食後20分～3時間と短時間で発症する。症状は，第1段階として，口唇，舌，顔面や指先などの知覚異常やしびれなどから始まる。第2段階は，運動不能となり，言語障害，知覚麻痺が起こり，呼吸困難を感じるようになる。第3段階では，全身が完全に麻痺し，骨格筋の弛緩，血圧の低下，呼吸困難となる。第3段階までは意識ははっきりしているが，第4段階に入ると意識が失われ，呼吸が停止する。やがて心停止となり死亡する。効果的な治療法や解毒剤がないので胃洗浄や人工呼吸など対症療法を行うしかない。テトロドトキシン約1～2 mg（3,000～10,000 MU）が致死量と推定されている。

　フグ中毒を予防するためには，「フグの衛生確保について（昭和58年厚生省通知，最終改正2021（令和3）年5月）にある「処理等により人の健康を損なうおそれがないと認められるフグの種類および部位」（表4-6）以外のフグを食べないことである。種の識別や有毒部位に関する知識不足や取扱いの未熟さがフグ中毒を引き起こす。フグの呼び名が地域によって全く異なるため，フグを処理する際の厳守すべき事項や標準和名を用いることとなっている。都道府県条例で定められたフグの取扱資格（ふぐ処理者）所有者がいる専門店で購入，喫食することが確実な予防法である。しかし，釣り人や素人による調理，喫食により家庭で毎年発生している。

2）シガテラ毒

　熱帯・亜熱帯地域のサンゴ礁周辺に生息する有毒魚類によって起こる食中毒を総称して**シガテラ**（Ciguatera）という。シガテラの原因となるシガテラ毒魚は数百種といわれているが，約20種が問題となる。シガテラ毒魚は，オニカマス（別名，ドクカマス），ドクウツボ，サザナミハギ，バラハタ，バラフエダイ，カンパチ，ヒラマサなどである。沖縄県の南西諸島は，シガテラ毒魚が生息する海域に属するため，ほぼ毎年シガテラが発生している。

▣**MU（マウスユニット）**
　フグ毒や貝毒の毒力を表す単位。
　1MUは，体重20gのマウスに毒素を腹腔内に注射し，フグ毒では30分で，麻痺性貝毒では15分で，下痢性貝毒では24時間で死亡させる毒素量。
　体重や個人差にもよるが，成人における最小致死量は，約10,000 MUといわれている。

表4-6　処理等により人の健康を損なうおそれがないと認められているフグの種類および部位

科　名	種類（種名）	部　位		
		筋　肉	皮	精　巣
フ　グ　科	クサフグ	○	―	―
	コモンフグ	○	―	―
	ヒガンフグ	○	―	―
	ショウサイフグ	○	―	○
	マフグ	○	―	○
	メフグ	○	―	○
	アカメフグ	○	―	○
	トラフグ	○	○	○
	カラス	○	○	○
	シマフグ	○	○	○
	ゴマフグ	○	―	○
	カナフグ	○	○	○
	シロサバフグ	○	○	○
	クロサバフグ	○	○	○
	ヨリトフグ	○	○	○
	サンサイフグ	○	―	―
ハリセンボン科	イシガキフグ	○	○	○
	ハリセンボン	○	○	○
	ヒトヅラハリセンボン	○	○	○
	ネズミフグ	○	○	○
ハ コ フ グ 科	ハコフグ	○	―	○

（○印のついている部位のみ食用できる。ただし，岩手県越喜来湾および釜石湾ならびに宮城県雄勝湾で漁獲されるコモンフグとヒガンフグについては毒性が高いので食用できない）

（注）
1. 本表は，有毒魚介類に関する検討委員会における検討結果に基づき作成したものであり，ここに掲載されていないフグであっても，今後，鑑別法および毒性が明らかになれば追加することもある。
2. 本表は，日本の沿岸域，日本海，渤海，黄海および東シナ海で漁獲されるフグに適用する。ただし，岩手県越喜来湾および釜石湾ならびに宮城県雄勝湾で漁獲されるコモンフグおよびヒガンフグについては適用しない。
3. まれに，いわゆる両性フグといわれる雌雄同体のフグがみられることがあり，この場合の生殖巣はすべて有毒部位とする。
4. 筋肉には骨を，皮にはヒレを含む。
5. フグは，トラフグとカラスの中間種のような個体が出現することがあるので，これらのフグについては，両種とも○の部位のみを可食部位とする。

ナシフグについては以下のものに限り，食用が認められている。

可 食 部 位	
筋肉（骨を含む）	有明海，橘湾，香川県および岡山県の瀬戸内海域で漁獲されたもの
精　巣	有明海，橘湾で漁獲され，長崎県が定める要領に基づき処理されたもの

毒素は**シガトキシン**（Ciguatoxin）や**マイトトキシン**（Maitotoxin）である。一般的に毒性が最も強い部位は肝臓であるが，他の内臓，精巣，筋肉にも毒性があるといわれる。死亡率は0.1%以下と低い。シガテラ毒魚の毒化は食物連鎖によるものである。毒素は，有毒プランクトンの渦鞭毛藻類（*Gambierdiscus*属）が産生したものである。

シガテラの症状は，食後30分〜数時間で現れる。嘔吐，下痢などの消化器系障害と関節痛，筋肉痛，全身のしびれなどの神経障害である。さらに，特徴的な症状として**ドライアイスセンセーション**と呼ばれる知覚障害がある。水に触れるとドライアイスに触れたように冷たく感じる温度感覚異常で，回復に数カ月を要することもある。

1953（昭和28）年にオニカマスは食用禁止となっている。

3）アオブダイ毒（パリトキシン：Palytoxin）

アオブダイを摂取して食中毒が起こることがある。これはアオブダイ中の**パリトキシン**が筋組織を崩壊させるためで，過去の中毒では死亡例もある。主な中毒症状は，手足のしびれ，筋肉痛，呼吸困難やミオグロビン尿症である。パリトキシンは毒化したスナギンチャク類をアオブダイが捕食することにより蓄積するといわれる。パリトキシンを含む毒魚はソウシハギ，クロモンガラ，魚類以外にヒロハオウギガニ，ウロコオウギガニも知られている。

4）二枚貝の毒

a．麻痺性貝毒（Paralytic shellfish poison；PSP）　**麻痺性貝毒**による食中毒は，ホタテガイ，ムラサキイガイ（別名，ムールガイ），アカザラガイ，アサリやカキなどプランクトンを餌としている二枚貝が原因となる。有毒プランクトンの渦鞭毛藻類（*Alexandrium*属など）や藍藻類を摂食した二枚貝の中腸腺に，麻痺性貝毒が蓄積する。

毒素は**サキシトキシン**（Saxitoxin），**ネオサキシトキシン**（Neosaxitoxin）や**ゴニオトキシン**（Gonyautoxin）など13種の毒成分が混在している。ほとんどの毒成分はフグ毒テトロドトキシンに匹敵する毒力をもつ。

主症状は神経障害で，摂取後5〜30分でフグ中毒と同様の口唇，舌，顔面や指先のしびれが始まり，やがて全身が麻痺する。重症化すると呼吸麻痺により死亡する。予防対策は，貝の中腸腺を除去することである。二枚貝が毒化すると，それを捕食する生物（トゲクリガニなど）も毒化する可能性があるため，貝類および二枚貝等捕食生物の可食部1g当たり4MU以上の毒素が含まれているものに出荷規制がとられている。

b．下痢性貝毒（Diarrhetic shellfish poison；DSP）　**下痢性貝毒**による食中毒は，ムラサキイガイ，ホタテガイ，アカザラガイ，コタマガイやカキなど麻痺性貝中毒と同様にプランクトンを餌としている二枚貝が原因となる。ムラサキイガイが最も毒化されやすい。有毒プランクトン（渦鞭毛藻類の*Dinophysis*属）を摂食した二

枚貝の中腸腺に下痢性貝毒が蓄積する。

毒素は**オカダ酸**，**ディノフィシストキシン**（Dinophysistoxin）である。

主症状は，急性胃腸炎症状で，摂取後30分～数時間で発症する。症状は下痢，吐き気，嘔吐や腹痛である。回復は比較的早く，通常3日以内に回復し，死亡例はない。貝類の可食部1kg当たり0.16mgオカダ酸当量以上の毒素が含まれているものは出荷規制がとられている。

5）巻貝の毒

ａ．バイガイの毒　　バイガイは日本沿岸に分布しているエゾバイ科の巻貝で，食用とされている。バイガイによる食中毒は，1957（昭和32）年新潟県寺泊町，1965（昭和40）年静岡県沼津市で起きた事例がある。沼津市で起きた中毒の毒素は**ネオスルガトキシン**（Neosurugatoxin）と**プロスルガトキシン**（Prosurugatoxin）である。このときの中毒症状は，口渇，口唇麻痺や言語障害などである。

ｂ．ツブガイの毒　　ツブと呼ばれるエゾバイ科エゾボラモドキ，ヒメエゾボラの唾液腺に含まれる毒素は，**テトラミン**（Tetramine）である。ツブガイの他にフジツガイ科のアヤボラにも含まれる。中毒症状は，頭痛，めまい，船酔い感や酩酊感で酒に酔ったようになる。唾液腺を除去すれば問題なく食べることができる。

6）そ の 他

ａ．イシナギ　　イシナギは北海道以南の水深400～500mに生息し，成魚は体長2m以上に達する大型の深海魚である。この魚は肝臓1g当たり10万～20万IUと多量のビタミンAを含み，100万IU以上摂取すると中毒となる。これはビタミンA過剰症といわれている。1960（昭和35）年にイシナギの肝臓は食用禁止となっている。

食後30分～12時間で発症し，症状は，激しい頭痛，発熱，嘔吐や顔面の浮腫などがみられる。さらに，発症2日後から，顔面や頭部の皮膚で剥離（はくり）がみられる。死亡することはほとんどない。サメ，マグロ，カツオやブリなど大型魚の肝臓もビタミンAを多量に含むため食中毒の原因になる。最近では2007（平成19）年2月富山県の飲食店でイシナギ肝臓の煮つけにより患者14人を出す食中毒が起きている。

ｂ．バラムツ，アブラソコムツ　　バラムツは約3m，アブラソコムツは約1.5mに達する大型の深海魚である。これらの魚は脂質含量が約20％と高いうえ，脂質成分の約90％がワックス（ろう）である。ワックスは消化されないので，これらの魚を摂取すると摂取後20時間ほどで悪臭を伴う激しい油状下痢，腹痛や嘔吐を起こす。1970（昭和45）年にバラムツ，1981（昭和56）年にアブラソコムツがそれぞれ食用禁止となっている。

（2）植物性自然毒

食中毒の原因となる植物由来の有毒物質を**植物性自然毒**という。植物性自然毒食中毒の発生状況は，2010（平成22）～2019（令和元）年の10年間で578件，患者

□ビタミンA
日本人の食事摂取基準（2020年版）では，成人の推奨量は1日650～900μgRAE（2.167～3,000IU），1日の上限量は2,700μgRAE（9,000IU）である。（1IU＝0.3μgRAE）

1,855人，死者16人と動物性自然毒よりも発生件数，患者数が多い。植物性自然毒を含む毒きのこや毒草を，食べられるきのこや山菜と誤って採取・喫食してしまうことが原因となる。また，ジャガイモのように普段食べているものの保管方法や調理法の誤りなどで起こる例もある。植物性自然毒による食中毒は9〜11月に多発しているが，これは主に毒きのこによるものである。

1）き　の　こ

日本の気候はきのこの繁殖に適しているため，非常に多くのきのこが自生している。その種類は数千種にも及ぶといわれている。そのなかで食用としているきのこは約300種，毒きのこは約60種と推定されている。中毒例が多いのはツキヨタケやクサウラベニタケ，カキシメジ，ドクササコやテングタケである。死亡事例が多いのはドクツルタケやニセクロハツである。

識別法の言い伝えがあるが例外のきのこは数多くあるため手がかりにならない。ツキヨタケ，クサウラベニタケやカキシメジなどによる中毒事例が多いのは，地味な色調のため食用きのこに似ており間違えやすいことが原因である。きのこ図鑑，採取会，展示会などで識別法や知識を養い，食用きのこと毒きのこの区別ができる十分な専門知識を身につけることが重要である。

また，食用とされていたスギヒラタケが原因と思われる急性脳症が2004（平成16）年に発生し死者も出ている。症状は，足の脱力感，けいれんや意識障害である。当初は腎障害のあるヒトで発症が報告された。しかし，健常者でも発症が報告されたことから，厚生労働省はスギヒラタケを摂取しないよう注意を呼びかけている。

症状による分類と代表的きのこは下記のとおりである「きのこ名（毒素名）」。

a．毒性が強く，致死率が高い　　**ドクツルタケ**（ビロトキシン），**シロタマゴテングタケ**（アマトキシン）では，摂取後6〜15時間で，激しい胃腸炎症状の後，肝障害・腎障害を発症し，死亡する。

ニセクロハツ（細胞毒のルスフェロール類）では，摂取後10〜30分で胃腸炎症状に加え縮瞳，背筋硬直，言語障害，心機能障害や意識不明となり死亡する。

b．神経障害，知覚異常　　**シロトマヤタケ，アセタケ**（ムスカリン）では，

●白インゲン豆摂取による健康被害事例●

2006（平成18）年5月放送のテレビで紹介された調理法（ダイエットのため）で調理した白インゲン豆を喫食した人が，嘔吐，下痢を発症し，患者は150名以上となった。

生や加熱不足の白インゲン豆にレクチンが多く残存し，これを摂取したことが原因と考えられている。しっかり加熱すればレクチンは失活する。

インゲン豆は通常の調理法（十分に水戻しした後，やわらかくなるまで沸騰水で十分に煮る）を行えば，食品衛生上全く問題はない。

摂取後10〜30分で激しい発汗，唾液などの分泌亢進，縮瞳，徐脈や血圧低下を起こし，重症で呼吸困難や意識喪失となる。

テングタケ，ベニテングタケ，ハエトリシメジ（イボテン酸・ムッシモール・トリコロミン酸）では，摂取後30分〜1時間で視力障害，錯乱状態を起こし，けいれんや昏睡となる。

ドクササコ（アクロメリン酸A・B）では，摂取数時間以上の後に不快感，吐き気を起こし，さらに数日後，手足末端が赤く腫れ，灼熱感や激痛が起こる。

　　　c．消化器障害　　ツキヨタケ（イルージンS），クサウラベニタケ（タンパク質毒），カキシメジ（ウスタリン酸）では，摂取後30分〜2時間で胃腸炎症状，全身倦怠感を起こす。

2）ジャガイモ（アルカロイド類）

馬鈴薯（ジャガイモ）による食中毒は，アルカロイド類に分類される**ソラニン**，**チャコニン**が原因である。これらはジャガイモの発芽部分，緑色表皮部分や小さい未熟なジャガイモに多く含まれる。市販のジャガイモにも少量含まれているが，上記の部分を完全に取り除けば問題ない。事件数は少ないものの，ほぼ毎年発生し，1件当たりの患者数が多い特徴がある。これは小学校内で自校栽培し保管したジャガイモを授業で児童が調理，喫食した際に発生した食中毒のためで，家庭で起こることが多い植物性自然毒食中毒としては喫食者数が多いためである。調理技術の未熟，栽培の不慣れや不適当な保管などが原因となる。症状は，嘔吐，腹痛，下痢，脱力感，めまいで，重症の場合は，呼吸困難，昏睡状態や呼吸停止に至ることもある。中毒量は1人当たり25 mg，致死量は1人当たり400 mgといわれている。ジャガイモのソラニン類含有量は品種により差があり，男爵よりメークインで多い。学校栽培では男爵が薦められる。

3）青梅・ビルマ豆（青酸配糖体）

青梅などバラ科サクラ属種子の仁に**アミグダリン**，ビルマ豆や五色豆には**リナマリン**が含まれる。いずれも青酸配糖体であり，これ自身は無毒であるが，β-グルコシダーゼによってグルコースが切り離されると遊離青酸（シアン）となり中毒の

●**特別の注意を必要とする成分等を含む食品に関する基準の改正**●

2020（令和2）年6月1日施行の改正食品衛生法第8条において，国民の健康被害を未然に防止し，健康被害情報を国が確実に収集するため，4種類の物質を「指定成分」とし，これを含む食品を指定成分等含有食品と定めた。この食品の製造者・販売者に対して，食品への表示義務および健康被害が発生した場合に保健所への届出義務を課した。

この法改正で指定された「指定成分」は，①ブラックコホシュ（キンポウゲ科），②コレウス・フォルスコリー（シソ科），③ドオウレン（ケシ科），④プエラリア・ミリフィカ（マメ科）である。

原因となる。原因食品は，アミグダリンの場合，青梅の他，アンズ，モモ，スモ
モ，アーモンドがあり，いずれもバラ科サクラ属である。リナマリンの場合，ビル
マ豆や五色豆の他，シロツメクサの若葉やアオイマメである。

　中毒症状は，激しい嘔吐，失神，昏睡，けいれんなどの神経障害や呼吸器障害で
ある。

　アミグダリンの中毒量は，小児で体重1 kg当たり50 mg，女性で60 mgといわ

表4-7　きのこ以外の主な植物性自然毒

有毒植物	主な誤食部位（誤認植物）や有毒部位	有毒成分	主要な中毒症状
アオウメ（青梅）	未熟アオウメ種子の仁（スモモ, ビワ, アンズの種子も同様）	アミグダリン	頭痛，めまい，発汗，けいれん，呼吸困難
ビルマ豆，五色豆	生あん	リナマリン	嘔吐，消化不良，けいれん
ジャガイモ（馬鈴薯）	発芽部分，緑色表皮部分，未熟なジャガイモ	ソラニン，チャコニン	嘔吐，下痢，腹痛，脱力感，めまい，呼吸困難
トリカブト	若芽（ニリンソウ，モミジガサ，ゲンノウショウコ）・全草有毒	アコニチン	嘔吐，下痢，四肢の麻痺
チョウセンアサガオ	根（ゴボウ），種子（ゴマ），つぼみ（オクラ）・全草有毒	ヒヨスチアミン，アトロピン，スコポラミン	嘔吐，瞳孔散大，けいれん，呼吸困難
ハシリドコロ	新芽（フキノトウ，オオバギボウシ）・全草有毒	ヒヨスチアミン，アトロピン，スコポラミン	嘔吐，下痢，血便，瞳孔散大，幻覚
グロリオサ	球根（ヤマノイモ, ナガイモ）・全草有毒	コルヒチン	発熱，嘔吐，下痢，臓器不全
イヌサフラン	葉（ギボウシ，ギョウジャニンニク）球根（ジャガイモ，タマネギ）	コルヒチン	嘔吐，下痢，呼吸困難
バイケイソウ	若葉（オオバギボウシ）・全草有毒	プロトベラトリン，ジェルビン，ベラトラミン	嘔吐，下痢，血圧低下，けいれん
スイセン	鱗茎（ノビル），葉（ニラ）・全草有毒	リコリン，タゼチン	嘔吐，胃腸炎，下痢，頭痛
タマスダレ	葉（ニラ），鱗茎（ノビル）	リコリン	嘔吐，けいれん
ヒガンバナ	鱗茎，芽・全草有毒	リコリン	吐き気，嘔吐，下痢，中枢神経麻痺
ヨウシュヤマゴボウ	根（モリアザミ）	フィトラッカトキシン	吐き気，嘔吐，下痢
ジギタリス	葉（コンフリー）・全草有毒	ジギトキシン	胃腸障害，嘔吐，下痢，頭痛，めまい
ギンナン（銀杏）	一度に多く摂取することによる	4-メトキシピリドキシン	嘔吐，下痢，呼吸困難，けいれん

れ，最小致死量は，女性で体重1 kg当たり198 mgといわれている。

4）トリカブト（アルカロイド類）

トリカブトの毒素は**アコニチン**で，紀元前から用いられていた矢毒の成分である。症状は，手足のしびれ，めまいなどで，その後に嘔吐，脱力感，呼吸麻痺，けいれんを引き起こす。

致死量は，新鮮な根で0.2～1 g，アコニチン量では3～5 mgといわれている。

5）そ　の　他

オゴノリは，寒天の原料や刺身のツマとして使用される。まれに天然のものを生で食べて食中毒を起こすことがある。これは海藻自身がもつ毒ではない。海藻中の酵素が脂肪酸であるアラキドン酸を材料として**プロスタグランジンE_2**（PGE_2）を生成することによる。市販品は，加熱処理など加工されているため酵素が失活し中毒を起こすことはない。

きのこ以外の主な植物性自然毒について，表4-7にまとめた。

6. 化学性食中毒

かび毒，重金属類や農薬のような環境由来の食品汚染物質，食品中の成分が化学変化を起こして生ずる物質，悪用・誤用・過剰添加などにより食品中に混入している物質など，多くの化学物質が存在する。これら化学物質が原因で起こる食中毒を**化学性食中毒**という。

ここでは代表的なヒスタミン中毒のみ簡単に述べる。化学性食中毒の原因となる水銀（Hg），カドミウム（Cd），ヒ素（Hs），鉛（Pb）などの有害元素や食品の変質による有害物質などは，第6章で詳しく述べる。

（1）ヒスタミン中毒（アレルギー様食中毒）

赤身の魚肉に多く含まれているヒスチジンが，モルガン菌（*Morganella morganii*）などがもつ脱炭酸酵素によって**ヒスタミン**となる。一般に食品100 g当たり100 mg以上のヒスタミンが蓄積すると発症するといわれている。本食中毒は，抗ヒスタミン剤の投与によってじん麻疹などの症状が軽くなることから**アレルギー様食中毒**といわれている（食物アレルギーとは異なる）。ヒスタミン中毒は，化学性食中毒の大半を占めている。中毒原因となる魚は，マグロ，サバ，イワシ，カツオ，アジなどが多く，これら魚の干物，焼き魚，刺身，味噌漬けなどで発生することが多い。死亡例はないが，年間を通して発生している。潜伏期間は短く食後30～60分で発症する。症状は発疹，発熱，頭痛，嘔吐，じん麻疹などである。抗ヒスタミン剤の投与で速やかに完治する。

演習課題

❶ 細菌・かび・ウイルスの生物学的分類やそれぞれの特徴を整理してみよう。

❷ 食中毒細菌を，酸素の必要性・耐熱性や芽胞形成性・主な原因食品について整理してみよう。

❸ 食中毒を予防するためには，共通点が多い。それを見つけだしてみよう。またその例外についても整理してみよう。

❹ 食中毒の事件数や患者数が多いものは，なぜ多いのか考えてみよう。

❺ 毒素の名前と関連する細菌や食品をしっかり整理しよう。

参考文献

・日本栄養・食糧学会編：英和・和英栄養・食糧学用語集，建帛社，1997
・今堀和友，山川民夫：生化学辞典［第三版］，東京化学同人，1998
・感染症予防必携　第2版：日本公衆衛生協会，2005
・食中毒予防必携　第2版：日本食品衛生協会，2007
・食中毒予防必携　第3版：日本食品衛生協会，2013
・伊藤貞嘉，佐々木敏監修：日本人の食事摂取基準（2020年版），第一出版，2020
・菅家祐輔編：新訂食品衛生学，光生館，2009
・石綿　肇，西宗髙弘，吉田　勉編：食品衛生学［食品の安全性］，学文社，2011
・伊藤　武，古賀信幸，金井美惠子編：Nブックス　新訂食品衛生学，建帛社，2020
・塩見一雄，長島裕二：海洋動物の毒，成山堂書店，1997

第5章

食品による感染症・寄生虫症

感染症の予防及び感染症の患者に対する医療に関する法律（感染症法）が1998（平成10）年に制定され，「この法律は，感染症の予防及び感染症の患者に対する医療に関し必要な措置を定めることにより，感染症の発生を予防し，及びそのまん延の防止を図り，もって公衆衛生の向上及び増進を図ることを目的とする。」と記載されている。

本章では，食品の原材料や飲料水を汚染し，飲食物を介して経口的にヒトに感染する病原微生物や寄生虫について学ぶ。また，感染症の正しい知識を習得し，感染症の発生を予防する方法を学び，そのまん延の防止方法を理解する。

1. 経口感染症

病原体（病原微生物）が付着または混入している飲食物を摂取，および感染者と接触することにより病原体を飲み込むことで感染する疾患を**経口感染症**といい，主として消化器系の症状を呈するため消化管感染症ともいう。経口感染症は、感染型食中毒と感染様式が共通で主な症状も類似するものが多い。しかし，経口感染症の場合はその病原体がヒトからヒトへの二次感染を起こすこと，ヒトに対して強い病原性を示すことが特徴である。一方，感染型食中毒はヒトからヒトへの二次感染はほとんどない。一般的な食中毒は「食品媒介感染症：Foodborne Disease（食品による感染症）」と呼ばれている。本節では感染症法に基づく分類の3類感染症（感染力，罹患した場合の重篤性等に基づく総合的な観点からみた危険性が高くないが，特定の職業への就業によって感染症の集団発生を起こし得る感染症）のコレラ，細菌性赤痢，腸チフス，パラチフスや，感染性胃腸炎（5類感染症）等について学ぶ。

（1）コ レ ラ

コレラ菌は*Vibrio*属に分類されるグラム陰性の通性嫌気性桿菌で，コレラはコレラトキシンを産生するコレラ菌（*Vibrio cholera* O1またはO139）による急性感染性腸炎である。細胞壁のO抗原（血清型）がO1であるコレラ菌はアジア型もしくはエルトール型であり，O139であるコレラ菌はベンガル型である。それ以外のコレラ菌はナグビブリオと呼ばれ，ヒトでは軽度の下痢を起こす。

（2）細菌性赤痢

　病原体の**赤痢菌**はグラム陰性の通性嫌気性桿菌で血清学的にはA〜Dに区分されている。A亜群赤痢菌（*Shigella dysenteriae*）は日本の微生物学者志賀潔が発見したもので，これが志賀赤痢菌である。また，赤痢菌が産生する志賀毒素は腸管出血性大腸菌が産生するベロ毒素と類似している。

（3）腸チフスおよびパラチフス

　病原体は腸チフスが**チフス菌**（*Salmonella* Typhi）で，パラチフスが**パラチフスA菌**（*Salmonella* Paratyphi A）で，ともに*Salmonella*属に分類されるグラム陰性の通性嫌気性桿菌である。腸チフスおよびパラチフスは一般のサルモネラ感染症とは区別され，チフス性疾患と総称される。現在でも，東南アジア，インド，中南米，アフリカ等の発展途上国にまん延し，流行をくり返している。日本では，1990年代に入ってからは腸チフスとパラチフスをあわせて年間100例程度で推移しており，そのほとんどは海外旅行経験者である。しかし近年，海外旅行者の増加とともに，感染者は増加傾向にある。

（4）感染性胃腸炎

　感染性胃腸炎（Infectious gastroenteritis）は冬季のノロウイルス，春季のロタウイルス，夏季の腸炎ビブリオ，通年のカンピロバクター等の多くの種類の病原体の関与により発症すると予想される（第4章参照）。

　食品の媒介による主要な経口感染症について，表5-1に示す。

表5-1　主要な経口感染症

感 染 症	病 原 体	感 染 経 路	症 　 状	予 　 防
コ レ ラ	コ レ ラ 菌 ナグビブリオ	主な感染源はヒトであり，患者や保菌者の糞便に汚染された飲料水や食品などの経口的侵入	下痢（米のとぎ汁便），嘔吐	糞便の混入した飲料水や食物を介して感染することから，調理の際の十分な加熱や手洗いの励行。生鮮・冷凍魚介類の加熱。熱帯，亜熱帯地域では生水は飲まない。
細菌性赤痢	A亜群赤痢菌（志賀赤痢菌）		発熱，腹痛，下痢（粘液便，血液便）	
腸 チ フ ス および パラチフス	チ フ ス 菌 および パラチフスA菌		徐脈，バラ疹，肝・脾腫（三主徴），稽留熱，腸出血	

●コレラと疫学●

　コレラが1852年から1859年にヨーロッパで流行したとき，ロンドンの麻酔医ジョン・スノウは，ロンドンの飲料水の配水と伝染の関係を調査した。彼は病原菌を見つけることはできなかったが，1854年にコレラの発生が給水管の配備状況や水質と関係があることを突き止めた。これにより，真の原因が不明であっても疾病予防が可能であることが証明された。コレラ菌は同年イタリア医師フィリッポ・パチーニにより発見され，また1881年にコッホがコレラ菌の純培養に成功し，実験動物にコレラを感染させようとしたが，動物がこの病気に感染しないことを判明させた。

2. 人畜共通感染症（人獣共通感染症）

　人畜共通感染症の呼称は「畜」という語が家畜のみを連想させることから**人獣共通感染症**という呼称も用いられるようになった。しかし，「畜」や「獣」だけでなく鳥類，魚類，昆虫等も含む語としては十分ではない。厚生労働省は動物からヒトへの感染経路を重視して，動物由来感染症の呼称を使用している。人畜共通感染症（動物由来感染症：Zoonosis）は感染している動物と直接接触してヒトに感染する疾患の総称であるが，食品衛生上はその肉や乳を摂取することによって起こる感染が重大な問題である。

(1) 結　　核

　結核は**結核菌**の感染により起こる慢性感染症である。結核菌は*Mycobacterium*属に分類されるグラム陽性の好気性桿菌である。細胞壁は脂質に富み，染色しにくいが，いったん染色されると，塩酸アルコールでも脱色されないため抗酸菌（Acid-fast bacteria）と呼ばれる。結核菌にはヒト型結核菌（*Mycobacterium tuberculosis*），牛型結核菌（*M. bovis*），鳥型結核菌（*M. avium*）がある。

　牛，鳥の結核菌はヒトにも感染し，ヒトの結核菌は動物にも感染する。牛型結核菌がヒトに感染するのは，ほとんどが生乳からの感染である。ヒトからヒトへの感染源で最も注意が必要なのは，結核患者からの感染である。結核患者が咳やくしゃみをすることによって空中に飛散した結核菌を経気道的に吸引する，もしくは粘液とともに結核菌を吸引することにより感染する。

(2) 炭　　疽

　炭疽菌（*Bacillus anthracis*）は*Bacillus*属に分類されるグラム陽性の好気性桿菌で芽胞を形成する。普通に存在する土壌細菌で，芽胞は土壌中に10年以上存在することもある。炭疽（炭疽症）は炭疽菌による牛や羊，ヤギ（草食動物）などの家畜や

野生動物の急性熱性感染症である。草食動物では感受性が高く急性敗血症や尿毒症で死亡する。犬や豚では比較的感受性は低い。感染症法における4類感染症で，ヒトからヒトへは感染せず，治療により治癒する。炭疽の意味は「炭のかさぶた（瘡蓋）」であり，炭疽は皮膚炭疽の症状で黒いかさぶたができることが由来である。

（3）ブルセラ症

　ブルセラ症の原因菌は*Brucella*属に分類されるグラム陰性の好気性桿菌で，羊や牛等の家畜の流産の原因菌である。羊やヤギには*B. melitensis*，牛には*B. abortus*，豚には*B. suis*，犬には*B. canis*等，多くの流産菌種が含まれ，ヒトへの感染源となっている。ブルセラ症は欧米ではまれで，中東，メキシコ，中米で発症している。日本では，2018（平成30）年に長野県で新種のブルセラ症が2例発生した。

（4）野　兎　病

　野兎病は，ヒトまたは野ウサギ等の野生齧歯類に**野兎病菌**（*Francisella tularensis*）が感染することにより起こる急性熱性感染症である。米国の Tulare County, California で発見されたことからツラレミア（Tularemia），日本では野兎病を研究した大原八郎の名から**大原病**（Ohara's disease）とも呼ばれる。野兎病菌はグラム陰性の好気性桿菌である。感染力が強く，重篤化することから生物兵器としての使用が懸念されている。北米，ロシアで多く発生し，日本では東北，関東で発生が多い。

（5）レプトスピラ症

　レプトスピラ症は*Leptospira*属菌による急性熱性感染症である。この菌はグラム陰性の好気性桿菌で，特徴としてらせん状の形態をしている。**黄疸出血性レプトスピラ症**は*Leptospira interrogans*の感染によるもので，別名ワイル病と呼ばれ，重

●飛沫感染と飛沫核感染●

　飛沫感染とは患者が咳やくしゃみをしたときのしぶきの届く範囲（1m以内）に限られて吸引することにより感染する。病原体が長時間空気中に漂うことはない。代表的なものはインフルエンザ，ジフテリア，風疹などである。
　一方，患者の咳やくしゃみによって撒かれた病原体が，空気中で水分が蒸発し，飛沫核（軽い粒子状）になっても病原性を保つと長時間浮遊し，1m以上移動可能となる。これらの病原体を吸引することによって感染することを**飛沫核感染**または**空気感染**と呼ぶ。また埃とともに飛沫核を吸引する場合には**塵埃感染**とも呼ばれる。代表的なものは麻疹，水痘，結核などである。

症型である。中南米，東南アジアに流行があり，東南アジアでは7月から10月にかけて集中している。とくにタイでは，年間数千人の流行があり，深刻な状況である。日本では，秋疫，七日病と呼び，地方病として農作業や土木従事者の間で発症する。

（6）プリオン病

構造異常を起こしたプリオンタンパク質（ミスフォード型）が脳に混入すると，その異常性が周囲の正常なプリオンタンパク質を異常プリオンタンパク質に変化させ，脳に蓄積された結果，脳のはたらきが阻害され，ヒトやさまざまな動物にプリオン病を引き起こす。

プリオンタンパク質が原因となる主な疾病を下記に示す。

1）牛海綿状脳症

牛海綿状脳症（Bovine Spongiform Encephalopathy；BSE）は，1986年にイギリスで初めて確認された牛の疾患である。BSEは，伝達性海綿状脳症（Transmissible Spongiform Encephalopathy；TSE）の一つで，構造異常を起こしたプリオンタンパク質が主に脳に蓄積し，脳の組織がスポンジ状となり，異常行動，運動失調などの神経症状を示し，最終的には死に至る。潜伏期はほとんどの場合が4年から6年で，平均5年と推測されている。

2）変異型クロイツフェルト・ヤコブ病（Variant Creutzfeld-Jakob Disease；vCJD）

ヒトのプリオン病は**クロイツフェルト・ヤコブ病**（CJD）と呼ばれ，原因は感染性をもつ構造異常を起こしたプリオンタンパク質と考えられている。CJDは世界に広く分布し，日本では年間人口100万人に1人の率で発症している。原因不明で発症するものを孤発性CJDという。CJDの発症年齢は平均68歳で，男女差はない。1997（平成9）年に厚生労働省特定疾患治療研究事業の神経難病疾患として加えられた。**vCJD**は，1996年に英国で発見され，2005（平成17）年に日本国内で初めて認定された。vCJDは，BSEに感染した動物の臓器に蓄積した構造異常を起こしたプリオンタンパク質をヒトが経口的摂取することによって，発症する獲得性プリオン病である。なお，2000年をピークに世界のvCJD発症者数は減少しており，最も多くのvCJDが発生していた英国においても牛の特定部位の食用が禁止された1989年以降の出生者からvCJDの患者は確認されていない。

わが国では，国内で初めてのBSEの発生が確認された2001（平成13）年から，食用として処理されるすべての年齢の牛を対象としたBSE検査が開始されるなど，特別措置法に基づきBSE対策がとられてきた。国内におけるBSE感染牛のリスクが低減したことを踏まえ，2017（平成29）年からはと畜場における健康牛のBSE検査が廃止されている。ただし24カ月齢以上の牛のうち，生体検査において神経症状が疑われるものおよび全身症状を呈するものについては，引き続きBSE検査を

実施することとされている（2021（令和3）年1月現在）。また，BSE発生国からの牛肉の輸入は2001（平成13）年から禁止されたが，食品安全委員会の科学的な評価を踏まえて，30か月齢以下と証明される牛由来であることや，**特定危険部位**を除去すること等，一定の輸入条件の下で輸入が順次再開されている。

主要な人畜共通感染症について表5-2に示す。

□**特定危険部位（SRM）**
　食品の安全性確保において食用に供することができないとされ分別管理が行われる。日本では，全月齢の扁桃，回腸遠位部，30カ月齢超の頭部，脊髄，脊柱である（2021（令和3）年1月現在）。

表5-2　主な人畜共通感染症

感　染　症	病　原　体	感　染　経　路	症　　状	予　　防
結　　核	結核菌(ヒト型, ウシ型)	結核患者の咳，くしゃみによる空気感染および飛沫核感染　ウシ型結核菌は生乳から感染	ほとんどは肺結核で，その初期症状は風邪様で，長期の咳，痰，倦怠感，微熱	飛沫感染および飛沫核感染を避けるため，結核患者には近づかない　生乳は加熱殺菌する
炭　疽（症）	炭　疽　菌	感染動物やその毛皮との直接接触や肉の摂食	腸炭疽：炭疽菌を食物とともに摂取すると，悪心，嘔吐，食欲不振，発熱，リンパ節炎，激しい下痢	感染動物には直接接触せず，原因不明の病気にかかった家畜の肉は食べない
ブルセラ症	ブルセラ菌	感染動物との直接接触や生菌を含む生乳，生乳製品の摂食	悪寒，発熱，激しい頭痛，筋肉痛，関節痛，腰痛	感染動物または死体，汚物に直接接触しない　乳および乳製品は加熱殺菌する
野　兎　病	野　兎　病　菌	感染したウサギ等の野生動物との直接接触や肉，血液への直接接触　ノミ，ダニ，蚊等を介した経皮的感染　飲食物を介した経口感染	波状熱，頭痛，悪寒，嘔吐，化膿，潰瘍	感染したウサギ等の野生動物との直接接触は避ける　それらの肉の調理，摂食を避ける　ノミ，ダニ，蚊等の媒介動物の駆除を行う
レプトスピラ症（秋疫：七日病）	レプトスピラ菌	感染動物の尿とともにレプトスピラ菌が排泄され，汚染された水や土壌からヒトや動物が経口的または経皮的に感染	軽症型：悪寒，発熱，眼球結膜の充血，筋肉痛　重症型：黄疸，出血，肝・腎臓障害	感染源の動物駆除　上下水道の整備
プリオン病（牛海綿状脳症，クロイツフェルト・ヤコブ病）	異常プリオンタンパク質	BSEに感染した動物の臓器に蓄積した異常プリオンタンパク質を経口摂取することで感染	異常行動，運動失調等の神経症状	神経症状，全身症状等のある牛のBSE検査をし，BSEと診断されると焼却する

3. 食品から感染する寄生虫症

寄生の部位によって，体表面に寄生するものを**外部寄生虫**，体内に寄生するものを**内部寄生虫**と呼ぶ。食品からの寄生虫はほとんどが内部寄生虫である。寄生される生物を**宿主**という。宿主のなかで有性生殖が行われる宿主を**終宿主**といい，それ以外を**中間宿主**という。また，その寄生虫の生活環には必要ないが，終宿主への感染源としての役割をする**延長宿主**（**待機宿主**）がある。多くの寄生虫は，侵入口から宿主の体内の最終的に宿る部位まで移動するが，これを**体内移行**という。また，体内に宿る部位以外の器官に侵入することを**迷入**という。寄生虫は動物であるので**加熱に弱く**，また**長時間の冷凍で死滅する**。よって，寄生虫の感染は生食および不完全な加熱調理によることがほとんどである。

（1）野菜，飲料水から感染する寄生虫症

野菜，飲料水から感染する寄生虫の感染源はヒトおよび動物の糞便である。糞便に汚染された水，野菜，果実などの摂食により経口的に感染する。1960（昭和35）年以降，日本では，肥料を化学肥料に変え，人糞を肥料として使用しなくなったことや水洗便所の普及等の衛生環境の改善により，寄生虫保有者は著しく減少した。

1）回 虫 症

回虫には，**ヒト回虫**（*Ascaris lumbricoides*），**豚回虫**（*A. suum*），**犬回虫**（*Toxocara canis*），**猫回虫**（*T. cati*）等があり，犬回虫や猫回虫はヒトにも感染する。ヒト回虫は，雄虫15〜20 cm，雌虫20〜40 cmに成長する。成虫は小腸に寄生し，雌は1日に10〜20万個の卵を産む。虫卵が**野菜**等を介して人体内に入り，小腸上部で孵化した幼虫は，小腸壁から体内に侵入し，肝臓を通過して，肺に移行する。さらに，肺胞，気管支，気管を経て咽頭へ到達し，そこで飲み込まれて，再び小腸に戻ってきて成虫となる。このように体内を巡回するところから，回虫と名づけられた。

2）鞭 虫 症

鞭虫（*Trichuris trichiura*）の雄成虫は30〜45 mm，雌は35〜50 mmになる。主としてヒトに寄生する。経口的に摂食された虫卵は，小腸粘膜内で孵化し，盲腸粘膜内で成虫になる。雌雄とも虫体前部が細く鞭状になるところから，鞭虫と名づけられた。虫体前部の細い部分を盲腸粘膜に刺入して寄生する。

3）鈎 虫 症

ヒトに寄生する鈎虫類には**アメリカ鈎虫**（*Necator americanus*）や**ズビニ鈎虫**（*Ancylostoma duodenale*）の2種類が日本に存在していたが，近年，東南アジアに分布する**セイロン鈎虫**（*A. ceylanicum*）も報告されている。成虫は小腸に寄生し，雌は1日に5,000〜1万個の卵を産み，糞便とともに排泄される。虫卵から孵化し，感染幼虫として土壌や水中でヒトへの感染の機会を待つ。ズビニ鈎虫とセイロン鈎虫は野菜類などの表面に付着した幼虫を経口的に摂食して感染する（経口感染）。幼虫

は小腸粘膜に侵入して成虫になる。アメリカ鉤虫は土壌中の幼虫が皮膚から侵入することで感染する（経皮感染）。その後，幼虫は血液流，リンパ流に乗り，肺に移行する。十分な発育後小腸に移行し成虫になる。鉤虫類は口に鋭い歯のような鉤状の器官をもち，小腸に寄生し，管壁に咬みついて，吸血する。鉤状の器官をもつことから鉤虫と名づけられた。成虫が小腸上部に寄生し，管壁に咬みついて吸血するため，吸血と出血により貧血，めまい，息切れ等が起こる。そのほか，異食症が現れることもある。幼虫が肺から小腸に移行するとき，咽頭の掻痒や咳等が1カ月以上続く場合がある（若菜病）。また，犬や猫の鉤虫もヒトに感染し，皮膚爬行症を起こすこともある。

4）蟯虫症

蟯虫（Pinworm, *Oxyuridae*）の雄成虫は3～5 mm，雌は7～10 mmになる。主としてヒトに寄生する。野菜類などの表面に付着した蟯虫卵を経口的に摂食して感染する。ヒト蟯虫（*Enterobius vermicularis*）卵を摂食すると十二指腸で孵化し，盲腸で数週間後，成虫となる。蟯虫はヒトの盲腸に寄生し，雌は睡眠中に直腸を降り，肛門括約筋が弛緩するときに肛門周辺に約1万個産卵する。その際，かゆみを発生する粘着物質を分泌するため，無意識の状態で肛門周辺を掻きむしることにより，指，爪，下着等に虫卵が付着し，感染源となる。現在においても，先進国で感染率は10～20%と高率であるが，日本では，文部科学省によると小学生の寄生虫卵保有率は，祖父母世代（昭和33年度）が29.2%，父母時代（昭和58年度）が3.2%，子世代（平成25年度）は0.2%となっている。なお，日本では小学3年生以下の児童に対して検査を義務づけていたが，2015（平成27）年度に廃止された。

5）肝蛭症

肝蛭（*Fasciola* sp.）は吸虫類に属し，成虫は2.5～7.5 cmで，ヨーロッパ，オーストラリア，アジア等世界各地に分布する。肝蛭虫卵が水中で孵化し，日本では中間宿主のヒメモノアラガイまたはコシガタモノアラガイで幼虫（メタセルカリア）となり，水田，小川等の水生植物（クレソン，ミョウガ等）に付着したメタセルカリアの経口摂食で感染する。また，メタセルカリアを含む牛や豚の肝臓の生食も感染する危険性がある。摂食されたメタセルカリアは腸壁から腹膜腔，肝細胞を通って

●蟯虫の感染率は日本一●

　肛門の周囲に産まれた卵は発育が早く，数時間で卵内に感染幼虫ができる。目覚めたときには，感染幼虫をもった多数の卵が肛門のまわりについている。起きてヒトが行動すると，卵は離れて下着や布団につく。歩けば畳や床に落下する。その卵が口に入ったり，尻を触った手を無意識に口に入れたりして感染する。蟯虫卵はこのように家の中にばらまかれるので水洗トイレを設置しても防ぎようがない。だから他の寄生虫が減少するなか，蟯虫だけは依然として感染率が高いのである。

胆管に移行し成虫となり胆管に終宿主として寄生する。羊，牛等の草食動物および豚，ヒトを含むすべての哺乳類が感染する。

6）エキノコックス症

エキノコックス（*Echinococcus*）属は条虫類で**包条虫**とも呼ばれ，**単包条虫**（*Echinococcus granulosus*）と**多包条虫**（*Echinococcus multilocularis*）の2種類ある。日本では2種類ともヒトへの感染がみられる。

単包条虫の成虫の体長は3〜9 mm，多包条虫の成虫の体長は1〜4 mmで単包条虫よりやや短い。単包条虫，多包条虫とも終宿主である犬，狼，ハイエナ，キツネ，タヌキ等の腸内で産卵し，糞便とともに虫卵が排泄され水や植物を汚染する。羊，牛，馬，ウサギ等の草食動物やヒトを含む中間宿主が虫卵を粉塵，飲水，食物等とともに経口的に摂食し感染する。日本では多包条虫は北海道の**キタキツネ**が終宿主，中間宿主はエゾヤチネズミが重要な役割を果たしている。虫卵は十二指腸あるいは小腸上部で孵化して六鉤幼虫となり，腸壁に侵入して，血流もしくはリンパ流に乗って肝臓，肺，脳等の臓器に運ばれて単包条虫，多包条虫になる。終宿主が感染するのは単包条虫や多包条虫を含む中間宿主の臓器を食した場合に起こる。単包条虫や多包条虫の成虫が終宿主に大きな病害を与えることはない。

ヒトへの感染経路は，中間宿主が虫卵を経口的に摂食し感染する。それ以外に終宿主との接触によっても経口的に感染する。ヒトとヒトの接触では感染しないし，感染している中間宿主の肉や内臓を食しても感染しない。経皮感染もない。また終宿主は，虫卵を食しても感染しない。多くは肝臓に寄生するが，症状は感染初期の囊胞が小さい時期は無症状である。大きくなるにつれて右上部腹痛，黄疸，皮膚の激しいかゆみ，**肝機能障害**を起こす。肺に寄生すると，咳，血痰，発熱等の結核様症状を起こす。経過は成人で10年，小児で5年以上かかるといわれている。囊胞が破れて内容物が漏出するとアナフィラキシーショックが起きる。

7）ジアルジア症

ジアルジア症は原虫に属するランブル鞭毛虫（*Giardia intestinalis* または *G. lamblia*）の感染により起きる下痢と腹部のけいれんを特徴とする胃腸炎である。世界中のほとんどの国で発生し，とくに熱帯，亜熱帯地域に患者が多い。宿主はヒトを始め牛，鹿，犬，猫等で，寄生部はヒトでは十二指腸から小腸上部，胆囊である。インドへ行った旅行者に感染者が多く，旅行者下痢症の一つと考えられている。東南アジア等の旅行者のゲップが卵臭くなる**卵ゲップ症**として知られている。

感染経路は，感染宿主から糞便とともにシストが排出され，シストが混入している水や食品を経口的に摂食することによって感染する。シストは胃を通過後，栄養型になり栄養吸収や運動を始める。栄養体は無性生殖を行い，二分裂して増殖する。栄養体が核分裂を起こすが，細胞分裂を起こさない状態でシスト化が始まる。生じたシストには4つの核が存在する。ヒトからヒトへの接触感染があり，性的接触による感染も知られている。シストは塩素消毒にも抵抗性があり，クロラミン処

表5-3　野菜、飲料水等から感染する主な寄生虫

感染症名	分類	寄生虫名	成虫体長など	寄生部位	症状	予防
回虫症	線虫類	回虫(ヒト、豚、犬、猫回虫)	ヒト回虫 雌虫:20～40cm 雄虫:15～20cm	幼虫:体内循環 成虫:小腸	幼虫:咳、発熱 成虫:腹痛、下痢	糞便の衛生的な処理。熱に弱く75℃1分で死滅する 手洗いの励行
鞭虫症		鞭虫	雌虫:35～50mm 雄虫:30～45mm	小腸粘膜内で孵化、盲腸粘膜内で成虫になる	腹痛、下痢等の消化器障害	糞便の衛生的な処理、手洗いの励行
鉤虫症(若菜病)		鉤虫(アメリカ、ズビニ鉤虫)	アメリカ・ズビニ鉤虫 雌虫:10～12mm. 雄虫はそれより少し小型	アメリカ鉤虫:肺、小腸 ズビニ鉤虫:小腸	貧血、目まい、息切れ 肺から小腸に移行するとき咽頭の掻痒や咳	アメリカ鉤虫は土壌で感染幼虫になるため裸足の農作業は止める
蟯虫症		蟯虫	雌虫:7～10mm 雄虫:3～5mm	十二指腸で孵化し、盲腸で成虫となり寄生する	かゆみのための睡眠不足、肛門を掻いた後の炎症	肛門周辺を掻くことによる指、爪、下着の卵の付着のため、手洗いの励行、下着の取り換え
肝蛭症	吸虫類	肝蛭	体長:25～75mm 体幅:3～12mm	幼虫:肝臓 成虫:胆管	感染初期:発熱、右上腹部痛、肝機能障害 慢性期:貧血、黄疸、体重減少	水生植物(ミョウガ、パセリ)の洗浄、加熱
エキノコックス症	条虫類	エキノコックス(単包条虫、多包条虫)	単包条虫:3～9mm 多包条虫:1～4mm	肝臓、肺	肝臓寄生:右上部腹痛、黄疸、皮膚の激しいかゆみ(肝機能障害) 肺寄生:咳、血痰(結核様症状)	沢水の煮沸後の飲用 キタキツネには接触しない 犬、猫の駆虫
ジアルジア症	原虫	ランブル鞭毛虫	体長:12～15μm 体幅:5～9μm	十二指腸、小腸上部、胆囊	下痢、腹部のけいれん	飲料水、食品の加熱消毒
クリプトスポリジウム症		クリプトスポリジウム	オーシストとして 直径:3～8μm	小腸粘膜内	下痢、胃痛、腹痛	水道水、飲料水の沸騰消毒後の飲用
サイクロスポーラ症		サイクロスポーラ	オーシストとして 直径:8～10μm	小腸	下痢、軽度な発熱	水道水、飲料水の沸騰消毒後の飲用 野菜、輸入果実の十分な洗浄

理ではほとんど死なない。しかし，加熱には弱く60℃では数分で死滅する。

8）クリプトスポリジウム症

クリプトスポリジウム（*Cryptosporidium* spp.）属は原虫に属し，宿主であるヒト（*C. hominis*）と牛等の反芻動物（*C. parvum*）に寄生するものが問題となる。小腸粘膜に寄生し，オーシストが糞便に排出され，この虫卵に汚染された水や食品を経口的に摂取することで感染する。成熟したオーシストはヒトにも感染し，健常人では水様性下痢，胃痛，腹痛がある。しかし，エイズ（AIDS）患者のような免疫不全の患者には日和見感染症の一つで，慢性化し劇症の水様性下痢，栄養吸収機能低下が起こり，脱水・電解質平衡異常，栄養不良等が進行して死に至る。クリプトスポリジウムのオーシストは**塩素系消毒剤に抵抗性**があり，水道水殺菌に使用されている塩素濃度では死滅しない場合がある。水道水も含めて水の安全を確保するには，クリプトスポリジウムのオーシストを沸騰により死滅させる。

9）サイクロスポーラ症

サイクロスポーラ（*Cyclospora* sp.）属は，腸管粘膜上皮細胞（小腸）に寄生し無性生殖と有性生殖で増殖する。下痢便中に未成熟なオーシストを排泄するが，1週間程度で成熟する。飲料水の汚染や野菜に付着した成熟オーシストを経口摂食することで感染する。また，汚染された農業用水を散布した輸入果実からの感染事例もある。日本人では1996（平成8）年に東南アジア旅行者から初めて検出された。ヒトに感染するのは*Cyclospora caytanensis*で，症状はクリプトスポリジウム症と似ており，健常人では1～2週間の水様性下痢，軽度の発熱等で自然治癒するが，エイズ等の免疫不全の患者は慢性化する。

野菜，飲料水等から感染する主な寄生虫について表5-3に示す。

（2）魚介類から感染する寄生虫症

わが国では，**魚介類の生食**の歴史が古く，民族的な食文化をもっているところから，魚介類からの寄生虫感染が欧米に比較して高い。数十年前から生きたままの魚介類の流通がよくなり，多くの人が魚介類を生で食べることができるようになった。また，寄生虫の多い海域からの魚介類の輸入量も増加した。このようなことから，近年，魚介類からの寄生虫感染は増加傾向にある。

1）顎口虫症

顎口虫類（*Gnathostoma* spp.）は線虫類に属し，顎口虫の幼虫が寄生した中間宿主を生食することにより感染する。人体に感染するのは，**有棘顎口虫**（*G. spinigerum*），**剛棘顎口虫**（*G. hispidum*），**ドロレス顎口虫**（*G. dorolesi*），**日本顎口虫**（*G. nipponicum*）等である。有棘顎口虫は全アジアに分布しており，戦時中に輸入されたライギョに幼虫が寄生し，流行した。有棘顎口虫はネコ科に成虫が寄生し，成虫が産んだ虫卵が糞便とともに排出され，水中で幼虫となる。第1中間宿主

はケンミジンコで，第2中間宿主はライギョ，ドジョウ，カエル等である。剛棘顎口虫の終宿主は豚で，豚肉の生食や**ドジョウの踊り食い**でヒトに感染する。ドロレス顎口虫の第2中間宿主はヤマメ，ブルーギルやヘビ，日本顎口虫の第2中間宿主はナマズ，ブラックバス，ヘビである。ヒトには第2中間宿主ごと生食して感染する。顎口虫は本来終宿主である犬や猫，豚などの哺乳動物の胃壁に寄生し成虫となる。ヒトは終宿主ではないため体内では成虫になることができず，幼虫のまま皮下を移動し，**ミミズ腫れ**（爬行疹）等の症状を引き起こす。まれに腸閉塞，血管中を移動し，心筋梗塞などが報告される。

２）毛頭虫症

毛頭虫（*Capillaria* spp.）は線虫類に属し，ヒトに寄生するのは肝毛頭虫（*C. hepatica*）とフィリピン毛頭虫（*C. philippinensis*）である。肝毛頭虫はネズミの肝臓に常在する。肝毛頭虫感染動物の肝臓を生食することによって感染する。しかし，感染して肝臓内に寄生している成虫の産卵があっても卵は肝内に留まり，体外への排出はない。そのため感染判定は病理組織学的診断に頼らなければならない。フィリピン毛頭虫の終宿主は渡り鳥やヒトと推測されている。終宿主の糞便とともに虫卵が排泄され淡水中で幼虫包蔵卵となり，中間宿主である淡水魚に入り，感染性の幼虫となる。幼虫を含む淡水魚の生食により感染する。ヒトに感染すると小腸，大腸粘膜内に寄生し，コレラ様の激しい下痢，腹痛を起こす。

３）アニサキス症

アニサキス（*Anisakis*）は線虫類に属し，アニサキス症を引き起こす種は主に*A. simplex*，*A. physeteris*および*Pseudoterranova decipiens*の3種である。*A. simplex*，*A. physeteris*は**クジラ，イルカ等が終宿主**であり，*Pseudoterranova decipiens*の終宿主はアザラシやトドで，成虫が腸管に寄生する回虫の仲間である。産卵された虫卵は糞便とともに海中に放出され，オキアミ等に捕食されその体内で感染性をもつ幼虫まで発育する。オキアミ等が捕食され，中間宿主の魚類やイカの体内（筋肉や体腔内など）でさらに成長する。ヒトへ感染するときには主にサバ，カツオ，アジ，サンマ，イカなどの魚介類から感染する。しかし，ヒトは終宿主ではないので，特定部位の寄生ができないため，**幼虫移行症**が起きる。成虫になることもできないので産卵もない。また，終宿主に寄生している成虫アニサキスを摂取してもアニサキス症にはならない。刺身による寄生虫被害の多くはこのアニサキスの第三期幼虫（体長は10～40 mm）の経口摂取が原因である。胃アニサキス症の症状は，食後数時間内に始まる**激しい腹痛**と嘔吐である。腹痛はアニサキスの幼虫が胃壁，腸壁を食い破ろうとしているためである。アニサキスの分泌するタンパク質に対する**アレルギー反応**も原因の一つとされている。嘔吐は胃液だけで，下痢はない。特異的な治療薬はなく，内視鏡による手術で幼虫を取り除く方法が用いられている。アニサキスの幼虫は熱に弱く60℃1分で死滅する。または，−20℃で24時間以上の冷凍が推奨されている。アニサキスは酸性には比較的強いので，シメサバ程度の酢では死

減しない。日本では感染報告者第1位の寄生虫である。

4）旋尾線虫症

　旋尾線虫（*Spiruria*）の成虫と終宿主は不明なため学名は未定である。旋尾線虫はType Ⅰ～Type ⅩⅢまで分類され，Type Ⅹ（テン）は**ホタルイカ**，スケトウダラ，ハタハタ等の臓器内に幼虫として寄生し，体長5～10 mmでアニサキスに比較すると小さい。Type Ⅹ幼虫の感染源となっている魚類やイカ類は待機宿主とみられている。ヒトが**ホタルイカ等を踊り食い**や刺身で摂食すると，寄生している幼虫はヒトでは成虫になることができず，組織内に侵入し，移動する幼虫移行症または皮膚爬行症（はこう）を起こす。腸閉塞患者の報告もある。治療法は虫体の摘出以外にはない。厚生労働省は2000（平成12）年6月付けで，ホタルイカの生食を行う場合は－30℃で4日以上（－35℃15時間以上，または－40℃40分以上）または内臓を除去することと，生食用以外の場合は加熱処理（沸騰水に投入後30秒保持，もしくは中心温度で60℃以上の加熱）を行うことを通達している。

5）横川吸虫症

　横川吸虫（*Metagonimus yokogawai*）の和名はアユから初めて分離した横川定の名に由来する。ヒト等の終宿主の小腸に寄生し，成虫（体長1～2 mm）となり産卵する。産出した虫卵は孵化寸前で糞便とともに排出される。虫卵は外界では孵化せず，第1中間宿主である巻貝のカワニナに捕食されて孵化し，ミラシジウム幼生となる。ミラシジウム幼生は体内で成熟してセルカリア幼生となり，カワニナの体表を破って，水中に浮遊する。第2中間宿主である**アユ**，**シラウオ**，フナ，コイ等の体表から体内に侵入する。セルカリア幼生は鱗の下や筋肉内に寄生し，成熟して感染型幼虫のメタセルカリア幼生に変態する。終宿主であるヒト，犬，猫や淡水魚を捕食する鳥類がメタセルカリア幼生を摂食すると，小腸に寄生し成虫となる。少数感染ではほとんど自覚症状がなく，多数感染では腹痛，下痢，慢性腸炎がみられる。日本ではシラウオの寿司から感染することが多く，感染報告者第2位の寄生虫である。

6）肝吸虫症

　肝吸虫（*Clonorchis sinensis*）は，古くは**肝臓ジストマ**と呼ばれ，ヒト等の終宿主の肝臓内の胆管枝に寄生する。寄生している成虫は体長10～20 mm，雌雄同体である。成虫は胆管内で卵を1日に約7,000個産み，胆汁とともに十二指腸に流出し排便とともに外界へ出る。水中では卵は孵化せず，卵は第1中間宿主であるマメタニシに捕食されて消化管内で孵化し，ミラシジウム幼生となり体内で成熟してセルカリア幼生となる。セルカリア幼生はマメタニシから水中に出て，第2中間宿主であるウグイ，フナ，コイ等の**淡水魚**に付着し，鱗の間から体内に侵入し，筋肉内でメタセルカリア幼生に変態する。この魚を，ヒトを含む終宿主（犬，猫，ネズミ等）が生食するとメタセルカリア幼生は小腸で幼虫となり胆管から肝臓内の胆管枝に寄生し，成虫となって産卵を始める。

7）肺吸虫症

　ヒトに感染して肺まで到達する**肺吸虫**（*Paragonimus* spp.）は日本では**ウェステル**
マン肺吸虫（*P. westermanii*）と，**宮崎肺吸虫**（*P. miyazakii*）の2種で，そのうち成
虫にまで発育するのはウェステルマン肺吸虫のみである。虫卵は気管から消化管を
通り排便とともに，または喀痰とともに排泄される。虫卵は水中で孵化しミラシジ
ウムとなり，第1中間宿主であるカワニナの体表から侵入し体内でセルカリアに成
熟する。体内から出たセルカリアは第2中間宿主である**淡水産のカニ**（ウェステル
マン肺吸虫：モクズガニ，サワガニ，宮崎肺吸虫：サワガニ）の関節部の体表から侵入
して体内に入り，メタセルカリアへと成熟する。終宿主（ウェステルマン肺吸虫：ヒ
ト・犬・猫等，宮崎肺吸虫：イタチ・テン等）が，肺吸虫陽性カニの非加熱摂食や陽性
イノシシ（待機動物）肉の生食を摂取すると，メタセルカリアは小腸に移行して脱
囊し，腸壁を穿孔し，腹腔に侵入後，横隔膜を通り，胸腔を穿通して肺に移行す
る。ウェステルマン肺吸虫は成虫となり産卵するが，宮崎肺吸虫はヒトでは成虫に
ならず，肺内を動き回る。肺吸虫は肺を標的とする寄生虫で，通常「小腸内→腹腔
→横隔膜→胸腔→肺実質」という移行経路をとるが，その経路が複雑であるため途
中の各所で停滞あるいは近隣臓器（脳，肝臓，腎臓，腸間膜，横隔膜，縦隔など）に迷
入して異所寄生することがある。

8）日本海裂頭条虫症

　日本海裂頭条虫（*Diphyllobothrium nihonkaiense*）は，古くは広節裂頭条虫（*D.*
latum）と呼ばれていた条虫類であるが別種である。成虫の体長は10 m以上になる
こともある，いわゆる**サナダムシ**の1種である。頭節には1対の吸溝をもち，宿主
の腸粘膜に寄生する。虫卵は宿主の糞便とともに外界に排泄され，虫卵の中にコラ
シジウムが生育し孵化する。第1中間宿主であるケンミジンコに捕食されるとプロ
セルコイドまで成長する。感染しているケンミジンコが第2中間宿主である**サケ**，
マス，スズキ等の魚類に捕食され，プロセルコイドは筋肉内に移行して感染幼虫で
あるプレロセルコイドになる。これを終宿主（ヒト，犬，猫，キツネ，熊）が摂食し
て感染する。虫体が成長しすぎて肛門から垂れ下がることもあり，北海道のある地
方では「熊のふんどし」と呼称している。サケ，マスを生食する場合は，－20℃で
24時間以上冷凍してから食べることが推奨されている。

9）大複殖門条虫症

　大複殖門条虫（*Diplogonoporiasis grandis*）は条虫類で，体長は3〜6 m，終宿主は
ヒゲクジラ類でヒトにも感染する。クジラから排泄された虫卵はコラシジウムが生
育し孵化する。第1中間宿主はケンミジンコ，第2中間宿主はカタクチイワシ，イ
ワシまたはその稚魚のシラス，カツオ，アジ等である。大複殖門条虫は，ヒトの小
腸上部に寄生するが宿主としては好適ではなく，寄生虫体は未成熟が多い。

10）クドア・セプテンプンクタータ症

　クドア・セプテンプンクタータ（*Kudoa septempunctata*）は魚の筋肉に寄生する粘

表5-4　魚介類から感染する主な寄生虫

感染症名	分類	寄生虫名	成虫体長など	宿主	寄生部位	症状	予防
顎口虫症	線虫類	顎口虫（有棘顎口虫、剛棘顎口虫、ドロレス顎口虫、日本顎口虫）	幼虫として 有棘顎口虫：3〜4mm　剛棘顎口虫：0.6mm　ドロレス顎口虫：3mm以上　日本顎口虫：2mm	顎口虫の第1中間宿主：ケンミジンコ、豚　終宿主は犬、猫、豚　有棘顎口虫：(第2中間宿主) ライギョ、猫　(終宿主) ドジョウ、カエル、(第2中間宿主) ライギョ、豚　剛棘顎口虫：(第2中間宿主) ライギョ　ドジョウ、(終宿主) 豚　ドロレス顎口虫：(第2中間宿主) ヤマメ、ブルーギル、ヘビ　日本顎口虫：(第2中間宿主) ナマズ、ブラックバス、ヘビ	胃壁	ヒトは終宿主でないため幼虫のまま三叉腫れを起こし、皮下を移動し、三叉腫れを起こす(皮膚爬行症)　腸閉塞、心筋梗塞	豚肉や第2中間宿主（淡水魚）の十分な加熱摂食
毛頭虫症		毛頭虫（肝毛頭虫、フィリピン毛頭虫）	2〜4mm	肝毛頭虫：ネズミの肝臓　フィリピン毛頭虫：淡水魚	小腸、大腸	コレラ様の激しい下痢、腹痛	中間宿主（淡水魚）の十分な加熱摂食
アニサキス症		アニサキス	幼虫として 10〜40mm	第1中間宿主：オキアミ　第2中間宿主：魚類やイカ　終宿主：クジラ、イルカ、アザラシ、トド	胃壁、腸管	ヒトは終宿主でないため幼虫のまま臓器を移動する(幼虫移行症)　食後数時間内に起こる激しい胃痛、嘔吐(胃アニサキス症)	刺身は内臓を注意深く除去し、身を切るときは十分に目視する
旋尾線虫症		旋尾線虫（Type X）	幼虫として 5〜10mm	中間宿主：スケトウダラ、ホタルイカ、ハタハタ　待機宿主：魚類、イカ　終宿主：不明	腸管	ヒトは終宿主でないため幼虫のまま体内を移動する(幼虫移行症)、皮膚爬行症	生食は避け、加熱処理後の摂食
横川吸虫症	吸虫類	横川吸虫	1〜2mm 楕円形 雌雄同体	第1中間宿主：カワニナ　第2中間宿主：アユ、シラウオ、フナ、コイ　終宿主：ヒト、犬、猫、鳥類	小腸	少数感染：自覚症状なし　多数感染：腹痛、下痢、慢性胃腸炎	淡水魚の生食は避け、十分に加熱後摂食する

疾患名	分類	名称	大きさ	宿主	寄生部位	症状	予防
肝吸虫症	吸虫類	肝吸虫	10～20 mm 雌雄同体	第1中間宿主：マメタニシ 第2中間宿主：ウグイ、フナ、コイ 終宿主：ヒト、犬、猫、ネズミ	胆管	少数感染：自覚症状なし 多数感染：膨満感、胆管慢性炎、黄疸、肝硬変	淡水魚の生食は避け、十分に加熱後摂食する
肺吸虫症		肺吸虫（ウェステルマン肺吸虫、宮崎肺吸虫）	ウェステルマン肺吸虫 体長：7～16 mm, 体幅：4～8 mm 宮崎肺吸虫 体長：7～8 mm, 体幅：3～4 mm	ウェステルマン肺吸虫 第1中間宿主：カワニナ 第2中間宿主：モクズガニ、サワガニ 終宿主：ヒト、犬、猫 宮崎肺吸虫 第1中間宿主：カワニナ 第2中間宿主：サワガニ 終宿主：イタチ、テン	ウェステルマン肺吸虫：肺 宮崎肺吸虫：成虫にならず、肺＋内移行	気胸、発熱、咳、血痰、脳への迷入	淡水産のカニの生食を避け、十分加熱後摂食する。カニ料理の二次汚染に注意する
日本海裂頭条虫症	条虫類	日本海裂頭条虫	幼虫 体長：2～3 cm 成虫 体長：5～10 m, 体幅：15～20 mm	第1中間宿主：ケンミジンコ 第2中間宿主：マス、サケ、スズキ 終宿主：ヒト、犬、猫、キツネ、熊	小腸から大腸	下痢、腹痛 無症状	魚類の生食は避け、冷凍処理をするか、または十分に加熱後摂食する
大複殖門条虫症	条虫類	大複殖門条虫	体長：3～6 m, 体幅：10～45 mm	第1中間宿主：ケンミジンコ 第2中間宿主：カタクチイワシ、シラス、カツオ、アジ 終宿主：ヒト、ヒゲクジラ	小腸上部	消化器症状または無症状	イワシ、シラス、カツオ、アジ等の加熱処理
クドア・セプテンプンクタータ症	粘液胞子虫	クドア・セプテンプンクタータ	約10 μm	ゴカイ、ヒラメ	胞子を多量に摂取	下痢、嘔吐	冷凍、加熱

液胞子である。粘液胞子虫である*Kudoa*属は工藤六三郎博士に献名された属である。ヒトには感染せず，人体には直接影響はないとされてきた。しかし，2010（平成22）年10月に**ヒラメの刺身**を摂取した534名中113名が下痢，吐気，嘔吐等の病因物質不明の食中毒が報告され，厚生労働省の調査により，**一過性の下痢や嘔吐を発生させるクドア・セプテンプンクタータ**がいることが判明した。ヒトへの感染は胞子を多量に摂取したときのみ発症すると考えられている。一般にはゴカイ類を介して魚類に感染し，魚から魚には感染しないと考えられている。また，発症した本人以外に，家族等への二次感染は報告されていない。症状は軽度で，翌日には回復し，後遺症もない。クドア・セプテンプンクタータは冷凍（−15℃〜−20℃ 4時間以上）または加熱（75℃ 5分以上）で病原性を示さなくなる。

魚介類から感染する主な寄生虫について表5-4に示す。

（3）食肉類から感染する寄生虫症

　近年，生活が豊かになり，動物性食品の消費量が増加するとともに汚染地区からの輸入量も増大している。また，国際社会となって食文化や調理法が多様化し，このようななかで食品処理を誤れば，寄生虫に感染する。

1）旋毛虫症（トリヒナ症）

　旋毛虫（*Trichinella* spp.）は線虫類に属し，ほぼすべての肉食獣や雑食動物が宿主となる。ヒトに寄生するのは，世界中の肉食獣や雑食動物でみられる*T. spiralis*，ヨーロッパや西アジアの肉食獣の*T. britovi*，世界中の哺乳動物や鳥の*T. psuedospiral*，北極熊の*T. nativa*，アフリカの肉食獣や腐食動物の*T. nelsoni*等が知られている。旋毛虫は終宿主と中間宿主が同一という特徴のある生活環をもっている。宿主の筋肉内幼虫を他の宿主（熊，馬，豚等）が経口的に摂取すると小腸内で成虫となり有性生殖を行い，多数の幼虫を産出する。その幼虫は腸壁を食い破り，血流あるいはリンパ流に乗り，全身に移行する。横紋筋の筋線維内で被嚢を形成し，次の宿主の感染源として留まる。言い換えると旋毛虫の全発育期間内で同一宿主から外にでることがないことを意味する。

2）有鉤条虫症

　頭部に鉤を有する有鉤条虫（*Taenia solium*）は，有鉤嚢虫（*Cysticercus cellulosae*）の成虫である。ヒトが生または**不完全な加熱調理の豚肉**やイノシシ肉を摂取することで感染する。摂食された嚢虫はヒトの小腸で孵化し，2〜3ｍの成虫になり産卵する。虫卵は孵化後全身に移行し，嚢虫が形成される（自家感染）。有鉤条虫の成虫が産んだ卵を経口摂取すると，ヒトも中間宿主となり，体内で嚢虫が形成される。筋肉や皮下組織に寄生する場合はしこりが感じられる。とくに心筋や脳に嚢虫が形成されると心臓障害やてんかん様発作を起こし，死に至る。有鉤条虫はヒトのみを固有宿主（終宿主）とし，中間宿主は豚，イノシシ等である。

3）無鉤条虫症

頭部に鉤がない**無鉤条虫**（*Taenia saginatus*）は，ヒトが生または**不完全な加熱調理の牛肉**を摂取することで感染する。無鉤条虫の固有宿主はヒトのみで，中間宿主は牛である。成虫はヒトの小腸に寄生し，全長4～12 mに達し，片節数は1,000～2,000になる。排泄された受胎片節から虫卵が放出され，牛に食べられた虫卵は十二指腸で孵化して幼虫となって，腸壁を破り循環器系に入る。種々の臓器に移行して筋肉線維内で**牛嚢虫**（*Cysticercus bovis*）に変態する。肺や肝臓に寄生することもある。症状は腹痛等の消化器障害が起こる。また，虫体の一部が切断されて肛門付近を動きまわることや肛門から垂れ下がることがあり，不快感がある。

4）トキソプラズマ症

トキソプラズマ（*Toxoplasma gondii*）は原虫に属し，栄養型，シスト，オーシストの3つの形態をとる。**栄養型**は急増虫体（タキゾイト：Tachyzoite）とも呼び，細胞内に寄生し，無性生殖により急激に増殖する。栄養型を経口摂食しても胃酸等に抵抗性をもたないため，感染は起きにくい。しかし，眼や鼻の粘膜や外傷から感染することがある。シストは脳や筋肉内に丈夫な卵状で存在し，その中には多数の緩増虫体（ブラディゾイト：Bradyzoite）が含まれており，無性生殖により緩やかに増殖する。オーシストは，終宿主である**ネコ科**にトキソプラズマが感染すると有性生殖により形成される。未熟なオーシストが糞便とともに排泄されるが，感染性はない。未熟なオーシストは環境中で2～3日かけて成熟し感染性を示すようになり，数カ月以上生存する。中間宿主であるヒトへの感染経路は，シストを含んだ食肉（羊肉，豚肉，鹿肉）やオーシストを含んだ**猫の糞便**の経口による。食肉そのものだけでなく，調理時に使った包丁，まな板等の二次汚染や土壌による野菜や水の汚染からの感染もある。寄生は腸管で起こり，マクロファージに侵入し，血流に乗って全身に移行する。宿主が妊娠していると，胎盤を経由して**胎児に感染**（経胎盤感染）することがある。外出させない飼い猫の場合，生肉を与えていなければ感染源にはなりにくい。

初期症状はほとんど発熱もなくリンパ節が腫れる程度で無自覚が多い。まれに眼，心臓，肺等に急性症状が起こり，虫血症や尿，唾液等の体液にも原虫が出現する。免疫抑制状態の患者が罹患すると中枢神経系障害や肺炎，心筋炎を起こして，より重篤な疾患を引き起こす。幼児も免疫機能が十分ではなく重篤な疾患を引き起こす。トキソプラズマ陽性のエイズ患者は，予防しないとトキソプラズマ脳症を発症する。経胎盤感染は，**妊娠中にトキソプラズマに初感染**した場合にのみ起き，妊娠前6カ月以前は影響がないとされている。

5）サルコシスティス症

サルコシスティス（*Sarcocystis*）は原虫に属し，終宿主である肉食動物（**犬，猫，ヒト**等）が感染すると糞便中に虫卵を排泄する。この虫卵に汚染された飼料や水等を中間宿主である草食動物（**馬，鹿，牛**等）が摂取すると感染する。中間宿主の筋

表5-5　食肉類から感染する主な寄生虫

感染症名	分類	寄生虫名	成虫体長など	宿　主	寄生部位	症　状	予　防
旋毛虫症（トリヒナ症）	線虫類	旋毛虫	雌虫　体長：2～4mm、体幅：0.06～0.07mm　雄虫　体長：1.4～1.6mm、体幅：0.04～0.05mm	終宿主と中間宿主が同一（熊、馬、豚）	成虫：小腸　幼虫：筋肉	初期症状：発熱、筋肉痛、眼窩周囲浮腫　幼虫移行期：眼瞼浮腫、筋肉痛、脳炎、心筋炎	肉類の冷凍、加熱
有鈎条虫症	条虫類	有鈎条虫	嚢虫（幼虫）：4～8mm、成虫：2～3m	中間宿主：ヒト、豚、イノシシ　終宿主（固有宿主）：ヒト	成虫：小腸　嚢虫（幼虫）：筋肉、心筋、脳	筋肉や皮下組織のしこり、心臓障害、てんかん様発作	豚、イノシシ肉の十分な加熱
無鈎条虫症		無鈎条虫	嚢虫（幼虫）：5～8mm、成虫：4～12m	中間宿主：牛　終宿主（固有宿主）：ヒト	成虫：小腸　嚢虫（幼虫）：筋肉、肺、肝臓	腹痛等の消化器障害	牛肉の冷凍、十分な加熱
トキソプラズマ症		トキソプラズマ	6～10μm	中間宿主：ヒト、豚、牛、羊、山羊　終宿主：ネコ科	腸管、脳、筋肉	眼、肺、心臓の急性症状、流産、奇形児出産	猫の駆虫、豚、牛、羊肉の十分な加熱処理、二次汚染の防止
サルコシスティス症	原虫類	サルコシスティス	嚢胞（シスト）：長径1cm以上になることもある　虫体（ブラディゾイト）：10～12μm	中間宿主：馬、鹿　終宿主：犬	筋肉	ヒトには寄生しないが、原虫を多く含む馬肉を摂取すると一過性の下痢、嘔吐を示す	馬肉、鹿肉の十分な加熱および冷凍

肉に寄生する。馬や鹿等に寄生するサルコシスティスは，ヒトに寄生して発育することはない。ヒトに食中毒を起こすものはサルコシスティスが多く寄生した馬肉や鹿肉を摂取した場合である。食後数時間で**一過性の下痢や嘔吐**を示す。症状は軽度で，翌日には回復し，後遺症もない。

　食肉類から感染する主な寄生虫について表5-5に示す。

演習課題
❶ 食品から感染する人畜共通感染症を表に整理しよう。
❷ 食品から感染する寄生虫の終宿主と中間宿主を表に整理しよう。

第6章 食品中の有害物質

食品には栄養やエネルギー源となる人体に必要な物質ばかりでなく，健康に有害な影響を及ぼす物質も含まれている。本章では，食品に含まれる代表的な有害物質について，物質の性質，食品への混入経路，健康への影響，現在の摂取量や対策を取り上げる。これらを理解することは，ヒトの健康や食品の安全性を確保するための対策を考えるうえで重要である。

1. かび毒（マイコトキシン）

真菌類のうち主に**子嚢菌類（かび）**が，穀類，豆類，牧草の栽培途中および貯蔵中に寄生し，そこに毒性をもつ二次代謝物質を産生することがある。これらの毒性物質を総称して**かび毒**または**マイコトキシン**（Mycotoxins）と呼ぶが，マイコトキシンが混入している食料や飼料を食べたヒトや動物が中毒症状を起こす。マイコトキシンによる食中毒症を**真菌中毒症**（Mycotoxicosis）と呼び，急性毒性としては肝臓や腎臓障害，神経障害や造血機能障害などの多様な症状を現す。慢性毒性としては，ヒトの発がんに関係するものもある。

1）コウジカビ（*Aspergillus*属）の産生するマイコトキシン

コウジカビ（*Aspergillus*属）の一種である**アスペルギルス・フラバス**（*Aspergillus flavus*）が食料や飼料，とくに油脂類を多く含むナッツ類（ピーナッツ・アーモンドなど）に寄生し，発がん物質である**アフラトキシン**（Aflatoxin）B_1，B_2を産生する。また，汚染された飼料を通じて，牛に摂取されたB_1，B_2は，それぞれ生体内で代謝されてM_1，M_2に変化して排泄されるが，この代謝は解毒作用ではなく毒性の強度はB_1，B_2と変わらない。**アスペルギルス・パラサイティクス**（*A. parasiticus*）はB_1，G_1，G_2を産生する。純粋なアフラトキシンB_1，B_2は紫外線（365 nm）照射下で，青色（Blue）の蛍光を示し，G_1，G_2は緑色（Green）の蛍光を示す（図6-1）。アフラトキシン類のうちB_1が最も強い発がん性物質であり，**肝臓がん**の原因となる。わが国の規制値はすべての食品でB_1，B_2，G_1，G_2の総量が10 μg/kg以下となっている。

アフラトキシンは，安定性が高く通常の加熱調理条件ではほとんど分解されない。*A. flavus*以外に，**アスペルギルス・ベルシカラー**（*A. versicolor*）の産生する**ステリグマトシスチン**（Sterigmatocystin）や**アスペルギルス・オクラセウス**（*A.*

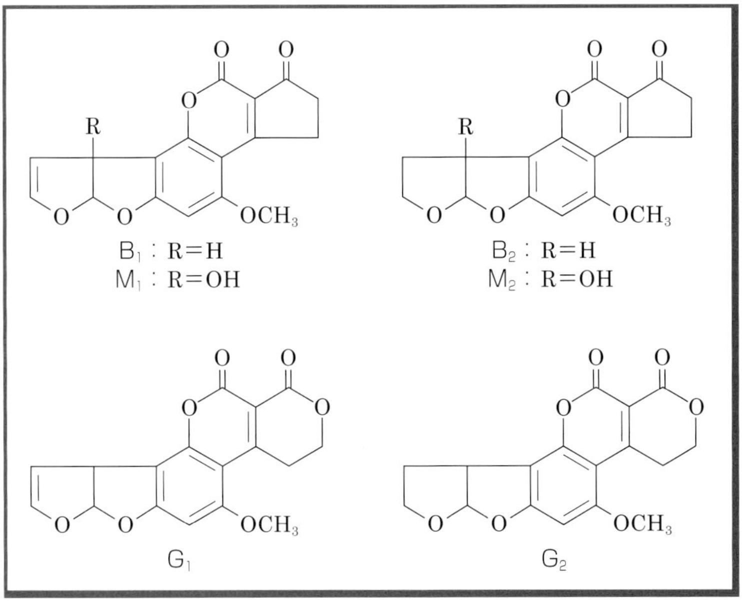

図6-1　アフラトキシンB，G，Mの構造

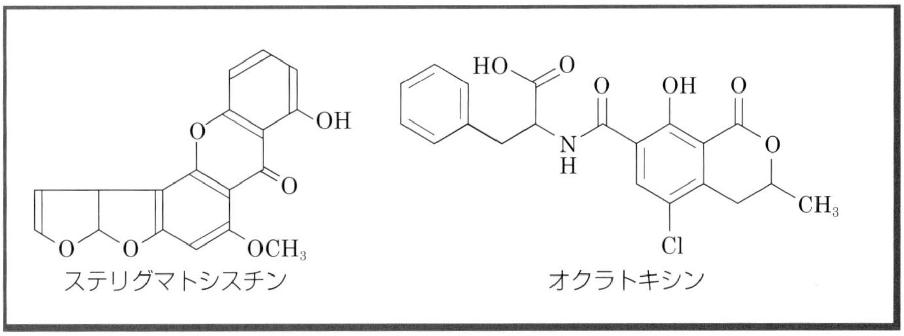

図6-2　コウジカビ（*Aspergillus*属）の産生するマイコトキシンの構造

●有害なマイコトキシン●

　1960年にイギリス各地で10万羽の七面鳥が発病して死亡した。この発病とかびの生じた飼料との関連が注目され，Sargentらによって*A. flavus*が有毒物質を産生し，これにより七面鳥が発病することが証明された。アフラトキシンが発見されるまでかびの生じた飼料でも家畜用に使用され，アフラトキシン（M_1, M_2）が牛や羊の乳汁（Milk）中に分泌されていた。*A. flavus*の胞子が付着したラッカセイには，すでに胞子中にアフラトキシンが含まれているので食べてはいけない。

ochraceus）の産生する**オクラトキシン**（Ochratoxin）などがあり，どちらも発がん性を示す（図6-2）。現在，コウジカビが産生するマイコトキシンは20種以上発見されているが，清酒や味噌づくりに用いるニホンコウジカビ（*A. oryzae*）はマイコトキシンをつくる遺伝子をもたないことが報告されている。

2）青かび（*Penicillium*属）の産生するマイコトキシン

　ペニシリウム（*Penicillium*）属菌のなかには，米に寄生していわゆる**黄変米**を発生させるものがある。1937年台湾産の黄変米からペニシリウム・シトレオビリデ（*Penicillium citreoviride*）が分離され，産生する神経毒素**シトレオビリジン**（Citreoviridin）が検出された。1948年エジプト産の黄変米からペニシリウム・イスランジクム（*P. islandicum*）が分離され，**ルテオスカイリン**（Luteoskyrin），**シクロクロロチン**（Cyclochlorotin），**イスランジトキシン**（Islanditoxin）などの肝臓障害の原因物質を検出した。1951年にはタイ国産の黄変米からペニシリウム・シトリヌム（*P. citrinum*）が分離され，腎臓障害を起こす**シトリニン**（Citrinin）が単離された。第二次世界大戦後，食糧不足のため東南アジアから大量に米が輸入されたが，その中に黄変米が混ざることがあった。これは原産地のカビが湿気の多い海を渡って輸送される際に増殖したためである。1951（昭和26）年に日本の検疫所で輸入米中から黄変米が発見された際，マイコトキシンの危険性が国内の研究者から指摘され，わが国は黄変米の配給を断念した経緯がある。

　リンゴの表面に発生する**ペニシリウム・エクスパンサム**（*Penicillium expansum*）は，遺伝毒性を示す**パツリン**（patulin）を産生するので，リンゴ搾汁中のパツリン濃度は**50 μg/kg以下**とする基準値が定められている。

　図6-3に青かび毒の構造を示す。

3）フザリウム（*Fusarium*）属の産生するマイコトキシン

　フザリウム属のカビが産生するマイコトキシンを総称して**フザリウムトキシン**という。**フザリウム属菌**が麦類に寄生すると，穂を赤変させその麦に**赤かび病**を起こす。赤かび病に罹患した麦またはその製品（うどん，パン）を食べることによって起こる中毒を赤かび中毒と呼び，主症状は悪心，嘔吐，下痢などである。重症のときは，放射線障害とよく似た皮下出血や造血機能障害（白血球の減少）が起こる。赤かび中毒の有害成分には，トリコテセン系の**T-2トキシン**（T-2 toxin），**ニバレノール**（Nivalenol）および**デオキシニバレノール**（Deoxynivalenol）である。そのため，小麦粒中に含まれる**デオキシニバレノール**濃度を**1.1 mg/kg以下**とする暫定基準値が設定されている。他のフザリウムトキシンとして，エストロゲン様作用を有するマクロライド系の**ゼアラレノン**（Zearalenone），そしてトウモロコシを主に汚染する**フモニシン類**（Fumonisins）があげられる。

　図6-4にフザリウムトキシンの構造を示す。

4）麦角菌の産生するマイコトキシン

　麦角菌（*Claviceps purpurea*）は，イネ科植物とくにライ麦の花卉に寄生し，麦角

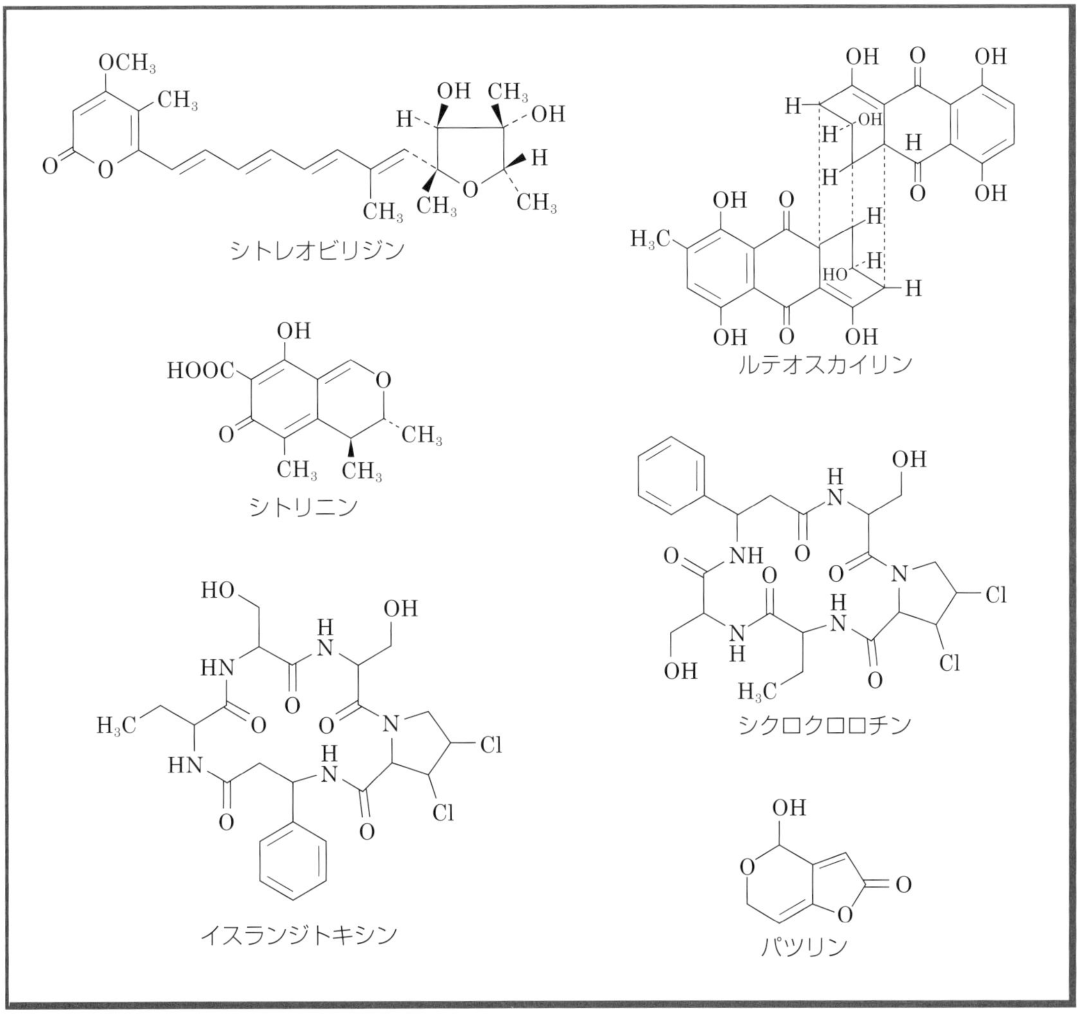

図6-3　青かび（*Penicillium*）属の産生するマイコトキシンの構造

と呼ばれる菌核をつくる。この形状がニワトリの蹴爪（けづめ）のような形をしているので，フランス語のエルゴ（Ergot）と呼ぶようになった。この菌核には毒性の強い**リゼルグ酸**（Lysergic acid），**エルゴタミン**（Ergotamine），**エルゴメトリン**（Ergometrine）など多くのアルカロイド（図6-5）を含み，麦類の収穫時に混入した菌核を摂取すると**麦角中毒症**（Ergotism）を起こす。主な症状は，急性では嘔吐，下痢，腹痛，頭痛，振戦など，慢性では虚血性壊死が起こる。また，血管，子宮筋を収縮させる薬理作用がある。

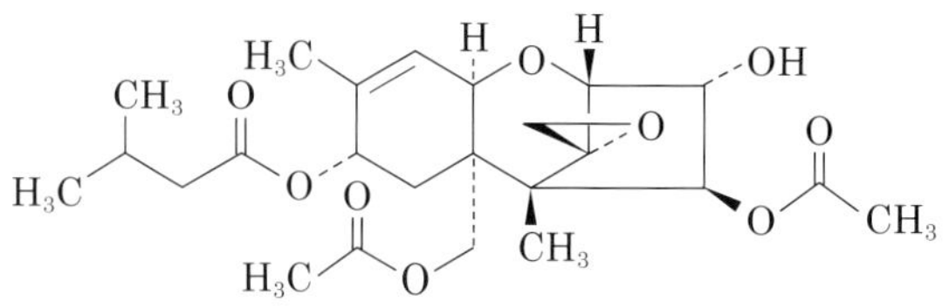

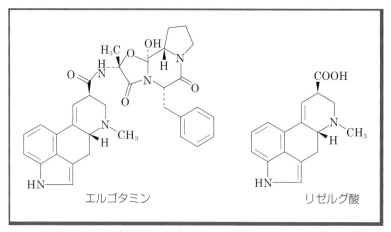

T-2 トキシン

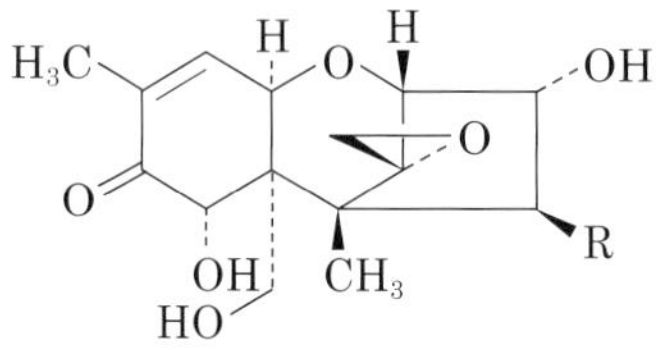

R=OH，ニバレノール
R=H，デオキシニバレノール

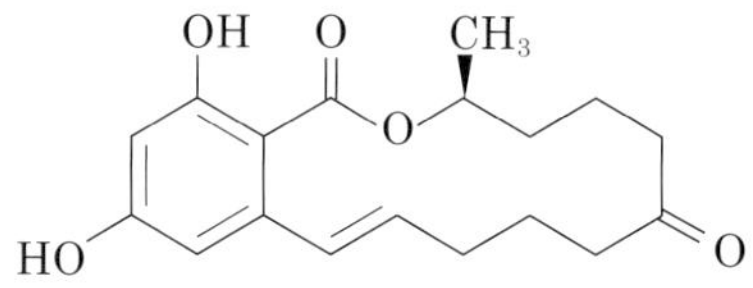

ゼアラレノン

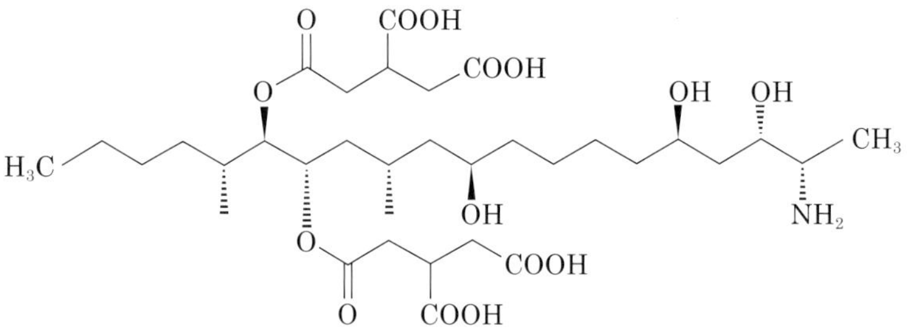

フモニシンB₁

図6-4 フザリウム（*Fusarium*）属の産生するマイコトキシンの構造

エルゴタミン

リゼルグ酸

図6-5 麦角菌の産生するマイコトキシンの構造

2. 化学物質（農薬）

　農業には，害虫，疾病，雑草の3つの敵があるといわれ，これらによる収穫の低下を農業先進国では農薬の使用によって防いでいる。

　現在世界的に使用が認められている農薬は多数あり，そのうち日本の国内登録数は約600種ある。わが国は農薬の使用量がきわめて多く，単位面積当たりで比較すると世界第1位の使用国である。しかし，農薬なしでは日本の近代農業は成り立たないのも事実である。

（1）主な化学物質

1）有機塩素系殺虫剤

　比較的毒性の低い殺虫剤としてDDT（Dichlorodiphenyltrichloroethane），BHC（Benzene hexachloride），ディルドリン（Dieldrin），アルドリン（Aldrin）が広く利用されていた（図6-6）。

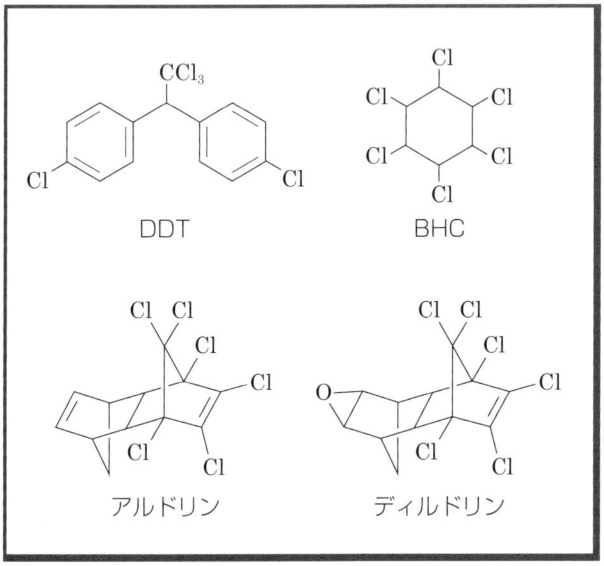

図6-6　有機塩素系殺虫剤の構造

　第二次世界大戦後，有機塩素系殺虫剤はわが国でも大量に使われたが，数十年たって自然分解されにくいことがわかり，動植物の体内に蓄積されることから食物連鎖により生体濃縮が起こり，環境汚染を引き起こすとして1971（昭和46）～1972（昭和47）年にわが国では使用が禁止された。これらの有機塩素系剤は神経伝達系のナトリウムイオンやカリウムイオンに作用して，虫の神経を異常興奮させて殺虫する。ヒトに対しては，少量では肝臓で無毒化するが，大量の暴露を受けると虫同様の神経毒を起こす。

2）有機リン系殺虫剤

　代表的なものは，**マラチオン**（Malathion），**パラチオン**（Parathion）がある（図6-7）。

　殺虫力は強く，動植物体内で分解しやすく体内蓄積性は低いが，人畜に対する毒性は強い。有機リン系農薬は神経伝達の際に生じるアセチルコリンを分解するアセチルコリンエステラーゼと不可逆的に結合し，筋肉を興奮状態にして殺虫する。ヒトに対しては，一般にコリンエステラーゼ阻害が起こると，副交感神経系が刺激され頭痛，悪心，嘔吐，下痢，発汗，流涙，てんかん発作などを起こす。パラチオンは毒性が高いので，日本では使用が禁止されている。

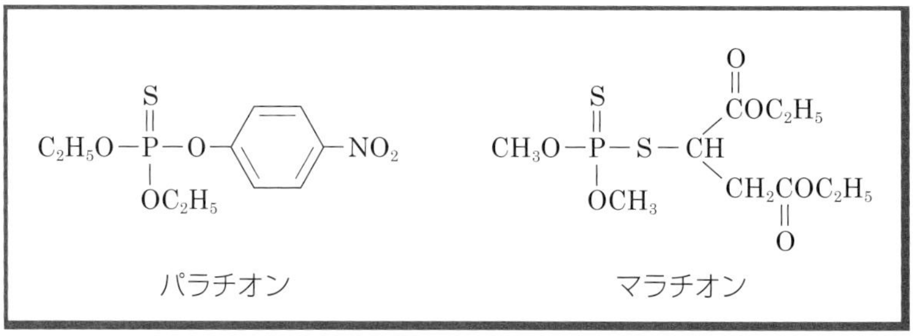

図6-7　有機リン系殺虫剤の構造

3）除　草　剤

　除草剤が本格的に大規模に使われだしたのは，やはり第二次世界大戦以後である。代表的な除草剤として**2,4-D**，**2,4,5-T**，**パラコート**（Paraquat）がある（図6-8）。

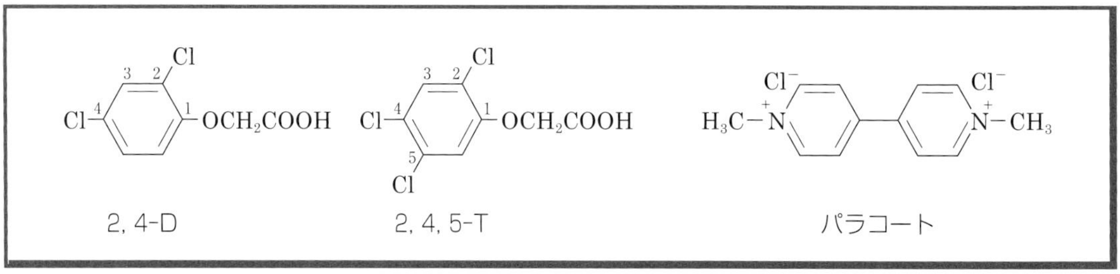

図6-8　代表的な除草剤の構造

　これらの農薬は広葉雑草植物の新陳代謝（成長促進）のバランスを崩して枯死させる。植物の光合成を阻害して枯らす除草剤もある。これらの除草剤は有機塩素系化合物であり，有機塩素系殺虫剤と同様に神経毒作用がある。

●除草剤の作用機構●

　多くの除草剤は植物の光合成を阻害する。アミロールという除草剤は，葉緑素の生合成阻害やカロテンの生合成阻害を起こし，植物を枯死させる。また，トリフルラリンやベンジメタリンという除草剤は，植物の根の細胞の分裂を阻害して枯死させる。雑草は枯らすが作物は枯らさない除草剤もある。たとえば，アトラジンという除草剤は，トウモロコシにはアトラジンを分解，もしくは無毒化する酵素が存在するため枯れないが，雑草にはその酵素がないため，枯死する。このように，除草剤には種々の作用機構がある。

（2）その他の化学物質

1）PCB（Polychlorinated biphenyl）

PCBはベンゼンを加熱して得られるビフェニルに塩素を置換した**脂溶性の化合物**（図6-9）で，塩素数により多数の同属体があり，とくにオルト位に置換塩素をもたない**コプラナーPCB**がきわめて強い毒性をもつことが知られている。

　PCBは化学的に**きわめて安定**で，不燃性，絶縁性，親油性などの特性から広範囲に使用されてきた。しかし，使用製品の廃棄やPCBの流出などにより一度環境中に放出されるとその安定性のため長期間分解されず，一転して**環境汚染物質**と考

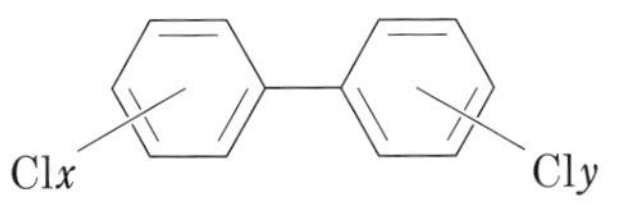

注）$x + y = 1〜10$

図6-9　PCBの構造

表6-1　食品中のPCBの暫定的規制値　（単位：ppm）

対　象　食　品	規　制　値
魚　介　類	
遠洋沖合魚介類（可食部）	0.5
内海内湾（内水面を含む）魚介類（可食部）	3
牛　　　乳（全乳中）	0.1
乳　製　品（全量中）	1
育児用粉乳（全量中）	0.2
肉　　　類（全量中）	0.5
卵　　　類（全量中）	0.2
容　器　包　装	5

出典）厚生省，1972

えられるようになった。

　中毒例は，1968（昭和43）年福岡県，長崎県を中心とした西日本一帯でPCBが混入したライスオイルによる「**カネミ油症**」事件がある。原因は加熱脱臭工程で熱媒体に使用したPCBが米ぬか油に混入したためであった。この米ぬか油を摂取したヒトのなかにはニキビ様の皮疹，皮膚の黒褐色化，四肢の脱力感やしびれなどの症状が現れ，患者約1,800名の大事件となった。

　わが国の食品中のPCBの暫定的規制値を表6-1に示す。

　魚介類には遠洋沖合魚介類と内海内湾（内水面を含む）魚介類では異なる規制値を設けている。

　2001年に採択された「**残留性有機汚染物質に関するストックホルム条約**（POPs条約）」により，全世界的にPCBの使用を2025年までに停止し，その処理を2028年までに完了することが目標として掲げられている。

2）ダイオキシン（Dioxin）

　ダイオキシンとは75種類もの異性体をもつ**ポリ塩化ジベンゾダイオキシン**（Polychlorinated dibenzo dioxin：**PCDD**）のことで，また**ダイオキシン類**は，**ポリ塩化ジベンゾフラン**（Polychlorinated dibenzofuran：**PCDF**）や前述の**コプラナーPCB**を含んで呼ばれることが多い（図6-10）。

　ダイオキシンは有機塩素系などの農薬をつくるときの副生産物と考えられており，ベトナム戦争で使用された除草剤の2,4,5-T（枯葉剤）の不純物として含まれていたのが有名である。しかしダイオキシンは副生産物ばかりでなくゴミや産業廃棄物（塩素を含むゴミ）の**焼却炉からも生成**されることが明らかになり，大気汚染の源と考えられるようになった。また，塩素を使用するパルプ製造過程でも生成され，水質汚染を引き起こしていることも明らかになってきた。ダイオキシンは，毒性がきわめて強いばかりでなく，催奇形性，発がん性や抗エストロゲン作用を示す。また，ダイオキシンは自然分解されにくいことや，**脂肪組織に蓄積**するために母乳中からも検出されて大きな社会問題になっている。最近では妊娠時の羊水からも微量のダイオキシンが検出され，胎児への影響が懸念され始めた。自然界では内湾に生息する**魚の脂肪**に蓄積することが知られている。

　詳細は，内分泌かく乱化学物質の項（p.107〜）および発がん物質；ダイオキシン類の項（p.114〜）を参照されたい。

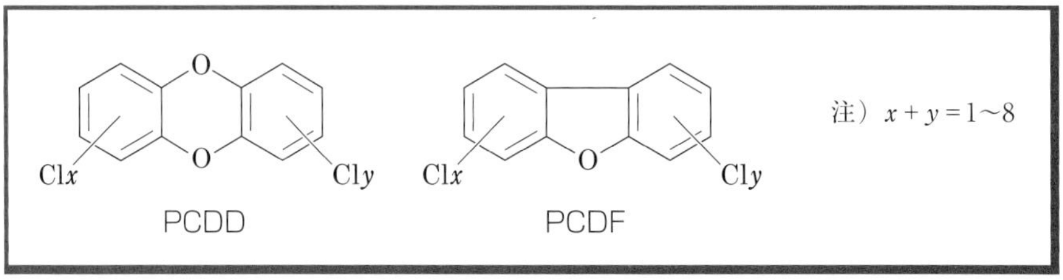

図6-10　PCDD，PCDFの構造

3. 有害元素，放射性物質，内分泌かく乱化学物質

（1）有害元素

1）水　　銀

水銀を含む物質には金属水銀，無機水銀，有機水銀があり，毒性が異なる。

　　a．金属水銀　　常温で白銀色の液体で気化しやすい。温度計や圧力計，蛍光灯や水銀灯，電池などに使用されてきた。消化管ではほとんど吸収されない。水銀蒸気を吸入すると，肺炎，腎障害，中枢神経障害，歯肉炎，消化管粘膜壊死，血圧上昇，肝障害などを起こす。

　　b．無機水銀　　塩化水銀（Ⅰ）や塩化水銀（Ⅱ）などがある。塩化水銀（Ⅱ）は，水に溶けやすく，タンパク質を変性する作用があり，殺虫剤や消毒薬として使われてきた。消化管での吸収率は10％以下である。皮膚や粘膜を強く腐蝕して潰瘍を起こし，肺水腫，腎障害，中枢神経障害，血圧上昇，肝障害，精子減少などを起こす。

　　c．有機水銀　　アルキル水銀は水銀にメチル基やエチル基が結合した化合物である。

　メチル水銀には，塩化メチル水銀，臭化メチル水銀，ヨウ化メチル水銀，水酸化メチル水銀などがある。メチル水銀は水俣病の原因物質であり，食品との関連が深い。メチル水銀は，工業排水に含まれるほか，環境中で微生物の働きや化学反応によって金属水銀や無機水銀からも生成される。排泄されにくいために体内に蓄積し，食物連鎖の過程で生物濃縮されやすい。

　　d．メチル水銀の生体影響　　食品中のメチル水銀の95％以上が消化管で吸収される。体内ではタンパク質やシステイン，グルタチオンなどと結合して存在する。血液中では90％以上が赤血球中に存在し，多くはヘモグロビンに結合している。毛髪の成分であるケラチンはシスチンが多く含まれている。メチル水銀は硫黄と親和性が高いため，含硫アミノ酸であるシスチンと結合して安定して存在する。体内での血液や毛髪のメチル水銀濃度は他の臓器の濃度と相関することから暴露の

□水俣病
　熊本県水俣市で，1956（昭和31）年に確認された。チッソ水俣工場の排水に含まれていたメチル水銀が原因で，メチル水銀で汚染された魚介類の摂取によりメチル水銀中毒が起こった。胎児性水俣病も発生した。
　1965（昭和40）年には新潟県阿賀町の昭和電工鹿瀬工場の排水を原因とした阿賀野川流域でメチル水銀中毒が発生した。

□生物濃縮
　外界から取り込んだ物質の濃度が外界よりも生体内の濃度が高くなる現象。体内で分解されにくく安定して存在し，排泄されにくい物質で起こりやすい。食物連鎖と生物濃縮が組み合わさると，高次消費者ほど体内濃度が高くなる。

●魚介類摂取のメリットとデメリット●

　魚介類は，タンパク質，IPA（イコサペンタエン酸）等の多価不飽和脂肪酸，タウリン，亜鉛などさまざまな栄養素を含んでいる。一方，魚介類は自然界からの捕獲量が多く，環境の影響を受けやすい。魚介類の摂取量が多い日本では，水銀，鉛，ダイオキシン類，ヒ素などの有害物質を魚介類から摂取する割合が高い。魚介類を食べないのではなく，特定の種類に偏らずに適量を摂取することが魚介類のメリットを生かし，デメリットを減らす方法である。

◘**生物学的半減期**
外界から取り込まれた物質が，分解や排泄によって半分の量になるのにかかる時間。

指標として用いられている。ヒトの体内でのメチル水銀の**生物学的半減期**は70日とされ，糞便，尿，毛髪に混じって体外に出る。システインとメチル水銀が結合した複合体は血液脳関門を通過しやすく，脳に移行して中枢神経障害を起こしやすい。金属水銀や無機水銀の慢性毒性は腎障害が中心になるのに対して，メチル水銀は中枢神経障害が強く出現する。

典型的なメチル水銀中毒では，求心性視野狭窄，感覚障害，運動失調，聴覚障害，言語障害，振戦などの症状をあわせもつ**ハンターラッセル症候群**がみられる。また，抑うつや興奮などの精神症状，発汗や唾液過多などの自律神経症状，頭痛，しびれなどさまざまな症状を示し，重症の場合は死に至る。

◘**血液脳関門**
血液と中枢神経（脳，脊髄）の間で物質を選択的に通過させるしくみ。水溶性の物質や分子量の大きな物質は通過しにくい。グルコースやアミノ酸などの必要な物質は選択的に輸送する。有害な物質から中枢神経を守る働きがある。

メチル水銀は胎盤を通過して胎児にも作用する。胎児は**血液脳関門**が未熟なため，成人よりもメチル水銀が脳に移行しやすく，発達中の脳に障害が起こる。精神発達の遅延，知能障害，運動機能の発達の遅延，強直性けいれん発作，知能障害などがみられる。

e．水銀の摂取量と規制　食品からの総水銀の摂取量は，厚生労働省の1日摂取量調査では1999（平成11）年から2008（平成20）年の平均が8.17 μg/人/日で，87％を魚介類から摂取していた。

1973（昭和48）年に厚生省（現・厚生労働省）は，魚介類の水銀に対して暫定的規制値を設定した。水銀としての量を総水銀は0.4 ppm，メチル水銀は0.3 ppmとし，規制値を上まわった魚介類の流通を防いでいる。ただし，マグロ，カジキ，カツオのマグロ類，湖沼産以外の河川産魚介類，メヌケ類，キンメダイ，ギンダラ，ベニズワイガニ，エッチュウバイガイ，サメ類の深海性魚介類等は規制から除外されている。

FAO/WHO合同食品添加物専門家会議（JECFA）は，2003年に水銀として総水銀の暫定耐容週間摂取量（PTWI）を4.0 μg/kg体重/週，メチル水銀では1.6 μg/kg体重/週と評価した。日本の食品安全委員会は，2005（平成17）年に胎児をハイ

表6-2　妊娠されている方および妊娠している可能性のある方が注意すべき魚介類の種類とその摂食量の目安

摂食量の目安	魚　介　類　の　種　類
2ヵ月に1回以下 （1週間に10 g程度）	バンドウイルカ
2週間に1回以下 （1週間に40 g程度）	コビレゴンドウ
1週間に1回以下 （1週間に80 g程度）	キンメダイ，メカジキ，クロマグロ，メバチマグロ，エッチュウバイガイ，ツチクジラ，マッコウクジラ
1週間に2回以下 （1週間に160 g程度）	キダイ，マカジキ，ユメカサゴ，ミナミマグロ，ヨシキリザメ，イシイルカ，クロムツ

（注）マグロのなかでも，キハダ，ビンナガ，メジマグロ（クロマグロの幼魚），ツナ缶は通常の摂食で差し支えない。筋肉で1回約80 gとして換算。

出典）厚生労働省，2010

リスクグループとし，妊娠または妊娠している可能性がある女性に対してメチル水銀の耐容週間摂取量（TWI）を水銀として2.0 μg/kg体重/週と評価した。これを受けて厚生労働省から，妊婦が注意すべき魚介類の種類とその摂食量の目安が公表されている（表6-2）。

　有機水銀の一つである酢酸フェニル水銀は，イモチ病防除に殺菌剤として使われていた。しかし，土壌に蓄積して稲に吸収され，玄米を汚染したことから農薬としての使用が禁止になった。酢酸フェニル水銀は生体内で代謝されて無機水銀になり，腎不全などの毒性を示す。

2）カドミウム

　a．カドミウムの分布　　カドミウムは，土壌，水，大気に広く分布し，採掘や精錬の過程で排水や排煙に混じって河川や大気に放出される。また，ニカド電池，塗料，顔料，メッキなどに使用され，これらの廃棄物による汚染もある。ほとんどの食品には環境由来のカドミウムが微量含まれているが，土壌や水が人為的にカドミウムで汚染された地域の農作物，畜産物，魚介類は濃度が高い。

　b．カドミウムの生体影響　　カドミウムは腸管で吸収され，吸収率は2〜8％である。血液中ではアルブミンや**メタロチオネイン**などのタンパク質と結合して移動する。体内に取り込まれたカドミウムの1/3が腎皮質に蓄積し，1/4が肝臓や筋肉に蓄積する。メタロチオネインと結合したカドミウムは，腎臓の糸球体から濾過されるが，近位尿細管で再吸収されて腎皮質に蓄積する。カドミウムは尿として微量しか排泄されないため，腎皮質での生物学的半減期は，20〜50年と推定されている。

　経口摂取による急性のカドミウム中毒では，嘔吐，下痢，腹痛といった消化器症状が一過性にみられる。慢性の中毒では，近位尿細管に障害が起こる。近位尿細管の障害によって，通常，糸球体で濾過され，近位尿細管で再吸収される低分子タンパク質，アミノ酸，グルコース，カルシウム，リン，尿酸などの分子量40,000以下の物質を再吸収する能力が低下して尿中への排泄量が増加する。低分子タンパク質である**β_2-ミクログロブリン**の尿中濃度がカドミウムによる腎障害の指標となる。

　長期にわたる高濃度のカドミウム摂取では肝臓への蓄積が増加するが，明らかな肝障害は起こらない。

　富山県の神通川流域で発生した**イタイイタイ病**は，上流の鉱山からの排水にカドミウムや鉛，亜鉛などが含まれ，その水を農業用水や飲料水として利用した結果，米などの農作物や飲料水が汚染されたことが原因である。カドミウムによる腎障害と骨軟化症が主な症状である。近位尿細管の障害に，妊娠，授乳，老化，カルシウムなどの栄養不足，内分泌の変調などさまざまな要因が加わって形成された。

　c．カドミウムの摂取量と規制　　2010（平成22）年のカドミウムの1日摂取量は，19.1 μg/人/日（2.5 μg/kg体重/週）で減少傾向にある。食品別では米が最も多く，魚介類，野菜・海藻，雑穀・いも類が続く。飲料水のカドミウム濃度は低

□**耐容週間摂取量（Tolerable Weekly Intake：TWI）**
　毒性試験などに基づくリスク評価により，ヒトが一生にわたり毎日続けて摂取したとしても健康への悪影響がないと推定される1週間当たりの許容できる摂取量。耐容摂取量は，食品に使われていないのに食品に存在したり，食品を汚染する物質に設定される。有害金属やマイコトキシンなどに設定されている。

□**メタロチオネイン**
　分子量が約6,500のシステインを豊富に含む低分子タンパク質で，亜鉛，銅，カドミウム，鉛，銀，水銀などの金属と結合する。体内の金属の貯蔵にかかわっている。金属の毒性を軽減し，ヒドロキシラジカルを消去する働きもある。

□**β_2-ミクログロブリン**
　細胞膜表面にある組織適合抗原（HLA）Class Iの構成成分。腎糸球体で濾過されるが，近位尿細管でほとんどが再吸収されるため，正常では尿中にほとんど検出されない。尿細管に障害が起こり，再吸収能力が低下すると尿中濃度が高くなる。

表6-3　食品衛生法による食品中のカドミウムの規格基準

食　　品	基　準　値
米（玄米および精米）	0.4 mg/kg（ppm）以下
清 涼 飲 料 水 （ミネラルウォーター類を含む）	原水とミネラルウォーター類 0.003 mg/L以下

く，カドミウムとその化合物の水質基準は0.003 mg/L以下である。

　FAO/WHO合同食品添加物専門家会議（JECFA）は，2010年にカドミウムの暫定耐容月間摂取量を25 μg/kg体重/月としている。日本の食品安全委員会は，2008（平成20）年に**暫定耐容週間摂取量**（PTWI）を7 μg/kg体重/週としている。カドミウムは，食品衛生法で米や清涼飲料水に規格基準が設定されている（表6-3）。

　また，食品用の器具や容器包装には含有量や溶出量の基準がある。ホタテの中腸腺やスルメイカはカドミウムの濃度が高いが，摂取量が少ないことから基準を設定していない。

3）鉛

　a．鉛の摂取量　　鉛は，やわらかくて加工しやすく，腐食されにくく，安価であるため，さまざまな金属製品に使われてきた。また，農薬，化粧品，塩化ビニルの安定剤，ガラス，顔料，釉薬などにも使われてきた。毒性が明らかになるにつれて，規制が強化されている。

　食品には，栽培した土壌から吸収されたり，空気中の鉛粒子が付着したり，容器から溶出して入り込む。食品からの鉛の1日摂取量は，2013（平成25）年では0.2 μg/kg体重/日で減少傾向にある。ほとんどの食品から鉛が検出されるが，1 mg/kgを超えるものはほとんどなく，食品別の摂取量は，食品の摂取量に依存する。

　b．鉛の生体影響　　食事中の鉛は，成人では約10％が吸収され，幼児や小児では，約40％が吸収される。吸収された鉛は，血液で運ばれ，肝臓，腎臓，肺，脾臓，骨髄，骨などに分布する。また，胎盤を介して胎児に移行し，母乳を介して乳児に移行する。血液や多くの臓器では，生物学的半減期は成人で36～40日である。骨では17～27年である。小児の半減期は成人より長い。体内の鉛は，尿に排泄される。

　短時間に大量の鉛を取り込むと，頭痛，振戦，腹部けいれん，嘔吐，溶血，肝障害，腎障害，感情の鈍麻や不隠などの神経症状がみられる。

　慢性中毒では，貧血，青白い顔色になる鉛蒼白，硫化鉛が歯肉縁に沈着して暗青色になる鉛縁，腸管のけいれんによる腹痛（鉛疝痛），手首の伸筋麻痺による下垂手（鉛麻痺），けいれんや昏睡などの鉛脳症がみられる。鉛は血液では赤血球に取り込まれ，イオンチャンネルやイオンポンプの働きを低下させて溶血させる。また，**δ-アミノレブリン酸脱水酵素**（δ-ALAD）などのヘム合成にかかわる酵素を阻害して低色素性貧血を起こす。これらの典型的な症状は，かつて職業病として鉛

◀**暫定耐容週間摂取量**（Provisional Tolerable Weekly Intake：PTWI）
　耐容週間摂取量の暫定的な値。

◀**δ-アミノレブリン酸脱水酵素**（δ-ALAD）
　アミノレブリン酸2分子からポルフォビリノーゲンを合成する酵素。ヘモグロビンを構成するヘムは2価の鉄とポルフィリンからなる。ポルフォビリノーゲンからポルフィリンが合成される。鉛は酵素のSH基（チオール基）に結合して働きを阻害する。

表6-4　食品衛生法による鉛に関する基準

農薬の残留基準値	バレイショ, トマト, キュウリ	1.0 mg/kg
	ホウレンソウ	5.0 mg/kg
	夏ミカン, モモ, イチゴ, ブドウ	1.0 mg/kg
	夏ミカンの外果皮, リンゴ, 日本ナシ	5.0 mg/kg
清　涼　飲　料　水 （ミネラルウォーター類を含む）	製品	検出されないこと
	原水, ミネラルウォーター類	0.05 mg/L以下
粉　末　清　涼　飲　料		検出されないこと

中毒になった場合に主にみられた。

　胎児や乳幼児は血液脳関門が未熟で鉛が脳に移行しやすく, 小児は消化管からの吸収が成人よりよく, 排泄が悪いため, 低濃度でも鉛の影響を受けやすい。知能の発達の遅れ, 多動性障害, 注意力欠陥などが指摘されている。

　鉛について食品衛生法では, 野菜や果物の残留農薬基準値, 清涼飲料水の成分規格や製造基準, 食品用器具や容器包装の一般規格や材質別規格, 食品添加物の成分規格を定めている（表6-4）。水道法の水質基準では, 鉛とその化合物は0.01 mg/L以下としている。

4）ヒ　　素

　a．ヒ素化合物の種類　　ヒ素の化合物は, 自然界に広く分布し, 半導体, ガラスの清澄剤, 合金の添加剤のほか, 殺鼠剤, 殺虫剤, 除草剤, 木材の防腐剤, 医薬品などに使用されてきた。

　ヒ素化合物は, ヒ素単体, 無機ヒ素化合物, 有機ヒ素化合物に分けられる。無機ヒ素化合物には, 3価の三酸化二ヒ素（無水亜ヒ酸）, 5価のヒ酸などがある。有機ヒ素化合物には, アルセノベタイン（AsBe）, アルセノシュガー, モノメチルアルソン酸（MMA(V)）, モノメチル亜ヒ酸（MMA(Ⅲ)）, ジメチルアルシン酸（DMA(V)）, ジメチル亜ヒ酸（DMA(Ⅲ)）などがある。

　b．ヒ素の生体影響　　ヒ素の毒性は, 有機ヒ素化合物よりも無機ヒ素化合物が高く, 5価よりも3価の化合物のほうが強いとされている。

　水に溶解した無機ヒ素化合物の**亜ヒ酸**や**ヒ酸**は, ほとんどが消化管から吸収され, 肺, 脾臓, 肝臓, 腎臓に主に分布する。肝臓ではメチル化され, 有機ヒ素化合物になる。腎臓から数日のうちに尿中に排泄されるが, 一部は毛髪, 爪, 皮膚に蓄積する。また, 胎盤を介して胎児に移行し, 母乳を介して乳児に移行する。

　無機ヒ素化合物による中毒では短時間で嘔吐, 下痢, 腹痛, 血圧低下が起こり, 2〜3週間後に異常感覚を伴う多発性神経炎が発生する。慢性中毒では, 皮膚の色素沈着, 末梢血管障害, 肝障害, 皮膚がん, 膀胱がん, 肺がんがみられる。

　有機ヒ素化合物である**モノメチルアルソン酸**, **ジメチルアルシン酸**, **アルセノシュガー**は, ほとんどが消化管から吸収され, 尿中に排泄される。アルセノシュガー

表6-5　食品衛生法によるヒ素に関する基準（三酸化二ヒ素As$_2$O$_3$換算量として）

残留農薬基準値	モモ，夏ミカン，イチゴ，ブドウ，バレイショ，キュウリ，トマト，ホウレンソウ	1.0 mg/kg
	日本ナシ，リンゴ，夏ミカンの外果皮	3.5 mg/kg
清涼飲料水 （ミネラルウォーター類を含む）	原水，ミネラルウォーター類	0.01 mg/L以下
	製品	検出されないこと
粉末清涼飲料		検出されないこと

(注) 現在，ヒ素を有効成分とする農薬はわが国では登録されていない。

は無機ヒ素化合物よりも毒性が弱いジメチルアルシン酸に代謝される。アルセノベタインはほとんど代謝されずに尿中に排泄されるため，健康への影響はないとされている。

1955（昭和30）年に発生した**森永ヒ素ミルク事件**は，5価の無機ヒ素化合物を不純物として含む安価な工業用第二リン酸ナトリウムを粉ミルクに安定剤として添加したために起こった。12,000名が嘔吐，下痢，黒皮症，肝腫などの亜急性症状を示した。その後の学童期には，白斑黒皮症，角化症，成長の遅滞，精神発達遅延，難聴，てんかんなどがみられた。

c．ヒ素の摂取量と規制　ヒ素化合物は，食品や飲料水から主に摂取される。食品には無機ヒ素化合物と有機ヒ素化合物が含まれ，飲料水には無機ヒ素化合物が主に含まれている。海水には主に無機ヒ素化合物が含まれ，植物性プランクトンや海藻に取り込まれて有機化される。食物連鎖を経て魚介類に取り込まれ，アルセノベタインとして蓄積する。海藻類にはヒ素化合物としてアルセノシュガーが多く含まれ，甲殻類や魚介類にはアルセノベタインが多く含まれ，無機ヒ素化合物の割合は低い。穀類，野菜，果物，肉類，卵に含まれるヒ素の量は非常に少ないが，米は野菜などと比べてヒ素の含量が多く，無機ヒ素化合物の割合が高い。

ヒ素の1日摂取量は，2012（平成24）年では182 μg/人/日（3.4 μg/kg体重/日）でこの30年間大きな変動はない。海藻類と魚介類からの摂取が80％以上を占める。ヒジキは海藻類のなかでもヒ素の含量が多く，有機ヒ素化合物よりも無機ヒ素化合物が多く含まれるが，水戻しや調理の過程で溶出する。日本は海藻や魚介類の摂取量が多いが，通常の摂取ではヒ素による健康被害は発生していない。

ヒ素について食品衛生法では，野菜や果物の残留農薬基準値，清涼飲料水の成分規格や製造基準，食品用器具や容器包装の材質基準や溶出基準，おもちゃの規格基準，洗浄剤の成分規格を定めている（表6-5）。水道法の水質基準では，ヒ素とその化合物は0.01 mg/L以下としている。

5）ス　ズ

a．無機スズ　金属のスズや無機スズ化合物は，合金やメッキとしてさまざ

まな金属製品に使われ，食器や缶詰などにも利用されている。缶詰は内面をエポキシ樹脂などでコーティングされたものがよく使われているが，果物の缶詰では鉄缶にスズメッキを施したものが用いられている。微量に溶出したスズは果物の酸化を抑えて色や香りを保つのに役立っている。摂取した微量のスズは尿中に排泄されて，体内に蓄積しない。缶詰を開缶して長時間放置したり，腐食があったりすると溶出するスズが増加し，急性中毒を起こすことがある。症状として，吐き気，嘔吐，下痢などがみられる。食品衛生法では清涼飲料水で150 ppm以下と定められている。

　　b．有機スズ　　モノブチルスズ（MBT）やジブチルスズ（DBT）はプラスチックの安定剤や樹脂合成の触媒などに利用され，**トリブチルスズ**（TBT）や**トリフェニルスズ**（TPT）は殺菌剤，フジツボ類，イガイ類，海藻などの付着を防ぐための魚網防汚剤や船底塗料に使用されてきた。トリブチルスズ化合物やトリフェニルスズ化合物は，巻貝でメスにオスの生殖器が発生する内分泌かく乱作用や魚介類で生物濃縮されて生態系に影響することが懸念され，2001年に国際海事機関（IMO）で有機スズ化合物を船底塗料として使用することを禁止する条約が採択された。日本では，酸化トリブチルスズ（TBTO）の使用が禁止され，その他のトリブチルスズ化合物やトリフェニルスズ化合物は，製造や輸入の事前届出を義務づけている。

　　有機スズ化合物は体内では腎臓や肝臓に分布し，代謝産物や代謝を受けない状態で尿や便に排泄される。急性中毒では，頭痛，吐き気，嘔吐，一過性の四肢麻痺，視力障害がみられる。

　　FAO/WHOの合同残留農薬専門家会議（JMPR）は，トリフェニルスズの1日摂取許容量（ADI）を0.0005 mg/kg体重/日としている。1992（平成4）〜1997（平成9）年の調査では，日本のトリフェニルスズの1日摂取量は，0.000054 mg/kg体重/日以下であった。

　　食品衛生法では，ジブチルスズは，ポリ塩化ビニルの器具や容器包装，乳等の販売用金属缶に規格基準が定められている。フェンチン（トリフェニルスズ）は，残留農薬基準値が設定されている。

（2）放射性物質

1）食品の放射性物質

　　放射性物質には，自然界に存在する天然放射性物質と核実験や原子力事故で発生した人工放射性物質がある。天然放射性物質には，ほとんどの食品に含まれるカリウム（^{40}K），海産物に多く含まれるポロニウム（^{210}Po），鉛（^{210}Pb），ラジウム（^{226}Ra）などがある。食品に含まれる量は地域によってほぼ一定である。天然放射性物質による平均年間実効線量は，日本で1.5 mSv/年，世界で2.4 mSv/年程度で，このうち食物由来は日本で0.41 mSv/年，世界で0.29 mSv/年と推計されている。

　　人工放射性物質には，**ヨウ素**（^{131}I），**ストロンチウム**（^{90}Sr），**セシウム**（^{137}Cs）

□**放射性物質**
　放射線を放出する物質。放射性物質の原子核は不安定な状態にあり，放射線（電離放射線）を放出しながら崩壊していく。放射線は物質を透過するとき，そのエネルギーによって物質をイオン化し，陽イオンや陰イオンを発生させる。放射線には，電磁波と粒子線があり，電磁波にはγ線とX線，粒子線にはα線，β線，陽子線などがある。放射性物質の種類（核種）によって放出する放射線の種類やエネルギーが異なる。

□**Sv（シーベルト）**
　生体に対する放射線の影響を表す単位。生体の被曝量を評価する場合に用いられる。放射線の種類，生体に吸収されたエネルギーの大きさ，放射線を受けた身体の部位によって影響が異なることを考慮したもの。

◻物理学的半減期
放射性物質の核の崩壊に伴って放射性物質の量がもとの半分になる時間。原子核の種類で一定。

などがある。ヨウ素（^{131}I）の**物理学的半減期**は8日，ストロンチウム（^{90}Sr）は29年，セシウム（^{137}Cs）は30年で，環境に放出されると長期間汚染し続ける。セシウムは食品全般に含まれるが，とくにきのこ類に多く，ストロンチウムは野菜に多く，肉や魚に少ない傾向がある。

2）生体への影響

a．外部被曝と内部被曝　　放射線の被曝には，外部被曝と内部被曝がある。**外部被曝**は環境に存在する放射性物質による被曝で，被曝時間，放射線源からの距離，遮蔽物の使用で被曝量を管理できる。**内部被曝**は体内に存在する放射性物質による被曝で，被曝を防護できず，継続的に被曝する。内部被曝は，放射性物質が含まれた空気や塵埃の吸入や飲食物の摂取により放射性物質が体内に取り込まれて起こる。カリウムやセシウムは身体全体に分布し，ヨウ素は甲状腺に，ストロンチウムは骨に集積する。生体からの排泄を考慮した**実効半減期**は，ヨウ素（^{131}I）は7.5日，ストロンチウム（^{90}Sr）は18.1年，セシウム（^{137}Cs）は70日で，放射性物質の核種によって体内の分布や半減期は異なる。

◻実効半減期
体内の放射性物質量が元の半分になるまでの時間。放射性物質の物理学的半減期と，放射性物質の体内からの排泄により半減する時間である生物学的半減期で決まる。後者は代謝が関与し，性や年齢で変化する。

b．放射線の生体影響　　放射線が体を透過すると，そのエネルギーで物質が切断されたり，**ラジカル**（p.25参照）などの活性体が発生して他の物質と反応して細胞のDNAなどに傷害を与える。

一定以上の線量を被曝すると，数週間以内に急性影響が現れる。症状として，消化管障害，造血障害，皮膚障害，肺炎，不妊，甲状腺機能低下症，個体死などがあり，被曝量が多いほど短期間で症状が現れ，症状も重くなる。

被曝後，数カ月以上経過してから現れる影響は晩発性影響である。がんの発生，子孫への遺伝的な影響，白内障，胎児の奇形や精神遅滞などがある。

3）放射性物質に汚染された食品の規制

放射性物質に高度に汚染された食品は，食品衛生法第6条第2号に該当し，1986（昭和61）年のチェルノブイリ原子力発電所事故以降，輸入食品に**放射能暫定限度**を設けて監視してきた。

◻Bq（ベクレル）
放射性物質が放射線を放つ能力を表す単位。食品などに含まれる放射性物質の量を表すのに使われる。1秒間に1個の原子核が崩壊して放射線を放つと1Bqである。同じ1Bqでも放射性物質の種類によって放出される放射線の種類やエネルギーは異なる。

2011（平成23）年の福島第一原子力発電所事故に伴い，2012（平成24）年4月からは，食品安全委員会の評価に基づいて，食品からの被曝線量の上限を年間1mSvとして，放射性セシウムの基準値を設定した。食品を一般食品，乳児用食品，牛乳，飲料水に分類し，一般食品は性や年齢，妊娠の有無でヒトを10区分に分け，それぞれの区分で摂取量や代謝を考慮して限度を求め，最も厳しい値（13～18歳男性の120Bq/kg）を下まわる値を基準値（100Bq/kg）とした。乳児用食品と牛乳は，放射線への感受性が高い可能性が考えられる子どもが摂取することから，半分の50Bq/kgを基準値とした。飲料水は，すべての人が摂取し，摂取量も多いことから10Bq/kgを基準値とした（表6-6）。

食品からの放射性セシウムによる被曝線量は，2011（平成23）年9月では0.002～0.02mSv/人/年であり，自然界に存在する放射性カリウムによる被曝線量は，同

表6-6　放射性セシウムの基準値 (Bq/kg)

食品群	一般食品	乳児用食品	牛　　　乳	飲 料 水
基準値	100	50	50	10

(注) 放射性ストロンチウム，プルトニウムなども含めて基準値を設定。
出典) 厚生労働省医薬食品局食品安全部，2012

時期に0.2 mSv/人/年であった。

（3）内分泌かく乱化学物質

　　a．内分泌かく乱化学物質の定義　　内分泌かく乱化学物質とは，「内分泌系の機能を変化させることにより，健全な生物個体やその子孫，あるいは集団またはその一部の健康に有害な影響を及ぼす外因性化学物質または混合物」と世界保健機関・国際化学物質安全性計画（IPCS）では定義している。

　　b．内分泌かく乱化学物質の生体影響　　内分泌かく乱化学物質は，ホルモンの受容体に結合して，ホルモンのような働きをするばかりでなく，受容体に結合して正常なホルモンの働きを妨げたり，代謝や情報伝達経路に作用して正常なホルモンの働きをかく乱する。

　殺虫剤として使われた**DDT**（ジクロロジフェニルトリクロロエタン），耐熱絶縁体や熱媒体として使われた**PCBs**（ポリ塩化ビフェニル），合成樹脂の原料**ビスフェノールA**は，エストロゲン（卵胞ホルモン）受容体に結合してエストロゲンのような働きをする。殺菌剤のビンクロゾリンやDDTの代謝物である**DDE**（ジクロロジフェニルジクロロエチレン）は，アンドロゲン（男性ホルモン）受容体に結合して，体内のアンドロゲンの働きを妨げる。ダイオキシン類は**Ah受容体**（アリルハイドロカーボン受容体）に結合して遺伝子を活性化させて，エストロゲンやアンドロゲンの働きを妨げ，甲状腺ホルモンの分泌を低下させる。

　ヒトにおける内分泌かく乱化学物質の影響として，医薬品として使われてきた合成女性ホルモンの**DES**（ジエチルスチルベストロール）を服用した妊婦から生まれた女児で思春期に膣がんが多発した例がある。自然環境の内分泌かく乱化学物質がヒ

□**Ah受容体（アリルハイドロカーボン受容体）**
　ダイオキシン類と結合する受容体。ダイオキシン類が結合すると核に移動して，薬物代謝にかかわるシトクロームP450酵素などの遺伝子を活性化させる。ダイオキシン類の毒性の発現や，成長因子やエストロゲンの産生に関与する。

　●生態系に影響する化学物質●

　自然界の生物に悪影響を与える化学物質は，生物の個体数を変動させて食物連鎖を変化させ，生態系全体に影響を与える。その結果，ヒトが食料としている生物が減少する可能性もある。ヒトも生態系の一員であり，生態系の安全を確保することが人類の安全にもつながる。自然界に生息する生物は多種多様で，化学物質が悪影響を与える量や影響もさまざまなため，ヒトに悪影響を与えないような物質であっても慎重な評価が必要である。

トに対して内分泌かく乱作用を示して，精子数の減少，甲状腺機能の異常，免疫機能の低下などの影響が疑われているが，十分な確証を得られるまでには至っていない。

　　　c．植物性エストロゲン様物質　　大豆に含まれる**イソフラボン**は，エストロゲン受容体に結合してエストロゲン様の作用を示す。食品安全委員会は，2006（平成18）年に通常の食生活で摂取するイソフラボンの量では健康に影響を与えないが，特定保健用食品として日常的な食生活に上乗せして摂取することは，胎児，乳幼児，小児，妊婦には推奨できないとしている。成人の男性や女性では，大豆イソフラボンアグリコンとして安全な1日上乗せ摂取量の上限値を30 mg/日としている。

　　　d．内分泌かく乱化学物質の生態系への影響　　環境の内分泌かく乱化学物質は，生殖などに影響して生態系をかく乱する。1980年に殺ダニ剤の**ジコホール**や殺虫剤の**DDT**が事故により流出して米国のアポプカ湖（フロリダ州）を汚染した結果，ワニが減少し，雌ワニで血液中のエストラジオールが高濃度になった。トリブチルスズ化合物やトリフェニルスズ化合物は，巻貝でメスにオスの生殖器を発生させる（p.105参照）。

　毒性が強い内分泌かく乱化学物質はすでに規制されているが，低濃度での影響が懸念されている。また，毒性が弱く規制されていない物質への対応が課題となっている。内分泌かく乱作用を評価する試験法とヒトや生態系への影響についてリスクアセスメントする方法の確立が進められている。

4. 食品成分の変化により生ずる有害物質

（1）ヒスタミン

1）食品のヒスタミン

　マグロ，サバ，カツオ，アジ，サンマ，イワシなどの赤肉の魚には**ヒスタミン**のもととなる**ヒスチジン**が多く含まれている。これらの魚にモルガン菌（*Morganella morganii*），大腸菌，ウェルシュ菌を主とする細菌が付着して増殖すると，脱炭酸酵素の働きによってヒスチジンからヒスタミンが生成される。

　ヒスタミンの量は新鮮な魚では少なく，干物やみりん干しのような加工品や不適切な環境で保存されたものに多い。しかし，腐敗臭などがなく腐敗があまり進んでいない段階でも魚に付着した細菌の働きによって大量のヒスタミンが産生されていることがあり，長期の冷蔵保存や解凍後の長期保存は避けるべきである。魚が細菌で汚染されてヒスタミンを生じることが多いが，みりん干しのタレなどの調味料をくり返し使っている間に大量のヒスタミンで汚染されていることもある。ヒスタミンは熱に比較的安定で，通常の調理では完全に分解されないので，細菌の付着を防ぐとともに，細菌が増殖しないように保存や加工をしなければならない。

2) ヒスタミンの生体影響

ヒスタミンは，ヒトの体内では肥満細胞や好塩基球などの細胞が分泌する物質である。食物アレルギー，花粉症，気管支喘息といったアナフィラキシー型アレルギーや炎症の際に分泌され，気管支や消化管の平滑筋の収縮，粘液や消化液の分泌，血管の拡張や透過性亢進を起こす。それによって，呼吸困難，紅斑，発疹，発熱，動悸，頭痛，嘔吐，下痢などの症状が現れる。

ヒスタミンの量が食品 1 g 当たり数 mg を超えた食品を摂取すると，口の周囲を中心とした顔面の紅潮や頭痛，発熱，発疹といったアナフィラキシー型アレルギーのような症状が食後30分から1時間後に現れ，アレルギー様食中毒を起こす。多くの症例は一過性で，1日で回復するが，重症例では呼吸困難や意識不明に陥ることもある。ヒスタミンによって症状が現れるため，食物アレルギーと症状は同じであるが，免疫系の働きが発症に直接関与していないのでアレルギーではない。ヒスタミンは，アレルギー様の症状を起こす**仮性アレルゲン**の一つである。

（2）フェオフォルバイド

フェオフォルバイドは，葉緑体に含まれているクロロフィルから**クロロフィラーゼ**の働きによってマグネシウムとフィトール基が切り離されて生成する。

フェオフォルバイドを摂取すると，その一部は皮膚に分布する。そして，光がよくあたる顔面や手などで光に反応して活性酸素を発生して，細胞膜の脂質の過酸化などを起こし，紅斑や水疱を主症状とする光過敏症となる。

フェオフォルバイドは生の植物にはほとんど存在しないが，クロロフィラーゼの活性がある状態で保存すると増加する。クロレラやアワビの中腸腺には多量のクロロフィルが含まれており，光過敏症による被害が報告されている。クロレラを加工する場合には，100℃ 3分以上の加熱処理などでクロロフィラーゼを失活させる必要がある。

（3）アクリルアミド

1) 食品のアクリルアミド

アクリルアミドは，120℃以上で焼く，揚げる，焙ることで食品中のアスパラギンと果糖（フルクトース），ブドウ糖（グルコース）などの還元糖が**アミノカルボニル反応（メイラード反応）**を起こす過程で主に生成する。水分が多い状態での加熱である，ゆでたり，蒸したりした場合は発生しにくい。

ビスケットやポテトチップスのような穀類やいも類を焼いたり，揚げたりした食品に多く含まれている。また，アクリルアミドは水に溶けやすいため，コーヒーやほうじ茶など高温で焙煎して抽出した飲料にも含まれる（表6-7）。

2) アクリルアミドの生体影響

摂取したアクリルアミドは，速やかに吸収されて肝臓で代謝されて尿中へ排泄さ

◪仮性アレルゲン
　アレルギー様の症状を誘発させる物質。食品に含まれているヒスタミン，セロトニン，アセチルコリン，トリメチルアミンオキサイド，ノイリンなどが細胞に直接働きかけると，アレルギーのような症状が現れる。

◪アミノカルボニル反応（メイラード反応）
　アミノ酸，ペプチド，タンパク質といったアミノ化合物とブドウ糖，果糖などの還元糖をいっしょに加熱した際に起こる反応の総称。反応の仕方や生成物は，アミノ化合物と還元糖の組み合わせによってさまざまである。

表6-7　食品に含まれるアクリルアミド濃度
(mg/kg)

食　　品	最大値	中央値
ポテトスナック	4.60	0.61
フライドポテト	1.00	0.23
コーンスナック	0.32	0.14
ビスケット類	0.77	0.15
乳幼児用ビスケット類	0.68	0.12
インスタント麺	0.08	0.03
米　　菓	0.39	0.07
麦　　　茶	0.65	0.21
ほ　う　じ　茶	1.00	0.25
レギュラーコーヒー	0.35	0.24

出典）平成16〜28年農林水産省アクリルアミド含有実態調査

れる。アクリルアミドは，合成樹脂，合成繊維，塗料などの原料として工業製品に用いられ，職業的に大量の暴露を受けた場合には，知覚の異常や麻痺，筋力低下，歩行異常などの神経障害，皮膚や粘膜への刺激を起こす。国際がん研究機関（IARC）は，動物実験で発がん性が確認され，遺伝毒性があることからアクリルアミドを「ヒトに対しておそらく発がん性がある」2Aに分類している（表6-8参照）。

　FAO/WHO合同食品添加物専門家会議（JECFA）は，2005年に平均的摂取量である1 μg/kg体重/日では健康に悪影響はないが，4 μg/kg体重/日では神経の障害が生じる可能性を否定できないとしている。発がん性がある可能性からも，食品中のアクリルアミド量を低減するため，引き続き適切な努力をすることを勧告している。

　アクリルアミドの生成を減らすには，次の方法がある。アスパラギンを含む材料の使用量を減らしたり，他の材料に代替する。同じ材料でもアスパラギンや還元糖が少ないものを選択する。水にさらしたりして水分量を増やしてから加熱したり，食品の大きさや形を工夫して加熱の時間や温度を最低限に抑える。

　揚げ物や脂肪が多い食品の摂取を控えて，アクリルアミドの摂取を減らすことも重要である。

5.　発がん物質

　発がん物質は，がんを発生させる性質がある物質で，遺伝毒性発がん物質と非遺伝毒性発がん物質に分類される。遺伝毒性発がん物質は，DNAを損傷して遺伝子に突然変異を起こしてがんの発生にかかわる。また，細胞増殖を誘発してがんの発生を促進する性質をもち合わせていることもある。非遺伝毒性発がん物質は，突然

表6-8　国際がん研究機関（IARC）による発がん性評価区分の基準

区　　分	基	準
グループ　1	ヒトに対して発がん性がある	ヒトでの十分な証拠がある
グループ2A	ヒトに対しておそらく発がん性がある	ヒトでは限定的な証拠があり，実験動物で十分な証拠がある
グループ2B	ヒトに対する発がん性が疑われる	ヒトでは発がん性の限定的な証拠があり，実験動物では発がん性の十分な証拠があるといえない
グループ　3	ヒトに対する発がん性について分類することができない	ヒトでは発がん性の不十分な証拠であり，実験動物では発がん性の不十分または限定的な証拠である
グループ　4	ヒトに対しておそらく発がん性はない	ヒトと実験動物で発がん性がないことを示唆する証拠がある

（注）発がん性の確からしさを評価したもので，発がん性の強さを評価したものではない。

変異を起こす性質はないが，遺伝子に変異を起こした細胞の増殖を誘発して，がんの発生を促進させる性質がある。がんは，がんの発生とかかわりが深いがん遺伝子やがん抑制遺伝子に働きの異常が起こって細胞の性質が変化し，細胞増殖が活発になって発生する。

　ヒトのがんの発生には喫煙と食生活が強くかかわっている。食品に含まれる発がん物質の由来には，元来食品に含まれているもの，調理・加工の段階で発生するもの，発がん性があるかび毒，農薬，環境汚染物質などで汚染されたものがある。化学物質の発がん性は，ヒトでの職業的な暴露や事故例，実験動物を用いた発がん試験や試験管内試験の結果に基づいて評価される。国際がん研究機関（IARC）は，発がん性を5段階に分類している（表6-8,9）。

（1）N-ニトロソアミン

　N-ニトロソアミンは，**亜硝酸**と**第2級アミン**が酸性下で反応して生成する（図6-11）。

　亜硝酸は多くの食品には微量しか含まれていないが，野菜や野菜の漬物には硝酸塩が多く含まれている。硝酸塩は口腔の細菌や胃の中で還元されて亜硝酸塩になる。硝酸塩の摂取量のほとんどは野菜由来である。

　一方，ジメチルアミンやジエチルアミンなどの第2級アミンはアミノ酸から脱炭酸して生じ，タンパク質やアミノ酸に由来する。第2級アミンは魚卵に多く，肉，貝類，イカ，カニ，エビは少ない。魚肉も比較的少ないが，焼いたり，干したりすると増加する。

　N-ニトロソアミンは，胃の中で亜硝酸と第2級アミンが反応して生成する。ビタミンCやビタミンEは，N-ニトロソアミンの生成反応を抑制することが知られている。また，ハム，魚の干物，くん製，チーズなどの食品から微量のニトロソア

表6-9 食品に由来する主な発がん物質

食 品	発 が ん 物 質	主な標的臓器	IARC区分
1. 食品に本来含まれているもの			
ソテツ	サイカシン	肝臓，腎臓	2B
ワラビ	プタキロサイド	腸，膀胱	3
フキノトウ	ペタシテニン	肝臓	3
2. 食品に付着したカビがつくり出したもの			
ピーナッツ・ナッツ・コーン・ソバ粉・香辛料	アフラトキシンB_1（*Aspergillus flavus*）	肝臓	1
米	ステリグマトシスチン（*Aspergillus versicolor*）	肝臓	2B
穀類	オクラトキシンA（*Aspergillus ochraceus*）	肝臓，膵臓	2B
トウモロコシ，穀類	フモニシンB_1（*Fusarium proliferatum*）	腎臓	2B
3. 調理など食品の加工過程でできるもの			
炭水化物の加熱調理	アクリルアミド	甲状腺	2A
くん煙・焼肉・焼魚などの加熱調理	ベンゾ(a)ピレン（芳香族炭化水素）	肺，皮膚	2A
くん煙・焼肉・焼魚などの加熱調理	IQ（ヘテロサイクリックアミン）	肝臓，胃，肺，小腸，大腸，皮膚	2A
4. 食品の加工過程や体内でできるもの			
野菜と魚卵などの組み合わせ，ハム，魚の干物，くん製，チーズ	N-ニトロソジメチルアミン（N-ニトロソアミン）	胃，肺，肝臓	2A
	N-ニトロソジエチルアミン（N-ニトロソアミン）	肺，肝臓，食道	2A
5. 環境汚染によるもの			
	放射性物質からのα線，β線による内部被曝	甲状腺，白血病，肺，肝臓	1
	ヒ素およびヒ素化合物	皮膚，肺，腎臓	1
	無機鉛化合物	腎臓	2A
	カドミウムおよびカドミウム化合物	肺	1
	ポリ塩化ビフェニル（PCBs）	肝臓	2A
	メチル水銀	肝臓，腎臓	2B
	2,3,7,8TCDD（2,3,7,8-テトラクロロジベンゾ-パラ-ジオキシン）（ダイオキシン類）	肝臓	1
6. 水の塩素消毒による副生成物（トリハロメタン）			
	クロロホルム（トリクロロメタン）	肝臓，腎臓	2B
	ブロモジクロロメタン	肝臓，腎臓，大腸	2B

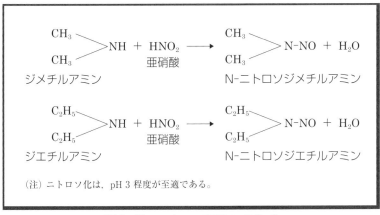

図6-11　ニトロソアミンの生成

ミンが検出されることがあるが，製造過程で生成したものである。ヒトの体内でも窒素酸化物と第2級アミンからN-ニトロソアミンが生成されている。N-ニトロソアミンはDNAをアルキル化して，遺伝子の働きに異常が生じる。動物実験では，さまざまなN-ニトロソ化合物に発がん性があることが確認されている。

　ハム，ベーコン，ソーセージ，タラコなどの魚卵に発色剤として亜硝酸塩や硝酸塩を添加しているが，ニトロソアミンの生成に関与することから食品添加物として食品ごとに使用基準が定められている。

（2）多環芳香族炭化水素（PAH）

　多環芳香族炭化水素（PAH）は，肉や魚を焼いたり，くん煙することによって発生する。また，石油や石炭の燃焼でも発生する大気汚染物質でもあり，タバコ煙にも含まれる。PAHの一種であるベンゾ(a)ピレン（BaP）は，動物実験では肺や肝臓などに腫瘍を発生させる。ベンゾ(a)ピレンは，体内で代謝されてベンゾ(a)ピレン・ジオールエポキシド(3)となって標的細胞のDNAに結合する。また，キノンに代謝される過程で活性酸素が発生してDNAを切断する。

（3）ヘテロサイクリックアミン（HCA）

　ヘテロサイクリックアミンは，肉，魚，大豆などタンパク質に富む食品を焼いたり，加熱することによって，アミノ酸，クレアチン，ヘキソースから生成される。タンパク質やアミノ酸の種類によってさまざまなヘテロサイクリックアミンが生じる（表6-10）。

　ヘテロサイクリックアミンは，体内で代謝されてO-アセチル体となり，アリルニトレニウムイオンとなってDNAと結合し，付加体を形成する。付加体は遺伝子変異を高頻度で起こして，がんを発生させる。

表6-10 ヘテロサイクリックアミン

略　語	名　　　称	IARC 区分	発がん性試験での主な標的臓器
PhIP	2-アミノ-1-メチル-6-フェニルイミダゾ[4,5-b]ピリジン	2B	大腸，乳腺，リンパ
MelQ	2-アミノ-3,4-ジメチルイミダゾ[4,5-f]キノリン	2B	肝臓，胃，大腸，乳腺
MelQx	2-アミノ-3,8-ジメチルイミダゾ[4,5-f]キノキサリン	2B	肝臓，肺，皮膚
IQ	2-アミノ-3-メチルイミダゾ[4,5-f]キノリン	2A	肝臓，胃，肺，小腸，大腸，皮膚
AαC	2-アミノ-9H-ピリド[2,3-b]インドール	2B	肝臓，血管
MeAαC	2-アミノ-3-メチル-9H-ピリド[2,3-b]インドール	2B	肝臓，血管
Glu-P-1	2-アミノ-6-メチルジピリド[1,2-a:3,2-d]イミダゾール	2B	肝臓，血管，小腸，大腸
Glu-P-2	2-アミノジピリド[1,2-a:3,2-d]イミダゾール	2B	肝臓，血管，小腸，大腸
Trp-P-1	3-アミノ-1,4-ジメチル-5H-ピリド[4,3-b]インドール	2B	肝臓
Trp-P-2	3-アミノ-1-メチル-5H-ピリド[4,3-b]インドール	2B	肝臓，膀胱

（4）ダイオキシン類

1）ダイオキシン類の毒性

　ダイオキシン類のなかで最も毒性が強いのは，2,3,7,8-TCDD（2,3,7,8-テトラクロロジベンゾ-パラ-ジオキシン）である。ダイオキシン類は種類によって毒性の強さが異なるため，2,3,7,8-TCDDの毒性を1として他のダイオキシン類の毒性の強さを換算する**毒性等価係数**（TEF：Toxic Equivalency Factor）が用いられる。

　食品などには複数の種類のダイオキシン類が混在して存在しているので，ダイオキシン類の毒性を評価する場合には，各物質の量にそれぞれの毒性等価係数を乗じた値を合計して**毒性等量**（TEQ：Toxic Equivalent）として表す。

　ダイオキシン類の毒性は，動物実験や事故例から皮膚の塩素挫創，抗体産生の低下をみる免疫力低下，精子形成減少などの生殖器の障害，死産や流産，甲状腺萎縮，成長遅滞などが知られている。

　国際がん研究機関（IARC）は2,3,7,8-TCDDをグループ1に分類している（表6-9参照）。2,3,7,8-TCDDは遺伝子に直接作用してがんを引き起こすのではなく，他の発がん物質によるがんの発生を促進する働きがある。その他のダイオキシン類で評価区分に分類されているものはグループ3である。

2）ダイオキシン類の摂取

　ダイオキシン類は脂溶性で水に溶けにくく，熱，酸，アルカリで分解されにくいため環境に蓄積しやすい。かつて使われていたPCB製品や農薬に不純物としてダイオキシン類が含まれていたため，底泥などに蓄積していると推測されている。

　現在のダイオキシン類の主な発生源は，自動車排出ガスやゴミの焼却である。800℃以上の高温でゴミを燃焼したり，塩素を大量に含む有機物の焼却を減らしたりして発生量の削減を図っている。また，大気，水，土壌の濃度を監視し，野生動物やヒトに取り込まれる量や健康への影響を評価している。

　ダイオキシン類は，植物の表面に付着したり，気孔から取り込まれる。家畜では飼料から主に取り込まれて肉や牛乳にも含まれる。生体内では分解が遅く，脂肪に蓄積し，食物連鎖を通じて生物濃縮されるため，魚介類では内海内湾に棲息する脂肪分の多い大型の魚介類で濃度が高い。

　日本の食品からのダイオキシン類の摂取量は，2018（平成30）年では0.51 pg-TEQ/kg/日で減少傾向にある。魚介類に由来のものが食事全体の91%，肉・卵に由来するものが8%を占める。耐容1日摂取量（TDI）を4 pg-TEQ/kg/日としている。

6. 混入異物

（1）異物の定義

　食品衛生検査指針では，「異物は，生産，貯蔵，流通の過程で不都合な環境や取扱い方に伴って，食品中に侵入または混入したあらゆる有形外来物をいう。但し，高倍率の顕微鏡を用いなければ，その存在が確認できない程度の微細なものは対象としない」と定義している。**異物の混入**は消費者を不快にさせて，商品の価値や企業の信用を低下させるだけでなく，健康に危害を与えることがある。異物の混入は食品が不適切な取扱いを受けたことを示している。

（2）異物の種類

　外来性の異物は，由来により動物性異物，植物性異物，鉱物性異物に大別される（表6-11）。他の食品の材料の混入，意図しないコゲや食品成分の結晶など食品成分から意図せずに発生した固形物も異物として扱うことが多い。異物は本来の食品に

表6-11　外来性異物の種類

種　類	例
動物性異物	ヒトや動物の体毛，血液，爪，皮膚，歯，肉片，骨，糞 ハエ，カ，ゴキブリ，ダニ，クモ，寄生虫などの虫体，糞，卵，虫片
植物性異物	植物片，種子，木片，モミガラ，紙や布，糸などの植物繊維製品
鉱物性異物	釘，針，釣り針，針金，ボルト，ナット，金属片などの金属 ガラス，砂，石，陶磁器，セメント，貝殻などの鉱物破片
その他	かび，酵母，きのこ，合成樹脂・合成ゴムなどの破片，絆創膏 タバコの吸殻，医薬品，動物のかじり跡・尿・足跡

は含まれない有形の固形物であるが，動物のかじり跡，尿，足跡など食品汚染の可能性を示す痕跡も異物として扱っている。

（3）異物の健康への影響

　病原微生物を媒介する動物由来の異物には病原体が含まれていることがあり，感染症に感染する可能性がある。また，動物の体毛が食品に混入していた場合，体毛には病原体が付着していなくても病原体を含む糞尿で食品が汚染されていることがある。有毒成分を含む植物やきのこ，かび，有害金属の混入は中毒を起こす危険性がある。金属や鉱物，プラスチックの破片は歯を欠いたり，切り傷などのケガをしたりすることがある。

（4）異物混入の防止対策

　食品衛生法第6条では，「不潔，異物の混入又は添加その他の事由により，人の健康を損なうおそれがあるもの」は，「これを販売し，又は販売の用に供するために，採取し，製造し，輸入し，加工し，使用し，調理し，貯蔵し，若しくは陳列してはならない」と定めており，異物が混入した食品は販売できない。異物混入を防止する対策として，次の点を上げることができる。

1）原材料への異物混入防止対策

　清潔で鮮度がよい原材料を温度や湿度を適正に管理し，動物や節足動物，塵埃が入り込まない施設で保管する。原材料の状態を定期的にチェックするとともに，長期間の保管を避ける。

2）製造過程での異物混入防止対策

　工場の温度や湿度を適正に管理し，動植物や節足動物，塵埃が入り込まない構造にする。施設や機器を定期的に清掃・保守管理して清潔を保ち，破損や故障を防ぐ。従事者の**衛生教育**（整理・整頓・清掃・清潔・習慣づけ）や**個人衛生**（毛髪や爪の処理，作業着の正しい着用，手指の清潔，私物の持ち込み禁止など）を徹底する。作業手順を整備して適切に運用する。X線探知機などの異物探知機を導入し，適正に管理する。

3）流通過程での異物混入

　頑丈な密閉容器に入れ，温度や湿度を管理し，容器や食品を破損しないように丁寧に扱う。

（5）混入異物の実態

　異物混入は保健所や消費生活センターに通報される。2009（平成21）年度から2014（平成26）年度（1月10日まで登録分）までに全国消費生活情報ネットワーク・システム（PIO-NET）に寄せられた異物混入は16,094件であった（国民生活センター，2015）。そのうち，歯の損傷，消化器障害，中毒，口腔内の切り傷などの身体

被害があったものは3,191件であった。2014年度の数字で見てみると，食品別では，調理食品（25%），穀類（15%），菓子類（12%），魚介類（9%），野菜・海草（7%），飲料（7%）の順であった。原因では，虫が19%で最も多く，金属片，毛や歯など人の身体に係るもの，プラスチック片の順であった。

　食品企業が公表した食品事故情報は，2019（令和元）年に747件であった。そのうち，微生物や化学物質以外の異物混入は77件（10%）であった（食品事故情報ネット）。

演習課題

❶ 調理の過程で発生する発がん物質をまとめてみよう。

❷ 無機ヒ素化合物と有機ヒ素化合物の特徴をまとめてみよう。

❸ 放射性物質で汚染された食品の問題点をまとめてみよう。

参考文献
・食品衛生検査指針 理化学編，厚生労働省監修，日本食品衛生協会，2005
・食品安全委員会ホームページ
・厚生労働省ホームページ
・農林水産省ホームページ
・環境省ホームページ
・国立医薬品食品衛生研究所ホームページ
・国際がん研究機関ホームページ

第7章 食品添加物

　日本でも古来より食品を加工するのに，食品添加物を利用してきた。食品添加物は，その目的に沿うものでなければならず，何らかの利点がないと目的とはならない。さらに近年では，チーズやソーセージなどほんの100年前には，日本国内ではほとんどつくられていなかった食品も国内で製造され，また同時に世界中の加工食品も国内で流通している。そのような加工食品には多少なりとも食品添加物が使われており，食品添加物は有用性とともに，安全性に重きを置く時代となってきている。

　そこで，本章では，食品添加物の安全性の問題を中心に，いろいろな食品添加物の用途，目的について学ぶ。

1. 食品添加物のメリットとデメリット

（1）食品添加物使用の歴史

　人類と食品添加物の使用の歴史は古く，豆腐をつくるときににがりを使用し，コンニャクをつくるときには消石灰が使われてきた。両者ともに，日本には唐の時代の中国から伝来したとされている。これらは食品を加工するために必須の食品添加物であり，豆腐やコンニャクをつくるときに欠かせないものである。また，遠い昔から食料の保存は，私たち人類の課題となってきた。暖かい地域で，また春から秋にかけての期間はどのように食品を保管・保存するかが問題となる。ここ半世紀は，冷蔵庫が普及したので簡単に食品を保存できる。しかし，冷蔵庫がない時代では，食品はなるべく早く，かつ食べ尽くさねばならなかった。そのときでも，肉や魚を塩に漬けたり，野菜についても生の食料を保存するために塩を利用したりしてきた。このように，食品添加物は食品に添加して，保存性を高める大切な役割を担ってきた。

　実際に，安全性を十分に配慮した食品添加物が用いられるようになったのは，1947（昭和22）年に食品衛生法が施行されてからといえる。**食品衛生法**では，食品とは医薬品医療機器等法で決められた医薬品と医薬部外品を除いたすべての飲食物を指し，**食品添加物**とは食品の製造過程で，または食品の加工や保存の目的で食品に添加，混和などの方法によって使用するものと定義されている。したがって，食品添加物とは目的があって食品に添加されたものであり，食品の形や食感などの生

◻️**医薬品医療機器等法**
　正式名称は「医薬品，医療機器等の品質，有効性及び安全性の確保等に関する法律」。2014（平成26）年に薬事法が改正・改題された。

成や，食品の着色・脱色，食品の味つけ，食品の栄養成分の補てん，食品の品質保持に利用されるものである。目的外の物質であった場合は，食品添加物ではなく，混入・汚染や誤用と見なされる。その後，1995（平成7）年の法改正に伴って新たな食品添加物は，天然・合成の区別なく，すべて食品安全委員会による安全性の評価を受け，厚生労働大臣の指定を受け**指定添加物**に区分されるようになった。

（2）食品添加物による事故例

　戦後乳製品の凝固を防ぎ溶解度を高めるための安定剤として，第二リン酸ソーダ（リン酸水素二ナトリウム）を粉ミルクに添加していた経緯があり，粗悪な第二リン酸ソーダにはヒ素が含まれていた事例があった。1955（昭和30）年に発生した粉ミルクの添加物に混入していたヒ素による大規模な中毒から，加工食品に添加される物質の安全性や混入物質の検査が整えられ始めた。いわゆる日本における食の安全性が問われた事件の第1号として，しばしば言及されている**森永ヒ素ミルク事件**である。1965（昭和40）〜1972（昭和47）年には，食用赤色1号をはじめとするタール系色素の一部が安全性の観点から食品添加物の指定から削除され，1966（昭和41）年には，甘味料である**ズルチン**が原因で，めまい，嘔吐を起こす消費者が出て，1968（昭和43）年にズルチンが食品添加物の指定から削除された。また1967（昭和42）年には，殺菌料である**過酸化水素**により，吐き気等を起こした事故があった。1970（昭和45）年前後には，調味料であるグルタミン酸が疑われた事例があった。**中華料理店症候群**（Chinese Restaurant Syndrome）と呼ばれ，頭痛，顔面紅潮，発汗，顔面や唇の圧迫感などの症状が数件報告された。しかし，その後の短期的な薬理試験の結果では，グルタミン酸が直接の原因であることは否定されている。1974（昭和49）年には，保存料**フリルフラマイド**（AF2）が，毒性が高いことから食品添加物の指定から削除された。1980（昭和55）年ごろには，肉を赤く発色させ，新鮮に見せるための**ニコチン酸**を不正に添加した肉により，日本各地でニコチン酸の過

●食品衛生法と食品添加物●

食品衛生法上の食品添加物に関して決められていることは，以下のとおりである。

・食品添加物関連用語の定義（4条）
・指定されたもの以外の添加物の販売，製造，輸入，使用などの禁止＝食品添加物指定制度（12条）
・食品添加物の使用基準，製造基準，保存基準および成分規格の制定（13条）
・食品添加物に関する表示（19条）
・食品添加物公定書の作成（21条）
・食品衛生管理者の設置（48条）

剰摂取による一過性の発疹等の中毒事例が報告されたため，1982（昭和57）年より食肉および鮮魚介類には　ニコチン酸を使用してはならないことになった。

　2004（平成16）年にも**アカネ色素**が，発がん性が動物実験で確認されたために食品添加物の指定から削除された。アカネ色素のリストからの削除の例は，天然物も合成化合物も区別なく食品添加物を化学物質とみなし，天然由来だから安全であるとは限らないことから，これ以降に他の既存添加物の安全性の再評価を始める契機となった。

（3）各国での安全性の相違と使用の現状
（食品添加物規制の国際的整合化）

　食品添加物の規格や基準については，それぞれの国の法律により定められており，各国間で相違点もある。また，食品添加物を使用することができる食品についても，各国の食文化により違いが生じる。国際的な貿易が盛んとなり，食品の輸出や輸入が増大する中で，食品の安全性を確保しつつ，規制の整合化が国際的な課題となっており，食品添加物については，国連食糧農業機関（**FAO**）／世界保健機関（**WHO**）の合同食品規格委員会（**コーデックス委員会**）食品添加物部会において検討がなされている。世界貿易機関（World Trade Organization；**WTO**）加盟国からのさまざまな要望がこの部会で議論され，各国共通の基準や規格の採択を目指した検討が行われており，わが国もこれらの活動に積極的に取り組んでいる。

　また，食品添加物の安全性について国際的な評価を行う機関としては，FAO/WHO合同食品添加物専門家委員会（FAO/WHO Joint Expert Committee on Food Additive；**JECFA**）がある。JECFAはコーデックス委員会とは独立した専門家による委員会で，コーデックス委員会の諮問機関であり，とくに食品添加物分野では科学的知見に基づいた国際的な規格や基準の策定に重要な役割を果たしている。

　これまでの国際的な評価の相違としては，たとえば人工甘味料**チクロ**においては発がん性や催奇形性の疑いが指摘されたため，アメリカや日本では1969（昭和44）年に食品添加物の指定が取り消された一方，これらの実験結果を否定する研究結果もあり，EU圏，カナダ，中国など数十カ国では現在でも使用されている。このように各国の食品行政の対応が異なるため，チクロは日本では使用禁止添加物であるが，外国からの輸入食品にチクロが含まれていたことにより，しばしば輸入食品回収事件の原因となっている。

　また，同じく人工甘味料の**サッカリン**については1960年代に行われた動物実験において雄ラットに膀胱がんの発生がみられたため，弱い発がん性があると考えられ，一度は使用禁止になった。その後の動物実験では，他の動物では発がん性が示されなかったことから，現在アメリカや中国などにおいては使用されている。日本では安全性確保のため，食品衛生法により各食品への使用量が制限されている。

　さらに，食は文化，風習とも結びついているので，各地の人々が同じように同じ

ものを食べているわけではない。たとえば，日本人がよく利用する醤油や味噌についても，よく使うのは東南アジアの民族であり，他ではあまり使われない。東南アジアのなかでも醤油や味噌なども種類がずいぶん違っている。この醤油や味噌に使われている添加物も種類や量がそれぞれ違う一方，何よりも摂食する量が違えば，添加物の摂取量も各国で違いがあることがうかがえる。世界の統一基準をつくるといっても食品添加物ではむずかしい現状である。

（4）無添加や天然由来をよしとする問題点

　食品添加物が加えられていることを嫌がる消費者も少なくないが，たとえば豆腐は，にがりなどを加えないと凝固しないなど，添加物がないと製造できない食品も多い。**無添加**では成立しない食品もあるということである。

　無添加表示については，法的規定がない。したがって，業者によって表示内容がバラバラで，誇大表示なども存在する現状である。

　無添加であるからといって体によいという科学的根拠はない。また，安全性に問題が確認された添加物については，これまで使用禁止となっているにもかかわらず，使用禁止ではないものも含めてすべての食品添加物は体に悪いとのイメージがある。

　無添加とは何も加えないという意味であり，添加することにより味や栄養，吸収がよくなるものもたくさんある。ビタミン強化食品とか，DHA（ドコサヘキサエン酸）やIPA（イコサペンタエン酸）強化食品などは，立派な食品添加物入りの食品である。育児用粉ミルクには各種ビタミン類，水酸化カルシウム，硫酸銅，硫酸亜鉛などの必須成分を添加，強化しなければ，粉ミルク中心で育てられる乳児では健康に障害が発生し，危険性が高まるとも考えられる。

　また，食品添加物でも**天然由来**のものを崇拝し，人工，合成品は否定する傾向がある。天然由来も十分に安全性が確認されているわけではなく，むしろ精製されて

●添加物の安全性の誤解●

　食品添加物について，日本の基準と外国の基準が統一されていないため，輸入食品から日本では許可されていない添加物が検出されることがある。日本では独自の食品添加物指定制度をとっているため，わが国で指定されていない添加物は外国で認可されていても，無認可となる。この無認可という表現は，安全性上の問題があるとの誤解を生じることもある。これまでに，ヒ素ミルク事件を筆頭に，健康被害や発がん性の確認，無認可回収の事例などの問題が，継続的に発生してきたので，添加物は危険であり，発がん性が高いと誤解を受けている面がある。しかし，100％安全とはいえないが，少なくとも戦後，食品衛生法が施行されて約70年の経過をもって，食の安全の観点から危険性の低い，有益な物質を食品に添加していると考えられる。

いない食品添加物には不純物が含まれている可能性があると考えられる。

たとえば，海水から抽出したにがり成分には不純物が含まれ，合成，精製された塩化マグネシウムと比べれば，多少なりとも危険性は高くなる。無添加，天然由来のものだけを食べていればがんにならないというものでもない。

現在使用されている食品添加物は安全性を検査，審査され，関連するリスクを軽減させるように試行錯誤されて残ってきたものである。しかし，それでも現在使用されている食品添加物のリスクは0ではない。それは食品添加物に限らず，どの食品でも100％安全でリスク0のものはなく，食の安全はリスクアナリシスの考え方により科学的に判断する必要がある。

（5）食品添加物の現在の課題 ― 行政も取り組んでいること ―

1）食品添加物指定の削除，安全性の再評価

1995（平成7）年，天然由来の食品添加物も指定制となり，天然由来の食品添加物は安全性が十分に評価されずに，これまでの使用実績から既存添加物と分類された。それ以来，薬事・食品衛生審議会では，食品添加物の指定の削除や既存添加物についての安全性の評価や規格の設定を行っている。指定の削除は，日本独自のもので国際的な安全性の評価を受けていないものや，使用実態がなく有用性や必要性が乏しくなっているものを対象に行っている。とくに重点的に既存添加物に関して，安全性の再評価や使用実績調査などを行っている。

2）国際的に汎用されている食品添加物の速やかな指定

本来，食品添加物の指定は，食品添加物を取り扱う事業者が安全性や有効性についてのデータをそろえて指定を要請しなければならない。ところが，2002（平成14）年に輸入食品で指定外食品添加物についての違反事例が相次いだことから，厚生労働省は，2002年7月国際的に安全性が確認され，かつ汎用されている未指定食品添加物については，指定する方向で検討していく方針を示した。その速やかな指定のための条件として，JECFA（p.123参照）で国際的に安全性評価が終了し，一定の範囲で安全性が確認されているもの，米国およびEU諸国等で使用が広く認められており，国際的に必要性が高いことがあげられた。

この考え方に基づき，2002年に岩塩等に含まれるフェロシアン化物を新たに指定したのをはじめ，食品添加物の規制に関して国際的に安全性評価が確立して広く使用されているものについて，国際的な整合性を図る方向でわが国の現行指定制度のあり方の見直しが始まっている。

（6）食品添加物の国際的な安全性評価組織と国際標準化

1）FAO/WHO合同食品規格委員会

FAO/WHO合同食品規格委員会（国際食品規格委員会，CACまたはCodex委員会（コーデックス委員会））は，消費者の健康を保護し，食品取引の公正を確保すること等を目的として，国連食糧農業機関（FAO）と世界保健機関（WHO）が合同で，1963年に設立したものである。

食品の貿易にかかわる公正を保証することを目的に，各国の国内事情によってまちまちになっている食品に関するさまざまな決まりに対して，国際的な整合性をもたせるための政府間協議機関であり，国際貿易上重要な食品について国際食品規格（Codex）をとりまとめている（第1章 p.7参照）。

2）FAO/WHO合同食品添加物専門家委員会（JECFA）など

FAOとWHOの合同食品添加物専門家委員会をJECFAという（p.120参照）。JECFAは食品添加物に関して技術的な助言を行う，CACの諮問機関の一つである。JECFAでは食品添加物の安全性を科学的および技術的な観点から評価し，1日摂取許容量（ADI）や成分規格を作成する。各国が食品添加物の規格基準を設定するときには，この評価結果を参考にしている。

わが国で，許可される食品添加物の大半は，JECFAの安全性評価リストで，A1（安全性の評価が十分に行われ，ADIが設定されているか，または毒性学的な見地からADIの設定を必要としないもの）またはA2（安全性の評価は完了していないが，暫定的に食品への使用が認められるもの）に属しており，安全性は高いと考えられる。

CCFAとはCACの下部組織で，Codex Committee on Food Additivesの略である。この委員会は，CACの食品全般に係る課題を扱う一般問題部会に属し，食品添加物に関する検討を行う委員会で，食品添加物部会と訳されている。食品添加物使用の原則，使用基準，食品分類等の検討を行っている。

EFSAとはEuropean Food Safety Authorityの略で，欧州食品安全機関と呼んでいる。EUでの，食品や飼料に関連するリスク評価を行い，安全性について欧州委員会などに科学的助言を行う機関で，ヨーロッパでの食品添加物に関する共通の規則・基準を策定している機関である。

2. 食品添加物の安全性評価

（1）安全性評価とは

　図7-1に示すように，食品添加物を含めて化学物質は，生体内に取り込まれたときに発現した薬理作用の程度から**無作用量**，**作用量**，**中毒量**，**致死量**などの領域に分けられる。多くの物質は体内に吸収される量が少なければ，目立つ薬理作用はみられない（無作用量）。吸収される量が増えるにつれ，何らかの薬理作用が現れる（作用量）。さらに，健康に影響するような中毒症状を示し（中毒量），死に至る致死量に達する。かなり大量に吸収されない限り，中毒，致死に達しない化学物質は安全性が高いと見なされる。

　日常的に摂取する食品に用いられる食品添加物では，生体に何らかの薬理作用が発現することはたいへん危険であるので，薬理作用が現れない最大量，すなわち**最大無作用量**（No-effect Level：NOEL）を上限とする。この値はそれを超えると薬理作用が現れるので，閾値（いきち）と見なされる。食品添加物の安全性を評価するうえでは，食品に添加して使用する量よりも最大無毒性量が大きいほど，安全な添加物と見なされる。すなわち，食品添加物はヒトの健康を損なうおそれがなく，かつその使用が消費者に何らかの利点を与えるものでなければならない。

　食品添加物の安全性を確保するために，日本では**食品添加物の指定制度**がある。原則として厚生労働大臣が定めたもの以外の製造，輸入，使用，販売等は禁止されており，この指定の対象には，化学的合成品だけでなく天然物も含まれる。例外的に，指定の対象外となるものは，一般に飲食に供されるもので食品添加物として使用されるもの，および天然香料のみである。

　厚生労働大臣に新たな食品添加物の指定申請があった場合は，食品安全委員会において安全性の評価を行った後，厚生労働省薬事・食品衛生審議会に諮問があり，次の点で科学的に審議・評価される。

　1．食品添加物の安全性が，要請された使用方法において，実証または確認されること

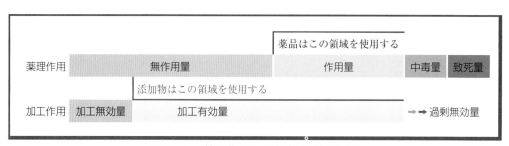

図7-1　薬理作用と添加物の利用領域

　2．食品添加物の使用が，①〜⑤のいずれかに有効性として該当することが実証
　　または確認されること
　①　食品の製造，加工に必要不可欠なもの
　②　食品の栄養価を維持させるもの
　③　腐敗，変敗，その他の化学変化などを防ぐもの
　④　食品を美化し，魅力を増すもの
　⑤　その他，消費者に利点を与えるもの（必要成分の供給などであるが，疾病の
　　　治療その他医療効果を目的とする場合を除く）
　3．すでに指定されているものと比較して，同等以上か別の効果を発揮すること
　4．原則として化学分析等により，その添加を確認し得るものであること
　上記などの条件をクリアした場合に，新たに食品添加物として指定を受けること
ができる。
　そのほかに，国際的な規格統一のため，JECFAの安全性評価の結果も参考にす
ることや，審議・評価された結果は，すみやかにWTO加盟国に報告する手続きも
取られる。また，既存添加物の安全性評価に関する研究調査が，2000（平成12）年
以降始まっている。今後は，既存添加物だけではなく，食品添加物全体の安全性の
見直しも必要であろう。

（2）毒 性 試 験

1）食品添加物の安全性試験
　食品添加物の指定の際には，ラットや犬などの実験動物や微生物，培養細胞など
を用いた安全性評価のためのさまざまな試験を行い，データを提出しなければなら
ない。このさまざまな試験のことを**毒性試験**と呼び，それら試験の目的を踏まえ
て，各種毒性試験全体をまとめて，**安全性試験**といっている。

2）一般毒性試験
　ラット，マウス，犬が試験に供される。
　a．28日間反復投与毒性試験　　実験動物に28日間（毎日）くり返し与えて生
じる毒性を調べる。亜急性毒性試験であり，90日間とのどちらかでも可とされる。
　b．90日間反復投与毒性試験　　実験動物に90日間（毎日）くり返し与えて生
じる毒性を調べる。亜急性毒性試験であるが，慢性毒性試験の予備的な試験でもあ
る。
　c．1年間反復投与毒性試験　　実験動物に1年以上の長期間にわたって与え
て生じる毒性を調べる。慢性毒性試験であり，通常，食品添加物では，1回投与で
急性毒性が強く現れるものは除外されるので，安全性の検査という考え方では，毒
性の弱いものを長期に投与した場合の成績が重要となる。

3）特殊毒性試験
　以下では，ラットが主に試験に供される。

　　a．**繁殖試験**　　実験動物に二世代にわたって与え，生殖機能や新生児の成育に及ぼす影響を調べる。

　　b．**催奇形性試験**　　実験動物の妊娠中の母体に与え，胎児の発生・発育に及ぼす影響を調べる。

　　c．**発がん性試験**　　実験動物にほぼ一生涯にわたって与え，発がん性の有無を調べる。

　　d．**抗原性試験**　　実験動物でのアレルギー発生の有無を調べる。

　　e．**変異原性試験**　　細胞の遺伝子や染色体への影響を調べる。発がん性にも関連する。培養細胞，マウスなどが使われ，染色体異常などの検査が行われる。変異原性試験にはサルモネラ属菌を使うこともあり，サルモネラ属菌のヒスチジン要求性変異株を利用する。検査物質の作用により，サルモネラで復帰突然変異が起こるとヒスチジンなしでも生育できるようになることを利用した変異原性試験の一つである**エームズ試験**（Ames test）が行われる。

4）一般薬理試験

　薬理作用の試験では，たとえば，中枢神経系や自律神経系に及ぼす影響や，消化酵素の活性を阻害し実験動物の成長を妨げる性質の有無などを調べる。ラット，マウス，犬，モルモットなどが試験に供される。

5）体内動態試験

　1回または反復投与して，体内での吸収・分布・代謝・排泄など，体内に入った物質が生体内でどうなるかを調べる。ラット，犬が試験に供される。ヒトが摂取した場合の生体内における吸収，分布，代謝，排泄を推定するためであり，動物試験結果をまとめるのみでなく，ヒトにおける体内動態や有害な作用の発現の推定等について考察を行わなくてはならない。

（3）最大無毒性量（No Observed Adverse Effect Level；NOAEL）

　実験動物に毒性の影響を与えない量を**無毒性量**といい，無毒性量には0～最大量まで値の範囲があり，その最大量を指して**最大無毒性量**という。つまり，この値以下の量を用いるならば，実験動物に影響を与えないということである。

　前項で説明した一般毒性試験や特殊毒性試験を行う場合，一般にはラットを主として動物実験に供して，毒性の影響を与えない無毒性量を求める。この量は，長期に投与しても，仔や胎仔に影響せず，発がん性もないことが動物実験で確かめられた量である。

　最大無毒性量は，実験動物が一生，毎日食べ続けても有害な影響がみられない最大の用量であり，体重1kg当たりのmgで表される。食品添加物のリスク評価の根幹となる部分であり，その無毒性量の範囲内で，食品添加物として，食品加工や保存などに利用できる量であることも重要なことである。無毒性量の範囲では，微量

◻**最大無毒性量**
　最大無毒性量を慣例としてNOAELと呼ぶ。直訳では，NOAELは単に無毒性レベルであるが，レベルに範囲があるので最大値を示して使われている。

過ぎて，添加物の目的である加工や保存に使えない場合には，食品添加物として利用することはできない。最大無毒性量は無毒性量の最大値であるが，食品添加物として利用効果のある範囲に入っているものである。

（4）1日摂取許容量（Acceptable Daily Intake；ADI）

　安全性試験結果の検討において，実験動物に毒性の影響を与えない量（最大無毒性量）を求める。通常はその食品添加物としての効果を考慮し，次に動物実験による最大無毒性量から，ヒトが1日にその量以下ならば食べ続けても（一生涯摂取しても）有害ではない量，1日摂取許容量（ADI）を求める。ADIはmg/kg体重／日で表され，食品添加物のリスク評価に直結する値と見なされる。安全性試験の結果といっても，ヒトと実験動物（種差）では，物質に対する感受性が異なる。また，ヒトによっても個人差・個体差がある。そこで，動物実験で得られた最大無毒性量に安全係数（Safety Factor）1/100をかけて得た値を，**安全量**とみなす。このADIを参考に，使用できる食品と使用できる量を決めた**使用基準**を設定する。

　ただし，この安全係数1/100の根拠が，種差1/10と個人差1/10にあることが厚生労働省などの掲示でも示されているが，種差が1/10で個人差も1/10であるという根拠は示されていない。

（5）マーケットバスケット調査

　スーパーマーケット等で売られている食品を購入し，その中に含まれている食品添加物量を分析して，その結果に国民健康・栄養調査に基づく食品の喫食量を乗じて1日摂取量を求める調査方法である。この摂取量も考慮に入れて，使用基準は設定される。

●ADIに該当する日本語●

　ADIに該当する日本語は，教科書，発表，資料などを検索すると，複数の語が存在する。そのなかで一番多く使用されているものが，「1日摂取許容量」である。農林水産省関連の資料など（食品添加物のみではなく，農薬や動物飼料，動物用医薬品にもADIは使われる）には，「1日許容摂取量」という語が頻繁に見つかる。確かに，Daily（1日当たり）に，Acceptable（許容される），Intake摂取量であるから，こちらのほうが，直訳的である。しかし，厚生労働省も，食品安全委員会も，民間企業や関連協会などでも大半は，ADI＝1日摂取許容量であり，研究社『新英和中辞典』もADIを1日摂取許容量と訳しており，三省堂『大辞林 第三版』にも1日摂取許容量という語が記載されている。農林水産省関連の資料以外にも，環境省や県レベルの資料には，1日許容摂取量や許容1日摂取量という語もみられる。さらに，厚生労働省HPの食品関係用語集でも，許容1日摂取量（ADI）となっている。統一されていない現状である。

　近年，添加物の1日摂取量調査が行われている。2002（平成14）年度の対象食品添加物として甘味料（アスパルテーム等），2003（平成15）年度は保存料等（ソルビン酸等），2004（平成16）年度は酸化防止剤等（BHA等），2005（平成17）年度は栄養強化剤等（グルコン酸亜鉛），2006（平成18）年度は甘味料（アスパルテーム等），2007（平成19）年度は保存料等（ソルビン酸等），2008（平成20）年度は酸化防止剤等（BHA等），2009（平成21）年度は甘味料，保存料，着色料等（アセスルファムK，ソルビン酸，タール色素等）の小児の摂取量を調査，2010（平成22）年度は前年度と同様にアセスルファムK，ソルビン酸，タール色素等の成人の摂取量を調査，2011（平成23）年度は甘味料（アスパルテーム等），2012（平成24）年度は保存料（ソルビン酸等），着色料（タール色素等）と順次実施されている。

　摂食量を調べる方法としては，陰膳方式がある。実際に食事をしたのと同じ行為（原則は食べない）にて，摂取する食品量や水分量，醤油，味噌，塩，ソース，ドレッシングの量なども調べることができる。そのほかに生産・流通・使用量調査方式もある。国内の食品添加物製造業者，輸入業者，食品製造業者に対するアンケート調査から，個々の食品添加物について，1年間の生産量または使用量から，食品に添加される食品添加物量を算出し，それを国民人口で割り，さらに日数（365日）で割って1日摂取量を求める方式である。

（6）成分規格，使用基準

　日本では原則として，厚生労働大臣が定めた食品添加物以外の製造，輸入，使用，販売等は禁止されており，この指定の対象には，化学的合成品だけでなく天然物も含まれる。

　指定された食品添加物の安全性は，物質の分析結果，動物を用いた毒性試験結果等の科学的なデータに基づき，食品安全委員会の行う**食品健康影響評価（リスク評価）**によって審議承認され，食品の摂取量などを踏まえて，具体的に各食品添加物ごとにADIが設定される。この結果を受けて，薬事・食品衛生審議会において成分規格，使用基準などが審議・評価され，食品添加物公定書に記載される。

　指定された多くの食品添加物では，成分規格，使用基準などが設定されているが，安全性の高いものや限定した使用法のみしかできないものなどには規格や基準がないものがある。

　成分規格とは，添加物そのものに有害な不純物が含まれていると，健康危害を引き起こす原因となる危険性があるために設けられている規格で，食品添加物の指定の際には，個別に成分規格が定められる。成分規格には，食品添加物の純度のほか，製造する際に生じる副産物や有害なヒ素および重金属の含有量の上限値などがあり，この成分規格に合わない食品添加物を使用したり，販売したりすることはできない。成分規格は，指定添加物だけでなく，既存添加物についても必要に応じて定められている。

　また，**使用基準**は，安全性を考慮したうえで，添加物の目的となる効果が発揮されるように，使用対象食品や最大使用量などを決めたものである。したがって，食品添加物をどの食品に，どれくらいまで加えてもよいかということを示しており，食品添加物の品目ごとあるいは対象となる食品ごとに定められている。

　第9版食品添加物公定書には，食品添加物の成分規格とこの規格にかかわる通則，一般試験法，試薬・試液等のほかに，次の基準類が収載されている。

　　a．成分規格　　食品添加物の純度や成分について最低限遵守すべき項目を示したものであり，安定した製品を確保するため定められている。

　　b．製造基準　　食品添加物および食品添加物の製剤を製造するときに守らなければならない基準である。

　　c．使用基準　　食品添加物および食品添加物の製剤を使って食品をつくるときに守らなければならない対象食品や量に関する基準である。食品添加物をどのような食品に，どのくらいまで加えてもよいかということを示したものであり，過剰摂取による影響が生じないよう，食品添加物の品目ごとあるいは対象となる食品ごとに定められている。

　使用基準は，次の①から④の制限を組み合わせて設定する。

　①　使用できる食品の種類の制限
　②　食品に対する使用量や使用濃度の制限
　③　使用目的についての制限
　④　使用方法についての制限

　　d．表示基準　　食品添加物および食品添加物の製剤を販売するときに，製品に表示する内容を決めた基準である。

　　e．保存基準　　保存方法が成分規格に大きく影響を与える食品添加物に設定する基準である。

（7）食品添加物の検査

　輸入品の食品添加物の検査では，検疫所などに所属する**食品衛生監視員**が，食品添加物公定書に記載されている公定法で，食品添加物の検査を行う。当然，許可されていない食品添加物を検出したり，また許可されている食品添加物であっても，使用法を誤ったり，適合した食品に使用されていなかったり，過剰な量が検出されたりした場合は食品衛生法違反となり，国内持込禁止，販売禁止，回収，廃棄等の措置がとられる。食品を輸入する際には，日本と諸外国の食品添加物の許可状況等を考慮して，使用されている食品添加物について十分に確認をする必要がある。

　国内で製造される食品や販売されている食品の食品添加物では，保健所などに所属する食品衛生監視員が，食品製造業者や販売店に立ち入って，食品添加物の使用実態の調査や，食品添加物の表示が正しくなされているかの検査を行い，必要に応じてサンプリング検査を実施する。当然，食品衛生法違反の場合は，回収，廃棄等

の措置がとられる。

　食品添加物を使用する場合は，必要最小限にとどめるという基本的な考え方に従い，国内外を問わず，食品の製造業者はその使用基準などについて十分に理解したうえで，違反がないように使用しなければならない。

(8) 食品衛生管理者の設置 ― 添加物取扱い上の安全管理 ―

　食品に使用される食品添加物は，その製造に関してはとくに注意しなければならない。精度の高い安全な食品添加物を製造供給することは，その後の加工食品の安全管理上重要となる。

　食品衛生管理者は食品衛生法により，「製造又は加工の過程において特に衛生上の考慮を必要とする食品又は食品添加物であって食品衛生法施行令で定めるもの（全粉乳，加糖粉乳，調製粉乳，食肉製品，魚肉ハム，魚肉ソーセージ，放射線照射食品，食用油脂，マーガリン，ショートニング，食品添加物）の製造又は加工を行う営業者は，その製造又は加工を衛生的に管理させるため，その施設ごとに，専任の食品衛生管理者を置かなければならない」こととなっている。

　食品衛生管理者を置いたときは，営業者は15日以内に都道府県知事（保健所）に届け出なければならない。厚生労働大臣の登録を受けた食品衛生管理者の養成施設において所定の課程を修了した者は，必要就業年数や講習を受けずに食品衛生管理者として選任される。

●添加物の安全性上，十分に検討されていない課題は●

1. 食品中や製造過程における食品添加物同士の相互作用については十分に検討されていない（食品での化学反応）。

　　清涼飲料水中のアスコルビン酸と安息香酸の反応によるベンゼンの生成については，微量につき現状の摂取レベルからみて健康影響のリスクは著しく低いとする米国をはじめとする諸外国の機関により評価されている。

2. 複数の食品添加物が摂取された場合の体内での相互作用についても十分に検討されていない（体内での化学反応，相互効果）。

　　食品添加物の組合わせは無数にあるが，肝臓，腎臓等に影響を与える可能性が理論的に考えられる食品添加物についての組合わせについて評価した海外の研究でも，摂取レベルからみて問題ないとの結論であった。

　　つまりどちらの作用も微量であるから問題はないとの見解であろう。

3. 疾病保有者や高齢者，そしてとくに乳幼児に対しては特別にリスクが検討されていない。すべて，一般成人に対しての安全性で判断されていることが現状である。

●食品添加物に対しての最近の行政上の取り組み●

1. 国際的な安全性および汎用添加物のわが国における指定

　2002（平成14）年7月当時，未指定食品添加物であったフェロシアン化物が含まれた食品（食塩等）の食品添加物の規制に関して，国際的に安全性評価が確立して広く使用されているものについては，国際的な整合性を図る方向で，わが国の現行指定制度のあり方についても見直しを行い，速やかに承認する方向に転換した。民間から申請がなくとも，行政が自主的に指定に向け，個別品目ごとに安全性および必要性を検討していくとの方針となった。

2. 既存添加物の安全性の確認

　既存添加物は古くから食品に利用され，かつ安全性上問題がないとされて，使用され続けてきたが，近年とくに2003（平成15）年以降，速やかに安全性の再調査を行うことが求められている。以後，安全性に問題があることが確認されたり，または使用実態のない既存添加物については，名簿から消除して使用を禁止することとなった。2004（平成16）年7月には，アカネ色素について腎臓に対し発がん性が認められたとの中間報告があり，アカネ色素をリストから消除した。現在，既存添加物再調査は順次進められ，2003（平成15）年ごろの既存添加物の登録数よりは100品目以上削除されている。

3. 食品添加物公定書の改訂

　おおむね5年ごとに，食品添加物に関する製造・品質管理技術や試験法の発達等の状況に対応すべく見直しを行い，公定書の改訂を実施することとなっている。現在は第9版食品添加物公定書が用いられている。第9版は，最終的な報告書が第9版食品添加物公定書作成検討会で2014（平成26）年2月に取りまとめられ，2018（平成30）年2月に作成された。なお，2020（令和2）年6月に追補があった。

3. 食品衛生法による分類と表示

（1）食品添加物の表示方法

　食品添加物の表示では，容器包装された加工食品について，原則として使用したすべての食品添加物の物質名（名称，別名，簡略名，類別名もある）を容器包装の見やすい場所に記載する。食品添加物の表示に関する管轄は，2009（平成21）年9月より厚生労働省より消費者庁へ移管した。加工食品では使用した原材料を，重量の割合の多い順に記載することになっているので，食品添加物は量的にはわずかしか使用されていないことから，通常は最後または別項目で記載される。また，名称については消費者にわかりやすくするために，用途名の併記や一括名の表示が用いられる。なお，加工助剤およびキャリーオーバー，栄養強化剤については表示を省略できる（p.134参照）。

品　　名　調理パン（海老マヨバーガー）
原材料名　海老カツ（国内製造），ゴマ付パン，キャベツ，ソース（マヨネーズ，ブドウ糖果糖液，醸造酢，米発酵調味料，ニンジン，砂糖，その他），ショートニング，レタス，マスタードスプレッド，／調味料（アミノ酸等）リン酸塩（Na），増粘剤（キサンタン，加工澱粉），香料，乳化剤，V．C，着色料（ウコン，カロテノイド，紅麹），酸化防止剤（V.E），pH調整剤，甘味料（ステビア），香辛料抽出物，炭酸Ca
（原材料の一部に乳成分，卵，大豆を含む）←これはアレルギー原材料表示
内 容 量　1食
消費期限　表面下部に記載
保存方法　直射日光，高温多湿を避けて保存ください。
製 造 者　○○会社　宮城県○○市○○1-2-3

図7-2　食品添加物表示例

図7-2は食品表示例であるが，原材料名で／（スラッシュ）以下の下線の物質は食品添加物である。

（2）食品添加物の表示の原則（物質名で表示）

食品添加物の表示には，原則として**物質名**を用いる。しかし，物質名として使われる化学名は一般消費者には理解されにくく，誤った情報になりかねない。わかりやすい表示とするために，化学名の簡略名や類別名を使うことが認められている（食品衛生法施行規則別表第1，表7-1参照）。β-カロテンのβ-や，DL-アラニンのDL-のような異性体を示す記号を省略したり，亜硝酸ナトリウムを亜硝酸Naと表すように，カリウム，カルシウム，ナトリウム，マグネシウムをそれぞれ元素記号のK，Ca，Na，Mgで置き換えたり，クエン酸三カリウムをクエン酸カリウムとするように置換数を省略したりする。カフェイン抽出物などの抽出物を省略することも可能である。**類別名**はカロテノイドのように，異なる物質であるが，本質が共通なもの（β-カロテン，トウガラシ色素など）をまとめた表記である。

表7-1　簡略名・類別名の表示例

食品添加物の名称	簡略名・類別名
L-アスコルビン酸ナトリウム	ビタミンC，V.C
硫酸アルミニウムカリウム	ミョウバン，焼きミョウバン
炭酸水素ナトリウム	重曹，重炭酸ナトリウム
サッカリンナトリウム	サッカリンNa
水酸化ナトリウム	カセイソーダ

（3）用途名併記の食品添加物

　食品添加物には，**物質名と用途名を併記**することになっているものがある。以下の8用途の食品添加物がそれに該当する。用途名という使用目的を表す名称も併記することが消費者の購入の判断に役立ち，なかには複数の用途があるものもあるので，記載したほうが使用目的が理解されやすい。表示は**用途名**および**物質名**で記載される。たとえば，「甘味料（キシリトール）」のようになる。表7-2に用途名併記の食品添加物の用途名と用途・目的を示す。

　食品添加物の物質名中に「色」の文字を含む場合は用途名の「着色料」を省略することができる。また，「増粘」の文字を含む場合には「増粘剤」または「糊料」の用途名を省略することができる。用途欄に増粘安定剤と記載された多糖類を複数で使用する場合は，増粘多糖類という簡略名が使用できる。また，甘味料のアスパルテームは「L－フェニルアラニン化合物」と併記する。これは，フェニルケトン尿症患者がフェニルアラニンの摂取により重症化することを防ぐためである。

表7-2　用途名併記の食品添加物

用　途　名	用　途・目　的
甘　味　料	食品に甘味を与える
着　色　料	食品を着色し，色調を調節する
保　存　料	かびや細菌の発育を抑制し，食品の保存性をよくする
増粘剤，安定剤，ゲル化剤 （増粘安定剤，糊料）	食品に滑らかな感じや粘り気を与え，安定性を向上させる
酸化防止剤	油脂などの酸化を防ぎ，保存性をよくする
発　色　剤	ハム・ソーセージ等の色調・風味を改善する
漂　白　剤	酸化または還元で食品を白くする
防 か び 剤	柑橘類等のかびの発生を防止する

（4）一括名表示の食品添加物

　食品添加物を表7-3の14種類の用途で使用する場合には，使用目的を表す**一括名の表示**が認められている。同じ用途の食品添加物を複数使う場合で，たとえば数種類の物質を混合した香料では，それぞれの物質の使用量はごく微量であることから，すべての物質名を表示するよりも「香料」と一括して表示したほうが繁雑でなくわかりやすくなる。

　一括名の表示例として，イーストフードの場合，塩化アンモニウムのほかグルコン酸カリウムなど複数の**製造用剤**が使われるが，それらをまとめて表記できる。

◘製造用剤

　用途や機能が多岐にわたる食品添加物には，1つの用途名に分類することがむずかしいものがある。このようなものを便宜的に製造用剤という。

　かんすいやプロピレングリコールなどがある。

表7-3　一括名表示が可能な食品添加物

一 括 名	目 的 ・ 用 途
イーストフード	パンなどのイーストの発酵をよくする
ガ ム ベ ー ス	チューインガムの基材に用いる
香 　 　 料	食品に香りをつけ，おいしさを増す
酸 　 味 　 料	食品に酸味を与える
調 　 味 　 料*	食品にうま味などを与え，味をととのえる
豆腐用凝固剤	豆腐を作るときに豆乳を固める
乳 　 化 　 剤	水と油を均一に混ぜ合わせる
pH調 整 剤	食品のpHを調節し，品質をよくする
か ん す い	中華麺の食感，風味を出す
膨 　 脹 　 剤	ケーキなどをふっくらさせ，ソフトにする
苦 　 味 　 料	苦味を付与することで味をよくする
光 　 沢 　 剤	食品の保護および表面に光沢を与える
軟 　 化 　 剤	チューインガムを柔軟に保つ
酵 　 　 素	触媒作用で食品の品質を改善する

＊ただし，調味料はその構成成分に応じて種類別に表示する。
調味料（アミノ酸），調味料（核酸），調味料（有機酸），調味料（無機塩）など。
出典）日本食品添加物協会ホームページより一部改変

（5）表示免除の食品添加物

1）加 工 助 剤

　加工助剤とは食品の製造工程で使用されるが，完成前に除去され，最終的に食品中からは消失するもので，その成分量を増加させない。加工助剤は食品では検出されないものであることから表示しなくてもよい。多くは製造用剤と呼ばれるグループに入る物質である。これらには，亜塩素酸ナトリウム，アセトン，イオン交換樹脂，塩酸，過酸化水素，次亜塩素酸水，シュウ酸，臭素酸カリウム，水酸化ナトリウム，ナトリウムメトキシド，二酸化ケイ素，ヘキサン，ポリビニルポリピロリドン，硫酸などがある。

2）キャリーオーバー

　食品の原材料に使用された食品添加物は原則として，表示しなければいけない。**キャリーオーバー**とは，その食品の製造過程では使用されず，最終食品において効果を発揮する量より少ない含有量である状態のことをいい，その場合はその食品添加物の表示は免除される。原材料を製造するときに，通常使用される食品添加物がこれに該当する。たとえば，せんべいに使用される醤油に含まれる保存料があげられる。キャリーオーバーでない場合は，食品の原材料に使用された食品添加物についても表示する必要がある。しかし，原材料に使用された着色料が，最終食品に着色の効果または色の影響があった場合は，キャリーオーバーに該当しない。

3）栄養強化剤

　栄養素を強化する目的でビタミン類，ミネラル類，アミノ酸類を食品に添加した場合は，表示が免除される。原材料を調理・加工するとき，原材料がもっていた栄養成分が減ったり，なくなったりすることがある。このような栄養成分を補ったり，栄養価を高めたりする目的で使用されるものが，**栄養強化剤**である。この食品添加物は栄養成分の補填・強化を目的として使用され，乳児用調製粉乳では母乳の成分に近づけるために使われる。栄養強化の目的以外で使用した場合は表示しなければならない。たとえば，着色料としてβ-カロテンを添加したり，酸化防止剤としてアスコルビン酸を添加した場合には，表示が必要である。

4）バラ売り食品

　通常，食品は加工後に包装されるので，包装表面に食品成分が表示される。しかし，表面積の小さな包装では表記できないので，表面積30 cm^{2}以下の包装品には表示をしなくてもよい。たとえば，飴を個別包装してある袋には表示がなく，それらをまとめた袋に表示がある。

　店頭でバラ売りをする食品には直接，表示することはむずかしいが，いくつかの食品添加物には表示が義務づけられている。甘味料のサッカリンまたはサッカリンナトリウムを使用した食品の場合には，バラ売りであっても，売り場に表示をしなければならない。防かび剤に使用されたかんきつ類やバナナをはじめとするフルーツの場合は，陳列してある場所に防かび剤の使用を表示しなければならない。

4. 食品添加物の種類と用途

（1）食品添加物の種類

　1995（平成7）年の食品衛生法の改正以降，以下のように（表7-4）分類されている。**指定添加物**と**既存添加物**は使用基準などの規制対象があるが，**天然香料**や**一般飲食物添加物**などは規制対象ではない。食品添加物は，一般飲食物添加物を除けば，通常はそれ自身を食品として食べることはない。塩や醤油は伝統的に「食品」として扱われている。食品に味を付与する機能は，塩や醤油の本来の機能と考えられる。

表7-4　食品添加物の種類

指定添加物	472種類	食品添加物公定書に記載される
既存添加物	357種類	既存添加物リストに記載される
天 然 香 料	612種類	指定対象外
一般飲食物添加物	72種類	指定対象外

　（注）指定添加物や既存添加物は使用基準等が存在するものがある。2021年1月15日改正。

◻ **指定添加物**
　厚生労働大臣が指定した食品添加物であり，リスト化され，品目が決められている。これには，合成添加物もいわゆる天然添加物も区別がない。

◻ **既存添加物**
　いわゆる天然添加物の既存添加物は，1995（平成7）年以前から長年使用される天然添加物であり，リスト化されている。食品添加物の指定制度を適用せずに，安全性は高いものと見なされていたが，近年既存添加物の安全性の見直しや使用実態調査が行われている。

◻ **天然香料**
　いわゆる天然添加物の天然香料は，植物，動物を起源とする香料で，古くから安全性の高いものに限定され，香りづけの用途以外には使用できない。

◻ **一般飲食物添加物**
　通常は食品として用いられるが，食品添加物の目的に準じた使い方をするものである。その多くは通常の食品で，着色目的の天然食品が多いことが特徴である。

（2）食品添加物公定書

食品添加物公定書は指定された添加物を掲載し，詳細が記載されている。内容には，食品添加物の成分規格とこの規格にかかわる通則，一般試験法，試薬・試液等のほかに，次の基準が収載されている。成分規格は，構造式，分子量，含量，性状，確認試験，純度試験，乾燥減量，水分，強熱残分，定量法，灰分，微生物限度などが品目別（五十音順）に記載されている。

　　a．製造基準　　食品添加物および食品添加物の製剤を製造するときに守らなければならない基準。

　　b．使用基準　　食品添加物および食品添加物の製剤を使って食品をつくるときに守らなければならない対象食品や量に関する基準。

　　c．表示基準　　食品添加物および食品添加物の製剤を販売するときに，製品に表示する内容を決めた基準。

　　d．保存基準　　保存基準が設定されている品目は，8品目（アセトアルデヒド，エルゴカルシフェロール，β-カロテン，コレカルシフェロール，ナタマイシン，ナトリウムメトキシド，ビタミンA油，粉末ビタミンA）である。遮光した密封容器に入れて保存，空気を不活性ガスで置換して保存，冷所に保存のいずれか，または組合わせが基準となっている。

（3）主な食品添加物の用途別代表的物質名および解説

　食品添加物はその物質の特性から，用途が限られるものと複数の用途で使用されるものがある。使用基準で用途や使用できる食品に制限のあるもの以外は，使用に制限がない。主要な用途ごとに，よく使われる添加物を紹介し，解説する。

　以下の1）から8）の用途で使用した場合は，**物質名とその用途名の併記**が必要である。**9）から18）**は**一括名**でよいものである。さらに用途名併記の目的を分類すると，保存目的として保存料，酸化防止剤，防かび剤，食品の色づけを目的として着色料，漂白剤，食品の加工，嗜好性の向上を目的として甘味料，増粘安定

●食品添加物分野の用語の読み方もわかりやすく●

　糊料は増粘剤・安定剤・ゲル化剤のグループ全般に使える用途名であるが，増粘剤は増粘の目的，安定剤は安定させる目的，ゲル化剤はゲル化の目的で使用したときに限って使われる用途名である。その糊料は，「のりりょう」とは呼ばない。三省堂大辞林でも糊料を「こりょう」と読む。また，「防かび剤」は「防ばい剤」ともいう。漢字では「防黴剤」1つだけであるが，読み方の違いによって2つの名称になったものである。しかし，「こりょう」や「ぼうばいざい」では，何を指しているのか一般消費者には不明である。添加物の表示はわかりやすくというならば，読み方も「のり料」にして，「防かび剤」のみに限定するとしたほうが，一般消費者にとってありがたいことではないだろうか？

剤，発色剤に分けられる。

1）甘味料（用途名併記）

　代表的な甘味食品は砂糖であるが，食品とされ，添加物の甘味料とは見なされていない。最近では，糖尿病，肥満，虫歯などの予防のために，砂糖の代替品として甘味料が使われることが多くなってきた。この目的のためには，微生物が分解利用できない糖であること，カロリー（エネルギー）を抑えるために砂糖よりも数倍は甘いことなどが必要条件となっている。

　表7-5にアスパルテーム，ネオテームほかの**代表的甘味料**を示す。現在よく利用されている天然由来または人工甘味料に，カロリーオフを主な目的に利用するものや，微生物に利用されず虫歯になりにくいもの，加工食品の保湿性や安定性を向上させるものがある。

表7-5　甘味料の代表的物質と特性

物　質　名	特　　　　　　　　性	使用される食品	ADI (mg/kg 体重/日)
アスパルテーム	アスパラギン酸とフェニルアラニンのジペプチド。甘さは砂糖の約200倍で，さわやかな甘さが特徴。熱で分解されやすい。「L-フェニルアラニン化合物」である旨を併記するよう定められている。	ダイエット食品，清涼飲料水，菓子など	40
ネオテーム	アスパルテームをアルキル化して得られた甘味料で，砂糖の7,000から13,000倍の高甘味度。アスパルテームよりも熱に安定。消化酵素で分解されず，フェニルアラニンを遊離しない。	ダイエット食品，清涼飲料水など	1
アセスルファムカリウム	砂糖の約200倍の甘味のノンカロリー甘味料。非う蝕性。	ダイエット食品，アイスクリーム，菓子，清涼飲料水，漬物，つくだ煮など	15
スクラロース	砂糖の600倍の甘さをもつ。食品加工において安定。非う蝕性。	ダイエット食品，デザートや清涼飲料水など	15
サッカリンサッカリンナトリウム	砂糖の500倍の甘味。甘味が消えない後味をもつ。サッカリンナトリウムは，水に溶けやすい。バラ売り食品でも表示義務がある。	チューインガム，漬物，粉末清涼飲料，魚介加工品，醤油，つくだ煮，煮豆	2.5
グリチルリチン酸ナトリウム	カンゾウ抽出物から，ナトリウム塩として得られる甘味料である。	醤油，味噌のみ	－
D-ソルビトール（ソルビット）	ブドウ糖を還元し砂糖の60％程度の甘さ。清涼感がある。食品に保湿性や安定性を与える。	煮豆，つくだ煮，生菓子，冷凍すり身など	－
キシリトール	キシロースを水素添加した糖アルコール。甘味度は砂糖と同程度で，カロリーは60％程度。清涼感がある。非う蝕性。特定保健用食品に利用。	チューインガム，キャンデー，ジャム，菓子など	－
カンゾウエキス（グリチルリチン）	マメ科カンゾウから抽出したもので，精製したものがグリチルリチン。甘さは砂糖の約200倍。	醤油，味噌，漬物，つくだ煮，清涼飲料水，魚肉ねり製品，氷菓，乳製品など	－
ステビア（ステビオサイド）	キク科ステビアの葉から抽出したもので，精製したものがステビオサイド。甘さは砂糖の約200～300倍。	ダイエット食品，清涼飲料水，菓子など	－

●**甘味料　砂糖の何倍の甘さ？**●

　「甘味度」は，複数の研究者らが「砂糖の希釈液」と「甘味料の希釈液」を味わい比較して，甘味を感じることができる最大の希釈倍率から示された甘味の指標である。

　甘味料について「砂糖の○○倍」という表現が用いられるが，諸々の条件によっては数字が動くと考えられ，10倍，100倍程度の倍率の表現で十分であり，それ以上，あるいはもっと細かい倍率の必要性は疑問に思うという研究者の声もある。

　たとえば，「砂糖の200倍」といっても「200倍」は大まかに表していると理解したほうがよいであろう。

2）**着色料**（用途名併記）

　食品の色には食欲の増進効果がある。人間は食品加工段階で食品の色を調整する目的で，古くから着色料を広く使用してきた。合成色素であるタール系色素は鮮明な色で，種々の色をつくりやすく，退色しにくいという優れた特徴をもった着色料として使用されてきた。しかし近年では，子どもの菓子をはじめ，食品全体にタール系色素の使用は減っている。消費者は天然色素を好み，さらに無着色の食品を求めているのが現状である。なお，生鮮食品等に着色料を使用することは，品質，鮮度等の見極めがむずかしくなることから禁止されている。

　　a．**アナトー色素（カロテノイド色素）**　　ベニノキの種子から抽出されるカロテノイド系の黄橙色の色素。ハム，ソーセージ，水産加工品，チーズ，マーガリンなどに使用される。

　　b．**ウコン色素（クルクミン，ターメリック色素）**　　ウコンの根茎から抽出される黄色の色素クルクミンが主成分である。漬物，水産ねり製品，栗のシロップ漬け，和菓子などに使用される。

　　c．**カラメル色素**　　糖類などを加熱処理して得られる褐色の色素である。清涼飲料水，乳飲料，菓子，漬物，つくだ煮などに使用される。

　　d．**カロテノイド系色素**　　サツマイモ，ニンジン，トマトなどから抽出される黄色～赤褐色の色素である。β-カロテンは体内でビタミンA効力をもつプロビタミンであり，栄養強化の目的でも使用される。現在，β-カロテンは化学的に合成される。麺類，菓子類，マーガリンや飲料などに使われる。

　　e．**クチナシ色素**　　クチナシの果実から抽出される。カロテノイド系の物質が主成分である。菓子，冷菓，麺類，農産物加工品などに使用される。

　　f．**コチニール色素**　　エンジムシから抽出される橙～赤紫色の色素成分である。カルミン酸が主成分。清涼飲料，冷菓，菓子，食肉製品，かまぼこなどに使用される。

　　g．**食用タール系色素**　　石油精製時に得られるナフサを原料に得られる色素

である。日本では表7-6の12種類が指定されている。使用基準が定められ，使用してはならない食品はカステラ，きな粉（うぐいす粉を除く），魚肉漬物，鯨肉漬物，昆布類，醤油，食肉，食肉漬物，スポンジケーキ，鮮魚介類（鯨肉を含む），茶，のり類，マーマレード，豆類，味噌，麺類（ワンタンを含む），野菜およびワカメ類である。菓子，漬物，魚介加工品，畜産加工品などに広く利用される。

表7-6　食用タール系色素の1日許容摂取量（ADI）

食用タール系色素	ADI (mg/kg体重/日)	食用タール系色素	ADI (mg/kg体重/日)
食用赤色2号	0.5	食用黄色4号	7.5
食用赤色3号	0.1	食用黄色5号	2.5
食用赤色40号	7	食用緑色3号	25
食用赤色102号	4	食用青色1号	12.5
食用赤色104〜106号	＊	食用青色2号	5

＊設定されていない。問題となる知見なし。

表7-7　保存料の代表的物質と特性

物質名	特性	使用される食品	ADI (mg/kg体重/日)
ソルビン酸ソルビン酸カリウム	化学的合成品が使用されている。抗菌力はそれほど強くないが，水によく溶ける。酸性領域でかび，酵母，細菌の発育を防止する。さまざまな食品に用いられる。	チーズ，魚肉ねり製品，食肉製品，魚介乾製品，つくだ煮，煮豆，醤油漬け，こうじ漬けなど	25
安息香酸安息香酸ナトリウム	化学合成品が使用されている。水によく溶け，各種微生物の増殖を抑制する。食品のpHが低いほど効力が大きく，中性域やアルカリ性領域では効果がない（酸性領域依存性）。	キャビア，マーガリン，清涼飲料水，シロップ，醤油，果実ペーストおよび果汁など	5
プロピオン酸プロピオン酸カルシウム	自然界にも微生物の代謝産物として存在し，味噌，しょうゆ，パン生地，ブドウ酒，チーズなどの発酵食品に含まれる。かびや芽胞菌の発育を阻止する。	チーズ，パンおよび洋菓子以外の食品に使用してはならない。ただし，着香の目的で使用する場合はこの限りでない。	制限なし
パラオキシ安息香酸エステル類	パラオキシ安息香酸エチル，プロピル，イソブチル，イソプロピル，ブチルなどが指定されており，pH非依存性の保存料で，広く食品に利用できる。水に溶けにくいため，エタノール，酢酸または水酸化ナトリウム溶液で，溶解させて使用する。	多くの加工食品	10
ポリリジン	放線菌の培養液に含まれるL-リジンが鎖状につながった物質。細菌，酵母の発育防止に有効であるが，かびには効果がない。	穀類，イモ類などを使ったでんぷん加工食品	制限なし
しらこたん白抽出物	サケの精巣（しらこ）に含まれるプロタミンやヒストンタンパク質。ネトの発生を抑える効果がある。	でんぷん加工食品，魚肉ねり製品など	制限なし

　　h．ベニコウジ色素　　ベニコウジ菌の培養物から抽出した赤色の色素である。魚肉ねり製品，味つけタコ，畜産加工品，調味料などに使用される。

　　i．ベニバナ色素　　ベニバナの花から抽出されるサフロミンというフラボノイド系の黄色色素である。清涼飲料，菓子，麺類，漬物などに使用される。

3）保存料 （用途名併記）

　保存料は食品の腐敗や変敗の原因となる微生物の増殖を抑制し，保存性を高める添加物である。微生物を殺すことを目的とした殺菌剤とは異なる。表7-7にはその代表物質と特性をまとめた。食品のpHが低い（酸性が強い）ほど効力が高く，中性域やアルカリ性域では効果がないとされる**酸性領域依存性**の保存料として安息香酸，安息香酸ナトリウム，ソルビン酸，ソルビン酸カリウム，プロピオン酸，プロピオン酸カリウムが，**pH非依存性の保存料**としてパラオキシ安息香酸エステル類が，**天然由来の既存添加物**としてポリリジン，しらこたん白抽出物などがそれぞれある。

4）糊料 （増粘剤，安定剤，ゲル化剤） （用途名併記）

　糊料は，水に溶解または分散して粘稠性を生じる高分子物質で，**増粘安定剤**ともいう。少量で高い粘性を示す場合には**増粘剤**，液体のものをゼリー状に固める作用を目的として使う場合には**ゲル化剤**，粘性を高めて食品成分を均一に安定させる効果を目的とする場合には**安定剤**と呼んで区別する。

　ゲル化剤は加熱すると液状になり，冷却すると固化する。ゼラチン（動物の皮や骨），寒天（テングサ），カラギナン，ペクチンなどがある。ゲル化とは，コロイド溶液（ゾル）が流動性を失い，多少の弾性と固さをもってゼリー状（ゲル）に固化することをいう。安定剤は，保護コロイド性をもつもので，微細な粒子を食品中に安定的に分散させる性質をもっている。

　　a．カルボキシメチルセルロースナトリウム（CMC）　　セルロースとクロロ酢酸の反応で合成される。水に溶けやすく，食品に粘性，安定性などを付与する。粘度が高く，毒性をもたず，アレルギー性がない。増粘剤，安定剤として食品ではアイスクリーム，シャーベット，ソース，麺類などに使用される。

　　b．カラギナン　　紅藻類からアルカリ抽出して得られる。ガラクトースとアンヒドロガラクトースなどからなる多糖類である。硫酸基の違いでゲル化の性質が異なる。食物繊維の一種である。ゼリー，ジャム，プリン，アイスクリーム，ドレッシングなどに使用される。

　　c．キサンタンガム　　トウモロコシでんぷんをキサントモナス菌で発酵して生成した多糖類である。構成糖は，グルコース，マンノース，グルクロン酸である。水と混合すると粘性が出るのでドレッシング，たれ類，漬物，つくだ煮，冷凍食品，レトルト食品に増粘剤として使用している。

　　d．グァーガム　　グァー豆の胚乳成分で，ガラクトマンナンが主成分の天然多糖類である。冷水に容易に溶け，高い粘性を示す。血糖値上昇抑制作用，コレス

テロール低下作用，便通改善などの生理効果がある。ドレッシング，ソース，アイスクリーム，即席麺類などに使用される。

　　e. ペクチン　　かんきつ類やリンゴの果皮など植物の細胞壁や中葉に多く含まれる複合多糖類である。主成分はポリガラクツロン酸である。カルボキシ基がメチルエステル化されたものを**ペクチン**という。これは食品に粘性を与え，安定性を高める。ジャム，ゼリー，アイスクリームなどに使用される。

5）酸化防止剤（用途名併記）

　食品を変質させたり劣化させたりする原因の一つとして，空気中の酸素による食品の酸化がある。とくに油脂類が酸化すると色や風味が悪くなるばかりでなく，酸化によって生じた過酸化物による消化器障害を引き起こす。褐変や退色，栄養価の低下の原因にもなる。酸化による品質の低下を防止するのが**酸化防止剤**である。酸化防止剤は，自身が酸化することで，食品の酸化を防ぐ。エリソルビン酸やアスコルビン酸のように水溶性のものと，ジブチルヒドロキシトルエン（BHT）やトコフェロールのように油溶性のものがあり，それぞれの性質をもつ食品の酸化防止に用いられる。表7-8に代表的な酸化防止剤の特性を示す。

表7-8　酸化防止剤の代表的物質と特性

物　質　名	特　　　　性	使用される食品	ADI (mg/kg 体重/日)
L-アスコルビン酸	でんぷんを原料として，発酵により製造する。水に溶けやすく酸性で強い還元作用があり，褐変，変色，風味の劣化などを防止する。栄養強化剤としても使用される。	果実加工品，漬物，そう菜，パンなど	―
エリソルビン酸	ブドウ糖を発酵して得られたケトグルタル酸をエステル化し，さらにエノール化して製造する。強い還元力があり，酸化防止の目的のみに使用できる。	果実加工品，魚介加工品，農産物缶詰，漬物など	5
カ　テ　キ　ン	茶の茎や葉などから抽出される。ビタミンE，クエン酸，ビタミンCとの併用による酸化防止の相乗効果がある。	水産加工品，食肉加工品，菓子，油脂，清涼飲料水など	―
ジブチルヒドロキシトルエン（BHT）	p-クレゾールとイソブチレンから合成されるフェノール類。クエン酸やアスコルビン酸などと併用して用いる。	油脂，バター，魚介製品，鯨肉冷凍品，チューインガムなど	0.5
トコフェロール	植物から抽出した天然のp-クレゾールとイソブチレンから合成したd-α-トコフェロールと化学合成したdl-α-トコフェロールがある。合成トコフェロールは栄養強化剤として使用できない。	油脂類，バター，油脂含有食品，菓子類など	2
ブチルヒドロキシアニソール（BHA）	p-ヒドロキシアニソールとtert-ブタノールから合成される脂溶性のフェノール類。浸透性にすぐれ，BHT以上の酸化防止効果をもつ。	パーム油をはじめとする油脂，バター，魚介製品など	0.3

6）発色剤（用途名併記）

　赤血球に含まれる色素の**ヘモグロビン**と肉組織に含まれる色素の**ミオグロビン**に結合して，安定した赤色色素を生成したり，食品の色素成分を安定化させる。生鮮食肉や鮮魚に使用することは認められていない。

　　a．**亜硝酸ナトリウム**　　アスコルビン酸などの発色補助剤と併用されることが多く，ボツリヌス菌の生育を抑える効果がある。ハム・ソーセージなどの食肉製品，鯨肉ベーコン，魚肉ハム・ソーセージ，イクラ，スジコ，タラコに使用される。亜硝酸ナトリウムは2級アミンとの酸性条件で反応し，N-ニトロソアミンを生成する。この類の物質には発がん性のあるものが多い。アスコルビン酸はN-ニトロソアミンの生成を妨げる。亜硝酸ナトリウムのADIは0.07 mg/kg体重/日である。

　　b．**硝酸カリウム，硝酸ナトリウム**　　食品中で微生物により硝酸塩が亜硝酸に還元され，効果を現す。亜硝酸ナトリウムと併用される。また，チーズや清酒の発酵調整剤として用いられることもある。ハム・ソーセージなどの食肉製品，鯨肉ベーコン，チーズ，清酒に使用されている。

7）漂白剤（用途名併記）

　食品中の有色物質を酸化または還元により無色にする目的で使用される。亜塩素酸ナトリウムのように，酸化作用で色素を脱色する**酸化漂白剤**と，亜硫酸ナトリウムのように，色素を還元して漂白する**還元漂白剤**がある。漂白剤には殺菌作用や酸化防止作用があり，殺菌料や保存料としても使用される。

　　a．**亜塩素酸ナトリウム**　　酸化漂白剤であるが，漂白の目的以外にもカット野菜等の生食用野菜や卵殻の殺菌の目的（殺菌料）でも使用される。このほか，フキ，モモ，かんきつ類果皮（製菓用に限る），サクランボ等に使用される。最終製品の完成までに分解または除去されなければならない。

　　b．**亜硫酸ナトリウム，二酸化硫黄**　　還元漂白剤であるが，酸化防止，変色防止，保存，防かびなどの効果もある。カンピョウ，乾燥果実，水あめ，煮豆，エ

●亜硝酸，硝酸塩はほとんどが野菜からの摂取と考えられる●

　国際的にも日本人は硝酸塩の摂取量が多いとされているが，その硝酸塩摂取の大半は野菜，飲料水にあり，添加物からはわずかに過ぎない。硝酸塩のADIは3.7 mg/kg体重/日であるので，仮に50 kgの体重とするならば，185 mgがADIとなり，1994（平成6）～1996（平成8）年の調査では，日本人の平均硝酸塩摂取量は232 mg/日/人，2000（平成12）年の厚生労働省の調査では289 mg/日/人で，これらの83～98%が生鮮野菜由来と考えられている。加工食品からの硝酸塩の摂取は2～17%に過ぎないことが明らかとなり，さらにそのなかで添加物からの硝酸塩は1%以下と評価されている。

ビのほか，広範囲の食品に使用される。ゴマ，豆類および野菜を漂白する目的で漂
白剤を使用することはできない。

8）防かび剤または防ばい剤（用途名併記）

　防かび剤は輸送や貯蔵中のかびの発生を防止するための食品添加物である。本来
はポストハーベスト農薬と考えたほうがよいかもしれない。**防かび剤**（防ばい剤）
が使用されたかんきつ類やバナナなどはバラ売りであっても，値札や品名札あるい
は陳列棚などに物質名を表示しなければならない。フルジオキソニルはかんきつ類
やバナナに加えて，アンズをはじめ，いろいろな果物に使用される防かび剤であ
る。アゾキシストロビンは海外でポストハーベスト農薬として使用されている防か
び剤である。表7-9に防かび剤の特性を示す。

表7-9　防かび剤の代表的物質と特性

物　質　名	特　　性	使用される食品	ADI（mg/kg体重/日）
ジフェニル（DP）	輸送の途中で，かびが発生したり，腐敗するのを防ぐために使用される。近年では，ほとんど使用されておらず，検出されていない。また，ジフェニルに耐性のある菌が発見されている。ジフェニルの使用方法は，果物に塗布することは禁止で，紙に含ませて蒸発させて果物に付着させる。	オレンジやレモンなどのかんきつ類（かんきつ類以外での使用は認められていない）	0.05
イマザリル	ジクロルベンゼン誘導体とイミダゾールを反応させて製造する。比較的水に溶けやすく，強いかび防止効果がある。かんきつ類ではワックス処理液に浸漬して，バナナでは処理液に浸漬または，スプレーして使用する。	かんきつ類（ミカンを除く），バナナ	0.03
オルトフェニルフェノール（OPP）オルトフェニルフェノールナトリウム	かんきつ類の表皮に散布または塗布することにより使用する。チアベンダゾールなどの他の防かび剤と併用することもある。	かんきつ類のみが使用対象	0.4
チアベンダゾール（TBZ）	広い抗菌スペクトルを示す抗菌剤で，農薬，食品添加物のほかに，動物用医薬品としても広く使用される。防かび剤としては，かんきつ類には，収穫後の果物を浸漬する方法が用いられる。また，バナナには溶液に浸漬，またはスプレーする方法が用いられる。	かんきつ類，バナナ	0.1
フルジオキソニル	2011（平成23）年から使われた非浸透移行性殺菌剤で，胞子発芽，発芽管伸長および菌糸の生育阻害を示すことから，農薬としてだけでなく，収穫後の果実の防かび目的にも使用される。	アンズ，オウトウ，かんきつ類（ミカンを除く），キウイフルーツ，ザクロ，スモモ，西洋ナシ，ネクタリン，ビワ，マルメロ，モモ，リンゴの果実	0.03
アゾキシストロビン	2013（平成25）年に日本でも食品添加物の防かび剤として登録された。世界では約50カ国で主に米，小麦，豆類，ブドウ等に農薬として登録されており，わが国では1998（平成10）年に農薬としては登録された。	かんきつ類（ミカンを除く）	0.18

9）乳　化　剤

乳化剤は混じり合わない水と油を均一な状態にする作用をもつ。**水中油滴**（O/W）**型乳化**と**油中水滴**（W/O）**型乳化**があり，前者の例としてマヨネーズが，後者の例としてマーガリンがある。乳化作用のほかに気泡作用をもち，ケーキ，ホイップクリームなどでその効果を示す。合成乳化剤としては，グリセリン脂肪酸エステル，ショ糖脂肪酸エステルが，天然乳化剤としてはサポニン，レシチンなどがある。清涼飲料，菓子類などに広く使用されている。

10）膨　張　剤

膨張剤は二酸化炭素を発生させて，蒸し菓子や焼菓子などを膨張させる食品添加物である。イーストは天然の膨張剤といえるが，合成の膨張剤としては炭酸水素ナトリウム（重曹），グルコノデルタラクトン（グルコノラクトン），硫酸アルミニウムカリウム（ミョウバン）などがある。炭酸水素ナトリウムを主成分とした膨張剤はふくらし粉やベーキングパウダーと呼ばれる。

11）調　味　料

一般に，味噌，醤油，塩，カツオ節などの**調味料**は，すべて食品と見なされるが，調味料のなかでも，グルタミン酸ナトリウムやイノシン酸ナトリウムといった化学的に合成されたものは，食品添加物とされる。食品添加物の調味料の多くは，本来昆布やカツオ節などに含まれるうま味成分を化学的に合成したり，抽出したものである。食品添加物としての調味料は，アミノ酸系，核酸系，有機酸系，無機塩系に分類され，表示では「調味料」という一括名の後にカッコ書きで系の名を表示する〔例：調味料（アミノ酸）〕。2つ以上の系を使用する場合で，主としてアミノ酸から構成される場合には，「調味料（アミノ酸等）」とする。

12）酸　味　料

食品に含まれる酸味を呈する有機酸のいくつかは，**酸味料**として食品添加物に指定されている。酸味料は酸味の目的のほかに，保存やpH調整に使用される。クエン酸はかんきつ類の酸味の主成分であり，L-酒石酸はブドウに含まれる酸で，渋味があり，乳酸は乳酸菌が生成する酸である。清涼飲料水，ジャム，キャンディ，フルーツ缶詰などに使用される。

13）苦　味　料

苦味成分は食品中にごく微量しか含まれず，苦味料の使用量もごくわずかである。無機物の苦味成分としては塩化マグネシウムがあるが，有機物の苦味成分としてはコーヒーの種子や茶の葉に含まれる**カフェイン**，グレープフルーツの果皮，果汁や種子の成分の**ナリンギン**がある。コーラ，清涼飲料，チューインガムなどに使用される。適度の苦味は胃を刺激して，胃酸や消化酵素の分泌を促すなどの薬理作用がある。

14）光　沢　剤

光沢剤は食品の表面のつや出しに使用される。食品の表面に皮膜をつくり，水分

の蒸発を抑える。ミツロウはミツバチの巣より得られたもので，菓子，糖衣食品，果実等のコーティングに用いられる。

15）ガムベース

ガムベースはチューインガムの基材で，これに糖類，香料，着色料などを加えて**チューインガム**ができる。酢酸ビニル樹脂，ジェルトン（ポンチアナック），ラテックス，チクルなどがあり，主にチューインガムに限定して使用される。

16）栄養強化剤

栄養強化剤はビタミン類，ミネラル類，アミノ酸類に分けられる。**ビタミン類**には水溶性ビタミンと脂溶性ビタミンがある。**ミネラル類**には亜鉛，カルシウム，鉄などがあり，**アミノ酸類**にはL-アスパラギン酸ナトリウム，DL-アラニン，L-イソロイシンなどがある。栄養強化を目的として使用した食品添加物は，表示が免除される。

17）製造用剤等

加工食品は種類が多く，それに使用される食品添加物はその機能，用途が多岐にわたるため，食品加工に使用される食品添加物を便宜上まとめた名称である。

食品の製造過程で必要なもので最終食品ではその存在がわからない物質を**製造用剤**という。

　a．かんすい　　小麦粉中のフラボノイド色素に作用して，卵黄色の色調に整える。中華麺，即席ラーメン，ワンタンの皮などに使用する。また，炭酸カリウム，炭酸ナトリウム，リン酸水素二ナトリウムなどを含む小麦粉のグルテンに働いて，弾力性を引き出す。

　b．結着剤　　ハムやソーセージ，かまぼこ，麺類などの製造時に，保水性，結着性を高めるために使用される。組織の改良，すり身の冷凍によるタンパク質変性の防止，解凍時のドリップ防止などの目的で使用する。リン酸一ナトリウム，リン酸二カリウム，ポリリン酸ナトリウム，メタリン酸ナトリウムなどがある。

　c．消泡剤　　製造工程中の泡を除くためのシリコーン樹脂などの食品添加物である。豆腐製造時の豆乳の泡，ジャムの製造工程の泡，ウイスキーなどの酒精飲料の発酵工程での泡を消す目的で使用される。

　d．豆腐凝固剤　　豆乳を固めるために用いる添加物である。塩化カルシウム，硫酸カルシウム，グルコノデルタラクトンなどがある。一括名は，**豆腐凝固剤，凝固剤**などがある。

　e．日持向上剤　　保存料よりは効果が弱いが，微生物の増殖を防ぎ，食品の保存性を高める目的で使用する食品添加物である。酢酸，グリシン，リゾチームなどがある。

18）香　　料

食品に香気をつける目的の食品添加物である。化学的に合成された合成香料と，天然物から抽出した天然香料がある。**合成香料**はアセト酢酸エチル，アセトフェノ

ン，アセトアルデヒドなど1,000種類以上の化学物質があり，着香の目的に限って使用できる。この場合，使用対象食品と使用量に制限はない。

演習課題

管理栄養士国家試験には，食品添加物についてよく出題される。

次の点を整理してみよう。

❶ 食品添加物についての定義，関連法を整理してみよう。

❷ 用途名併記の食品添加物について，用途名と物質名を組合わせて整理してみよう。

❸ 食品添加物の表示について，用途名併記，一括名表示，また表示が免除される場合を整理してみよう。

参考文献
・山口英昌監修：食の安全事典，旬報社，2009
・日本食品衛生学会編集：食品安全の事典，朝倉書店，2009

〔食品添加物　関連ホームページ〕
・厚生労働省：食品添加物に関するホームページ
・食品安全委員会：食品添加物のリスク評価
・国立医薬品食品衛生研究所：食品添加物ADI関連情報データベース
・（公財）日本食品化学研究振興財団：厚生労働省食品化学情報，食品添加物リスト
・東京都健康安全研究センター：食品添加物関連情報
・日本食品添加物協会ホームページ
・JECFA（FAOサイト）
・消費者庁：食品の表示
・東京都福祉保健局：食品衛生の窓（東京都の食品安全情報サイト）

第8章 食品衛生管理

食品は原料となる動植物を育て，収穫後の加工を経てヒトが摂取することになるため，食品の安全性を確保するには，食品衛生関連法規に従い，行政の指導の下で原料生産者，加工業者，流通業者，消費者のすべてが連携をとり，衛生管理に努めなければならない。なかでも，食品製造業の衛生管理においては，一般衛生管理事項をベースに製造工程を管理する食品衛生管理システムであるHACCPを構築し，運用することが義務づけられている。本章では，食品の農薬等の汚染を規制する法律であるポジティブリスト制度についても取り扱う。

1. 一般衛生管理事項

（1）一般的衛生管理プログラム

　一般的衛生管理プログラムは，食品製造現場において当然守られなければならない施設・設備，従事者，食品の取扱い等の作業環境に関する一般的な事項からなり，わが国においては食品衛生法において施設基準および運営管理基準として定められている。このプログラムはHACCPシステム（次頁参照）を構築するうえでの大前提となることから，**前提条件プログラム**（Pre-requisite Program；PP，PRP）ともいわれ，農業生産現場における**適正農業規範**（Good Agriculture Practice；GAP）や医薬品製造における**適正製造規範**（Good Manufacturing Practice；GMP）と同一の概念である。

（2）食品衛生の一般的原則

　食品衛生の一般的原則（General Principles of Food Hygiene）は，コーデックス委員会によって示された**フードチェーン**（Food Chain）全体を対象とした衛生的な作

表8-1　食品衛生の一般的原則の8要件

1　原材料の生産管理	5　食品取扱者の衛生管理
2　施設の設計および設備	6　食品の輸送
3　食品の取扱いおよび管理	7　製品の情報および消費者の意識
4　施設・設備，機械・器具の保守および衛生管理	8　食品衛生の教育訓練

◘ **フードチェーン**
　原料生産，加工，流通，消費からなる一連の流れを指し，「農場から食卓まで（From Farm to Table）」ともいわれる。食品の衛生管理にはフードチェーン全体で安全性を図るフードチェーンアプローチ（Food Chain Approach）の考え方が必要とされている。

業環境に関する国際基準であり，表8-1はその概要である。わが国の一般的衛生管理プログラムもこの内容に準拠している。

（3）標準作業手順書

標準作業手順書（Standard Operating Procedure；SOP）は，一般的衛生管理プログラムを実行するための具体的な作業手順を文書化したもので，食品製造に使用する設備や器具の保守管理の手順や食品に微生物の汚染や異物の混入がないようにするための手順を記したものである。

（4）衛生標準作業手順書

標準作業手順書において，とくに手指の洗浄・殺菌や食品への微生物の汚染や異物の混入を防止するための手順書を**衛生標準作業手順書**（Sanitation Standard Operating Procedure；SSOP）という。

2. HACCPの概念

（1）HACCPシステムとは

HACCPは，「Hazard Analysis and Critical Control Point」の頭文字をとった言葉で，**危害分析および重要管理点**と訳され，わが国においては**ハサップ**と発音される。HACCPは1971年，人類を月に送ることを目的とした米国のアポロ宇宙計画における宇宙食製造の衛生管理システムとして開発された管理手法であり，コーデックス委員会によって「HACCPシステムとその適用のためのガイドライン」が示され，衛生管理を主目的とする世界基準として広まっている。

従来の衛生管理では同一**ロット**の最終製品から一部を抜き取り（**抜取検査**），細菌検査，化学分析，官能試験，異物検査などが実施されていたが，この方法では**全数**（**全品**）**検査**にはならない。HACCPシステムでは，危害の発生を未然に防ぐため，

ロット
ロット（Lot）とは，製造日時等に関して同一条件で製造された製品の集まりを指す。同一ロットの製品は同一の品質と見なされる。

●一般的衛生管理の実践に有用な5S・食品衛生7S●

食品製造現場では従事者が一般的衛生管理を実践することで作業環境が維持される。従事者の自主衛生管理として，「整理（Seiri）・整頓（Seiton）・清掃（Seisou）・清潔（Seiketsu）・しつけ（Shitsuke）」からなる5S活動や，これに「洗浄（Senjyou）・殺菌（Sakkin）」を加えた食品衛生7Sが知られている。5S活動は工業製品の現場での生産性を向上させる活動としてわが国で生まれた管理手法であり，食品衛生7Sは食品衛生に必要な目に見えない微生物管理である「清潔」を目的とした現場の実践活動であり，共に食品製造現場の衛生的な環境づくりの基盤となる。

製造工程ごとに**危害分析**（Hazard Analysis；HA）を行い，**決定樹**（デシジョンツリー：Decision Tree，図8-1）に従い**重要管理点**（Critical Control Point；CCP）を決定し，**管理基準**（Critical Limit；CL）を設定して管理・記録する。HACCPは一般的衛生管理プログラムで対応できない部分を補うことが基本的な考え方であり，HACCPを

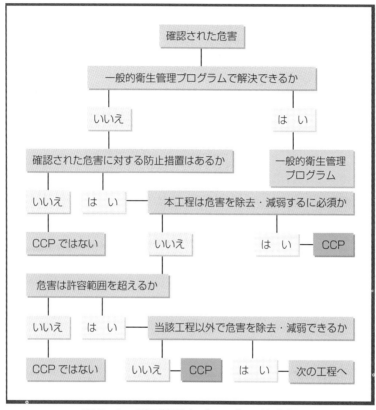

図8-1　重要管理点（CCP）の決定樹

出典）小沼博隆編：製造業・販売業・飲食店のためのHACCP入門　プラン作成から実施まで，p.8，日本食品衛生協会，2009

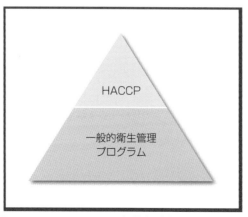

図8-2　HACCPと一般的衛生管理プログラム

実施するには，前提条件となる一般的衛生管理プログラムが構築されたうえで運用されなければ十分な実施効果が得られない（図8-1, 2）。

　現在，HACCPはさまざまな組織で採用されている。後述するHACCP制度や大量調理施設衛生管理マニュアル，学校給食衛生管理基準のように法律にHACCPの考え方が取り込まれ義務化されているものと，任意の認証として実施されているものがある（表8-2）。HACCPは本来，認証の有無にかかわらない独立した衛生管理システムであるため，食品関連事業者においては第一者認証も含めて自主衛生管理手法の一つとして独自にシステムを採用している場合もある。

表8-2　さまざまなHACCP認証

第一者認証(自主認証)	生産事業者自身による内部認証
第二者認証	生産事業者と取引先間で行われる認証
第三者認証	認証機関である第三者による任意認証 ・公的機関による認証 　　地方自治体（自治体HACCP等認証制度） ・民間認証機関による認証 　　ISO22000，FSSC22000，JFS規格，業界HACCP等

（2）HACCPの対象となる危害

　危害（ハザード：Hazard）は，食品の中にあって人間に健康被害を与えうるような物質や食品の状態を指す。HACCPの対象となる危害を表8-3に示す。

（3）HACCPの7原則12手順

　HACCPを実施するためには，コーデックス委員会の「HACCPシステムとその適用のためのガイドライン」に示されている7原則12手順（表8-4）に沿ってHACCPプランを作成し実施する。

1）フローダイアグラム

　HACCPの7原則12手順を実施するうえで，**フローダイアグラム**（Flow Diagram：製造工程一覧図）の作成は不可欠であり，図8-3のように製品原材料の受入から製造加工，保管，出荷までの流れの順序および相互関係を図示したものである。表8-5のルールに従い作成することで，人，物，製造加工の流れの把握が可能となり，手順5（フローダイアグラムの現場での確認），手順6（危害分析），手順7（重要管理点の設定）の実施につなげられる。

2）施設の図面

　施設の図面作成は，フローダイアグラムと共に手順5（現場確認）と手順6（危害分析）を実施するうえで必要不可欠である。図8-4は「施設・設備の構造」と「機械・器具の配置」を記した仮想的なハンバーガーショップの簡略図である。施設の

◘製造加工
　製造とはその物の本質を変化させて別の物をつくること，加工とはその物の本質を変えないで形態だけを変化させることを指す。

表8-3　HACCPの対象となる主な危害原因物質

生物学的危害原因物質	病原微生物	細　菌：腸炎ビブリオ，サルモネラ菌，カンピロバクター，病原大腸菌，エルシニア・エンテロコリチカ，黄色ブドウ球菌，リステリア菌，ボツリヌス菌，ウェルシュ菌，セレウス菌，ナグビブリオ，エロモナス・ハイドロフィラ，赤痢菌，コレラ菌，チフス菌など ウイルス：ノロウイルスおよびその他下痢性ウイルス，A型肝炎ウイルスなど 真菌類：マイコトキシン産生菌
	腐敗微生物	腐敗細菌，酵母，かび
	その他の微生物	ヒスタミン産生菌（ヒスタミンを含む）
	寄生虫（原虫を含む）	アニサキス，トキソプラズマ，クリプトスポリジウムなど
化学的危害原因物質		自然毒：マイコトキシン，マリントキシン，毒草，毒キノコなど 化学物質：重金属，残留農薬，残留抗菌物質（抗生物質），殺虫剤など
物理的危害原因物質		金属片，ガラス片，石，昆虫，毛髪など

出典）日本食品衛生学会編集：食品安全の事典，p.474，朝倉書店，2009

表8-4　HACCPの7原則12手順

手順1	HACCPチームの編成	手順6	（原則1）危害分析（HA）
手順2	製品についての記述	手順7	（原則2）重要管理点（CCP）の設定
手順3	用途および対象となる消費者の確認	手順8	（原則3）管理基準の設定
手順4	フローダイアグラム（製造工程一覧図）の作成	手順9	（原則4）モニタリング方法の設定
		手順10	（原則5）改善措置の設定
手順5	現場確認	手順11	（原則6）検証方法の設定
		手順12	（原則7）記録と保存方法の設定

表8-5　フローダイアグラム作成のルール

① フローダイアグラムの製造食品名を記載する
② 最上段の枠には流れるもの（原材料）を記載する
③ 流れるものごとに作業工程を下部の枠に時系列順に記載する
④ 製品ごとに別のフローダイアグラムを作成する
⑤ 番号は流れる順番が望ましいが順不同でも構わない
⑥ 番号の重複は避ける
⑦ 矢印は上から下へつける
⑧ 混合などの作業工程を除き，矢印の線同士はつながないようにする

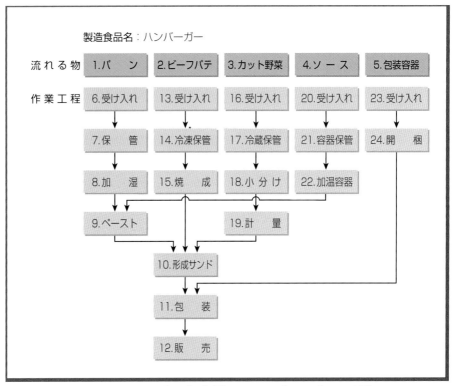

図8-3　ハンバーガー製造のフローダイアグラム（例）

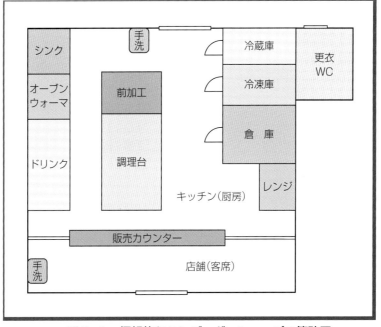

図8-4　仮想的なハンバーガーショップの簡略図
（施設・設備の構造，機械・器具の配置）

平面図として完成させるには，さらにこの図に「製品などの移動の経路」，「人の配置および動線」，「作業場内の清浄度の区分」に関して記載する。とくに，清浄区と汚染区の間における人，物，空気，廃棄物（廃水）の出入りによって引き起こされる**交差汚染**（Cross Contamination）はフローダイアグラムの内容を施設の平面図に記載することで把握が可能となる。

3）重要管理点の設定

重要管理点は図8-1の決定樹に従って設定し，一般的衛生管理プログラムで対応できない部分を補うものである。食品製造工程における重要管理点の数は多くて3カ所程度が妥当とされる。具体的には，加熱工程，殺菌工程，金属探知機検査等があげられる。

3. 法律に組み込まれたHACCPシステム

（1）HACCP制度

2018（平成30）年，すべての食品等事業者（食品の製造・加工，調理，販売等）を対象としたHACCPシステムの導入義務化が盛り込まれた「**食品衛生法等の一部を改正する法律**」が公布された。この法律に記載されているHACCP制度は2020（令和2）年6月1日に施行され，2021（令和3）年6月1日に施行猶予期間が終了する。これをもって，食品衛生法で規定された任意のHACCP認証であった総合衛生管理製造過程認証制度は終了となった。HACCPシステムはEUや米国を中心に多くの国々において既に義務化されている。WTO協定の「内外無差別の原則（GATT第3条）」の観点から考えると，日本のHACCP義務化は日本が海外より輸入する食品の安全性を高めることに結びつき，米国の**食品安全強化法**や**TPP**（Trans-Pacific Partnership）などに対すわが国の対応策として日本で生産された食品を世界市場に参入させるためにも不可欠である。

◻**交差汚染**
二次汚染ともいい，汚染物質が物・場所から別の物・場所に移動し汚染すること。

◻**食品安全強化法**
米国の食品安全に関する制度は，これまで世界をリードする役割を担ってきた。米国は2011年，食品危害に対する予防管理の強化，危害発生の場合の対応の強化，輸入食品の安全対策の強化，FDA（アメリカ食品医薬品局）の体制の強化等を目的に食品安全強化法（Food Safety Modernization Act；フィズマ）を制定した。

◻**TPP**
環太平洋パートナーシップ協定の略で，太平洋を取り囲む国々の間で，物，サービス，投資のやり取りが自由にできるようにルールづくりを進めるための国際条約である。

●AIBフードセーフティ指導・監査システム●

AIBフードセーフティ指導・監査システムは，米国製パン研究所（American Institute of Baking；AIB）の適正製造規範（GMP）を主体とした衛生管理システムである。当初は製パンおよび製粉工場の衛生管理を目的としたものであったが，食品産業全体に有効とされ，わが国においては精米，乳製品，菓子，畜肉加工肉，弁当および食品添加物等の食品製造事業所にも導入されている。日本パン技術研究所は2001（平成13）年にAIBとライセンス契約を結び，このシステムのわが国への普及活動を実施している。

表8-6　事業者ごとのHACCP導入

	対象事業者	HACCP
HACCPに基づく衛生管理 （食品衛生上の危害の発生を防止するために特に重要な工程を管理するための取り組み）	・多くの食品工場（事業者の規模等を考慮） ・と畜場（と畜場設置者，と畜場管理者，と畜業者） ・食鳥処理場［食鳥処理業者（認定小規模食鳥処理業者を除く）］	コーデックスのHACCP7原則に基づき，食品等事業者自らが，使用する原材料や製造方法等に応じ，計画を作成し，管理を行う
HACCPの考え方を取り入れた衛生管理 （取り扱う食品の特性等に応じた取り組み）	・小規模事業者（＊事業所の従業員数を基準に関係者の意見を聴き検討される） ・当該店舗での小売販売のみを目的とした製造・加工・調理事業者（例：菓子の製造販売，食肉の販売，魚介類の販売，豆腐の製造販売等） ・提供する食品の種類が多く，変更頻度が頻繁な業種（例：飲食店，給食施設，そう菜の製造，弁当の製造等） ・一般衛生管理の対応で管理が可能な業種等（例：包装食品の販売，食品の保管，食品の運搬等）	・HACCPの考え方に基づく衛生管理 ・必ずしも重要管理点を設定しなくてもよい ・危害分析・記録を実施する ・各業界団体が作成する手引書を参考に，簡略化されたアプローチによる衛生管理を行う

出典）厚生労働省ホームページ

1）事業者によって異なるHACCP導入

HACCP制度は認証制度ではなく，原則としてすべての食品等事業者に対して一般的衛生管理プログラムに加え，HACCPに沿った衛生管理の実施が求められている。ただし，規模や業種等を考慮した一定の営業者については，表8-6のように取り扱う食品の特性の応じた衛生管理を行うこととなっている。

2）業界団体の手引書

業界団体はそれぞれの代表的な製造加工品のHACCPによる衛生管理のモデル例を公開しており，厚生労働省や一般財団法人食品産業センターのホームページ上で閲覧できる。食品等事業者がHACCP導入を行う場合，まずこれを参考にすることになる。

（2）HACCP支援法

1998（平成10）年に**HACCP支援法**（正式名称：食品の製造過程の管理の高度化に関する臨時措置法）が5年間の時限法として制定された。これは，中小企業が多くを占める食品事業者の食品の安全性向上に対する取り組みを後押しするもので，HACCP導入の前段階の衛生・品質管理の基盤整備やHACCPを導入するための施設・設備の整備に対して融資を行うものである。現在，2023（令和5）年まで延長されることが決まっている。

●食品トレーサビリティ（Food Traceability）●

　食品トレーサビリティとは食品の追跡可能性を意味し，迅速なリコール（製品回収）による危害の拡大防止や消費者への情報開示などを目的とし，フードチェーン上での食品原料の仕入れ先，食品の製造方法，販売先等に関して，それらの記録と保管によって食品の履歴をロットごとに追跡できるシステムである。「生産者の顔が見える」システムともいわれ，消費者の安心確保にもつながる。多くが食品関連事業者の自主的な取り組みとして実施されているが，わが国においては，2003（平成15）年に牛肉トレーサビリティ法（正式名称：牛の個体識別のための情報の管理及び伝達に関する特別措置法）が農林水産省によって公布された。

（3）自治体HACCP等認証制度

　自治体HACCP等認証制度は，都道府県，政令指定都市，中核都市などが，食品関連事業者を対象に，HACCPの考え方に基づき構築した衛生管理認証制度である。従来の総合衛生管理製造過程承認制度と比較して，より広い範囲の施設規模，業種，食品においても対象とされる場合が多く，全国的に取得が広まりつつある。たとえば，北海道の「北海道HACCP自主衛生管理認証制度」においては，食品を製造加工している施設のほか，スーパーマーケットなどのいわゆるバックヤード部門を有する施設，給食施設，大型ホテル・旅館，弁当製造施設などの大量調理施設を対象とし，認証施設に対して認証マーク（図8-5）の使用を認めている。

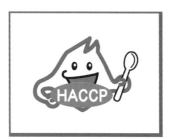

**図8-5　北海道HACCP自
主衛生管理認証制度
の認証マーク**

出典）北海道保健福祉部食品衛生課

（4）大量調理施設衛生管理マニュアル

　大量調理施設衛生管理マニュアルは，同一メニューを1回300食以上または1日750食以上提供する集団給食施設等に適用されるもので，1997（平成9）年に前年のO157による集団食中毒事件を受けて，食中毒を予防するために厚生省（当時）により作成され，その後随時改正が行われ，直近では2017（平成29）年6月に改正され

表8-7　調理過程の重要管理事項

1. 原材料受入れおよび下処理段階における管理を徹底すること
2. 加熱調理食品については，中心部まで十分加熱し，食中毒菌等（ウイルスを含む）を死滅させること
3. 加熱調理後の食品および非加熱調理食品の二次汚染防止を徹底すること
4. 食中毒菌が付着した場合に菌の増殖を防ぐため，原材料および調理後の食品の温度管理を徹底すること

表8-8　調理工程の危害分析・管理点

調　理　工　程	想定される危害分析（HA）	管理点（CCPを含む）
搬　　　入 検　　　収	食材 汚染物質，異物混入，腐敗 業者・容器を介しての汚染	配送時の温度管理 食品別の検収基準 専用容器への入れ替え
食 材 保 管	細菌増殖，品質劣化（腐敗） 損耗	保管温度の管理，保管期限の管理 保管場所の区分化，害虫の侵入防止措置
下　調　理 洗浄，消毒，切裁，成形	汚染物質の残存・増殖 二次汚染（手指・器具など）	調理区分の明確化，器具類の区分と清潔 食品別の洗浄・消毒，手指の清潔保持
加 熱 調 理 蒸す，煮る，焼く，炒める 揚げる，汁物，炊飯	細菌の残存，品質劣化 加熱後の手指・容器による汚染 汚染食品の混入（調味料など）	調理別温度・時間の設定，品温設定 手指の清潔保持，器具の清潔保持 油などの鮮度チェック，官能検査
保　　　管 保冷 保温	細菌の残存，器具による汚染 保管中の品質劣化，腐敗 落下細菌による汚染	保管場所・方法，温度・時間 手指の清潔保持 器具の清潔保持
供　　　食 （盛りつけ配食）	細菌の残存・増殖 落下細菌による汚染 手指・器具・食器類による汚染 異物混入（毛髪など） 配膳車などの汚染	温度・時間の設定，落下細菌の防止 手指の清潔保持，食器・容器の清潔保持 帽子・マスク類の着用 手袋の着用 配膳車の洗浄・消毒

出典）殿塚婦美子編著：改訂新版　大量調理—品質管理と調理の実際—，学建書院，pp.45-47，2012を改変（引用者補足：ここで示される管理点とはHACCPシステムでの重要管理点（CCP）のみならず一般的衛生管理プログラム等の内容も含む）

ている。HACCPの考え方に基づき，調理過程において表8-7の重要管理事項が示されている。集団給食施設等においては衛生管理体制を確立し，これらの重要管理事項について点検・記録を行うとともに，必要な改善措置を講じる必要がある。調理工程における具体的な危害分析と管理点に関しては表8-8の項目が想定される。

（5）学校給食衛生管理基準

　2009（平成21）年，文部科学省の学校給食法により**学校給食衛生管理基準**が施行された。ここでは，HACCPの考え方に基づいた調理場の施設・設備，食品の取扱い，調理作業，衛生管理体制等についての基準が示されており，衛生管理上の問題点がある場合は速やかに改善措置を図ることが必要となる。

4. 民間認証機関によるHACCP認証

（1）ISO 22000

　ISO規格は非政府組織である**国際標準化機構**（International Organization for Standardization；ISO）による国際規格である。HACCPシステムを取り込んだ規格として，ISO9001をベースに製造環境を整備する前提条件プログラムと製造工程そのものを管理するHACCPシステムを組み込んだ**ISO22000**があげられる。表8-9に示されるように，2005（平成17）年に発行された**ISO22000：2005**（**食品安全マネジメントシステム―フードチェーンのあらゆる組織に対する要求事項**）は，HACCPシステムの原則およびコーデックス委員会が示したHACCP適用の7原則12手順を**PDCAサイクル**により管理するシステムである。食品製造に関する生産，加工，配送および保管のみならず，農畜産物生産・漁業・養殖等の一次生産分野から食品設備製造・包装資材，**ペストコントロール**等の各種サービスを含めたすべての組織を対象としている。

表8-9　ISO22000：2005の構成

1　適用範囲	6　資源の運用管理
2　引用規格	7　安全な製品の計画および実現
3　用語および定義	8　食品安全マネジメントシステム
4　食品安全マネジメントシステム	の妥当性確認，検証および改善
5　経営者の責任	

（2）FSSC 22000

　オランダに本部を置く食品安全認証財団（The Foundation of Food Safety Certification）によって開発された**FSSC**（Food Safety System Certification）**22000**はISO22000に**PAS220**を統合させた認証規格であり，2010年に民間機関である**国際食品安全イニシアチブ**に承認されている。ISO22000では具体的に規定されていなかった食品安全対策（食品テロ，原材料やアレルギー物質の管理など）についても定めている。2012（平成24）年より，日本適合性認定協会（JAB: Japan Accreditation Board）が認定業務を開始している。

（3）JFS（Japan Food Safety）規格

　日本国内にフードチェーンをもつ食品の衛生管理や海外への日本食の輸出を促進するために，2016（平成28）年に農林水産省の支援の下，大手食品会社や流通会社を会員とした一般社団法人食品安全マネジメント協会（Japan Food Safety Management Association；JFSM）が設立された。一般衛生管理を主体としたJFS-A規格，一般衛生管理と7原則12手順から構成される通常のコーデックスHACCPから構成

◻︎ISO9001
　品質マネジメントシステム（QMC：Quality Management System）ともいわれ，顧客の要求事項を満たす品質やサービスを供給するための規格である。

◻︎PDCAサイクル
　生産管理や品質管理を円滑に進めるための手法である。計画(Plan)，実行(Do)，評価(Check)，改善(Act)からなるサイクルをくり返す。

◼︎ペストコントロール
　ペストコントロール（Pest Control）とは，ヒトに有害な生物（ネズミ，ハエ，ゴキブリ，病原微生物等）をヒトの生活を害さないレベルにまで制御することをいう。

◻︎PAS220
　英国規格協会（British Standards Institution；BSI）の規格であるPAS（Publicly Available Specification）220（食品製造における食品安全のための前提条件プログラム）はISO22000の前提条件プログラムを食品製造業向けに具体的に記述したものである。

されるJFS-B規格，国際取引を想定したJFS-C規格が公表された。2018（平成30）年，JFS-C規格は国際食品安全イニシアチブに承認を受けたことで世界規格となった。ユネスコ無形文化遺産に登録された「和食」の衛生管理を行うために，日本語で記述された世界基準のHACCP認証を構築する意義は大きいと考えられている。

（4）農場HACCP

　フードチェーンアプローチの一環として，原料生産段階である家畜飼養時にHACCPの考え方に基づいて実施される畜産農場の衛生管理手法である。農林水産省により示された認証基準に従い，民間の認証機関が農場に対して認証を行っている。

5. 家庭における衛生管理
― 家庭でできる食中毒予防対策 ―

　2019（令和元）年の原因施設別食中毒発生状況（厚生労働省）によると，原因施設が判明した事件のうち，14.2%が家庭で生じたものであり，これは飲食店の54.7%に次いで大きな値となっている。フードチェーン・アプローチにおいては，家庭（消費者）も衛生管理の対象となっていることから家庭での衛生管理の重要性は大きい。

　厚生労働省は家庭でできる食中毒予防の対策として，3原則（表8-10）および3原則に基づく6つのポイント（表8-11）をあげている。さらに，食中毒菌等は食品中のみならず食品を取り扱う際の手指にも付着しているため，正しい手の洗い方（図8-6）の習得は食中毒予防策として重要である。これらは，大量調理施設や食品工場においても有効である。

　家庭における衛生管理上の注意点は食品工場とは異なる。表8-12に示すように，食品の製造規模が大きくなるに従って喫食までの時間が延長され，注意すべき微生物も異なってくる。家庭においては，調理後の喫食までの時間が短いため腐敗よりも食中毒原因微生物の汚染が問題となる。逆に，製造規模が大きく製品の消費期限が長い食品工場においては，より広範囲に長期間流通される。

■国際食品安全イニシアチブ
　GFSI（Global Food Safety Initiative）と略称され，食品小売業が中心となり設立された非営利団体である。GFSI承認の規格は世界の大手食品メーカー，総合スーパー等での指針として採用されている。

表8-10　食中毒予防の3原則

●つけない（洗う・分ける）

手にはさまざまな雑菌が付着している。食中毒の原因菌やウイルスを食品につけないように，次のようなときには，必ず手洗いを行い清潔に心がける。
- ・調理を始める前
- ・生の肉や魚，卵等を取り扱う前後
- ・調理の途中で，トイレに行ったり，鼻をかんだりした後
- ・おむつを交換したり，動物に触れたりした後
- ・食卓に着く前
- ・残った食品を扱う前

生の肉や魚等を切ったまな板などの器具から，加熱しないで食べる野菜等へ菌が付着しないように，使用の都度，器具を洗浄する。食品の保管の際，食品に付着している細菌が他の食品を汚染しないように，密封容器やラップを用いる。

●増やさない（低温で保存する）

細菌の多くは10℃以下では増殖が抑制され，-15℃以下では停止する。食品に付着した菌を増殖させないためには，低温で保存することが重要である。生鮮食品やそう菜などは，購入後，できるだけ早く冷蔵庫に入れる。冷蔵庫中においても，細菌は緩やかに増殖するため，早めに消費することが大切である。

●殺菌する

大部分の細菌やウイルスは加熱によって死滅するため，加熱調理し，直ちに摂食した場合は安全である。とくに肉料理は中心まで十分に加熱することが大切である。中心部を75℃で1分以上加熱することが目安である。ふきんやまな板，包丁などの調理器具にも，細菌やウイルスが付着する。とくに，肉や魚，卵などを使ったあとの調理器具は，洗剤で洗浄したのち，熱湯をかけて殺菌する。台所用殺菌剤の使用も効果的である。

出典）　内閣府大臣官房政府広報室：ホームページ

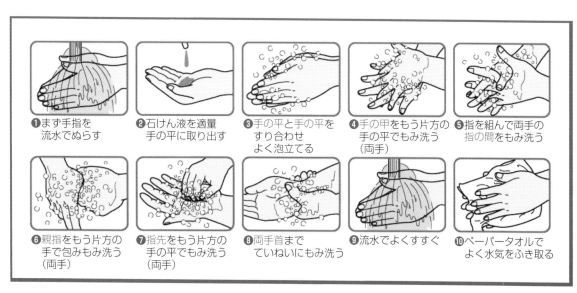

❶まず手指を流水でぬらす
❷石けん液を適量手の平に取り出す
❸手の平と手の平をすり合わせよく泡立てる
❹手の甲をもう片方の手の平でもみ洗う（両手）
❺指を組んで両手の指の間をもみ洗う
❻親指をもう片方の手で包みもみ洗う（両手）
❼指先をもう片方の手の平でもみ洗う（両手）
❽両手首までていねいにもみ洗う
❾流水でよくすすぐ
❿ペーパータオルでよく水気をふき取る

図8-6　正しい手の洗い方

出典）　サラヤ株式会社

表8-11　食中毒予防の6つのポイント

ポイント1　食品の購入

・消費期限を確認する。

・肉や魚などの生鮮食品や冷凍食品は最後に購入する。

・肉や魚などは汁が他の食品に付かないように分けてビニール袋に入れる。

ポイント2　家庭での保存

・温度管理の必要な食品は，持ち帰ったら直ぐに冷蔵・冷凍する。

・肉や魚はビニール袋や容器に入れ，他の食品に肉汁などがかからないようにする。

・肉，魚，卵などを取り扱う時は，その前後に必ず手指を洗う。

・冷蔵庫は10℃以下，冷凍庫は-15℃以下に保つ。

・冷蔵庫や冷凍庫の詰め過ぎに注意する。

ポイント3　下 準 備

・調理前には石けんで丁寧に手洗いする。

・野菜などの食材を流水で洗浄する。

・生肉や魚などの汁が，果物やサラダなど生で食べるものや調理の済んだものにかからないようにする。

・生肉や魚，卵を触ったら手洗いをする。

・包丁やまな板は肉用，魚用，野菜用と別々にそろえて使い分けると安全である。

・冷凍食品の解凍は冷蔵庫や電子レンジを利用し，自然解凍は避ける。

・冷凍食品は使う分だけ解凍し，冷凍や解凍を繰り返さない。

・使用後のふきんやタオルは熱湯で煮沸した後乾燥する。

・使用後の調理器具は洗浄した後，熱湯をかけて殺菌する。

ポイント4　調　　理

・調理前には手洗いを行う。

・肉や魚は十分に加熱する。中心部を75℃で1分以上の加熱が目安。

ポイント5　食　　事

・食事前には石けんで手洗いする。

・清潔な食器を使用する。

・調理後の料理は，長時間，室温で放置しない。

ポイント6　残った食品

・残った食品を扱う前にも手洗いを行う。

・清潔な容器に保存する。

・温め直す場合も十分に加熱する。

・時間が経ち過ぎた食品は捨てる。

・においや色などが通常と異なる場合は捨てる。

出典）　厚生労働省：ホームページ

表8-12　調理と食品工場の違い

業　態	設　備	喫食までの時間 (≒消費期限)	注意すべき微生物
家　　庭	台所	直後～数時間	食中毒原因微生物
飲　食　業	厨房	数分～数十分	食中毒原因微生物
大規模調理施設	調理施設	数十分～数時間	食中毒原因微生物
惣　菜　工　場	製造ライン	数時間～2, 3日以内	食中毒原因微生物 + 腐敗菌
加工食品工場	製造ライン	数日～数カ月	食中毒原因微生物 + 腐敗菌

出典）上野有史：月刊フードケミカル, Vol.27, p.42, 2011を改変

6. 残留農薬のポジティブリスト制度

(1) ポジティブリスト制度

　わが国の2019（令和元）年度の食料自給率（**カロリーベース**）は38%であり，この値は年々減少傾向が認められる。これに伴い，国外からの食品が大量に輸入され，輸入食品等の安全性に関する関心が高まっている。2003（平成15）年，食品衛生法が改正され，**ポジティブリスト制度**（Positive List，農薬等が残留する食品の販売等を原則禁止する制度）が導入され，2006（平成18）年に施行された。

　従来の食品衛生法においては，農薬250種類，動物用医薬品33種類に関して**残留基準**（Maximum Residue Limit；MRL）が設置され，基準を超えて残留する食品の販売が禁止されていたが，残留基準が設定されていない農薬等が食品から検出されても食品の販売を禁止する措置をとることが不可能であった。この新しい制度では，国産品，輸入品を問わず，生鮮食品や加工食品等すべての食品が対象となり，すべての農薬等（農薬，飼料添加物および動物用医薬品）について残留基準と一律基準を設定し，一定量を超えて残留する食品の販売等を原則として禁止することが可能となった。

1) 農　薬

　農薬取締法で規定されている「農薬」はポジティブリスト制度の対象となる。この法律において，農薬とは農作物（樹木およびしいたけ等の農林産物を含む）を害する病害虫（菌，線虫，ダニ，昆虫，ネズミその他の動植物またはウイルス）の防除に用いられる殺菌剤，殺虫剤その他の薬剤および農作物の生理機能の増進または抑制に用いられる成長促進剤，発芽抑制剤その他の薬剤をいう。たとえば，穀類，野菜，果実等の害虫駆除に用いられる有機リン系殺虫剤として，マラチオン（別名マラソン，国内使用が認められている）やメタミドホス（国内使用禁止）などが知られている。

□ **カロリーベース**
　食料自給率はカロリーベースあるいは生産額ベースで算出される。カロリーベースでは食品重量を供給熱量（カロリー）に換算したうえで，各品目を足し上げて算出される。

□ **ポジティブリスト制度**
　従来の規制の考え方は，いわばネガティブリスト制度であり，原則として規制がないなかで，例外的に規制するものをリスト化するものであった。一方，ポジティブリスト制度は原則規制された状態で，規制値内での残留を認めるものについてリスト化するものである。

2）飼料添加物

ポジティブリスト制度の対象となる物質として，飼料安全法（正式名称：飼料の安全性の確保及び品質の改善に関する法律）の規定に基づいて牛，メン羊，ヤギ，鹿，豚，鶏，ウズラ，ミツバチ，養殖用水産動物等31種類の対象動物の飼料に加えられるビタミン，抗生物質等156品目の添加物からなる（2020年5月現在）。

3）動物用医薬品

医薬品医療機器等法で規定され動物のために使用される抗生物質，合成抗菌剤は，残留基準があるものはその基準に従う。残留基準がないものは含有されてはならない。内寄生虫駆除剤，ホルモン剤等の医薬品成分は，ポジティブリスト制度の対象となる。

（2）農薬等の残留基準

ポジティブリスト制度では，従来から残留基準のあったものも含めて農薬等約800種類に対して食品ごとに残留基準値（ppm表記）が設定されている。農薬等の安全性は，動物を用いた毒性試験等の科学的なデータに基づき，食品安全委員会によって**食品健康影響評価（リスク評価）**が行われ，ヒトの**1日摂取許容量**（ADI）が設定される。農薬の残留基準は，1日摂取許容量と農作物ごとの圃場での残留試験結果を考慮し，食品ごとの値として設定されている。飼料添加物や動物用医薬品の残留基準に関しても同様な方法で残留基準値が定められている。

（3）一 律 基 準

一律基準（Uniform Limit）は食品において「ヒトの健康を損なうおそれのない量」として設定されたもので，0.01ppm（食品1kg当たり0.01mg）に規制されている。一律基準は以下の場合に適用される。

① 食品の残留基準が定められていない農薬が食品に残留する場合

② 特定の食品には残留基準が設定されている農薬が残留基準の設定されていない食品に残留する場合（たとえば，農薬メタミドホスの玄米における残留基準値は

●フードディフェンス（Food Defense）●

わが国において，2008（平成20）年1月，中国産冷凍ギョウザ中のメタミドホスが原因とされる健康被害が発生した。さらに2013（平成25）年末よりマラチオンを検出した冷凍食品の自主回収が行われた。これらの事件は意図的な混入が行われており，性善説に基づいた従来の食品衛生管理手法では対応が困難とされている。フードディフェンス（食品防御）とは，食品への意図的な毒物等の混入や汚染等（食品テロも含む）に対して食品を保護するための取り組みをいう。食品産業は人為的な混入に対して脆弱性が高いといわれている。

0.001ppmであるが，ハチミツにおいては残留基準が設定されていないため，一律基準が適用される）

(4) 対象外物質

　農畜水産物の生産時に農薬等として使用されているもののなかで，食品に残存した場合においてもヒトの健康を損なうおそれのないことが明らかな物質を74種類選定し，これらをポジティブリスト制度の規制の対象外としている（表8-13）。

表8-13　対象外物質（74物質）　　　　　　　　　　　　　　　　2019年5月現在

1　亜鉛	26　グルタミン	52　バリン
2　アザジラクチン	27　クロレラ抽出物	53　パントテン酸
3　アスコルビン酸	28　ケイ素	54　ビオチン
4　アスタキサンチン	29　ケイソウ土	55　ヒスチジン
5　アスパラギン	30　ケイ皮アルデヒド	56　ヒドロキシプロピル化リン
6　β-アポ-8-カロチン酸エチルエステル	31　コバラミン	酸架橋デンプン
7　アラニン	32　コリン	57　ヒドロキシプロピルデンプン
8　アリシン	33　シイタケ菌糸体抽出物	58　ピリドキシン
9　アルギニン	34　重曹	59　ビール酵母抽出グルカン
10　アンモニウム	35　酒石酸	60　プロピレングリコール
11　硫黄	36　セリン	61　ポリグリセリン酸脂肪酸エ
12　イタコン酸	37　セレン	ステル
13　イノシトール	38　ソルビン酸	62　マグネシウム
14　塩素	39　タウリン	63　マシン油
15　オレイン酸	40　チアミン	64　マリーゴールド色素
16　カプリン酸グリセリル	41　チロシン	65　ミネラルオイル
17　カリウム	42　鉄	66　メチオニン
18　カルシウム	43　銅	67　メナジオン
19　カルシフェロールおよび25-ヒドロキ	44　トウガラシ色素	68　葉酸
シコレカルシフェロール	45　トコフェロール	69　ヨウ素
20　L-カルニチン	46　ナイアシン	70　リボフラビン
21　β-カロテン	47　ニームオイル	71　レシチン
22　クエン酸	48　乳酸	72　レチノール
23　グリシン	49　尿素	73　ロイシン
24　グリセリンクエン酸脂肪酸エステル	50　パラフィン	74　ワックス
25　グリセリン酢酸脂肪酸エステル	51　バリウム	

出典）　公益財団法人　日本食品化学研究振興財団：ホームページ

演習課題

❶ 本章中に示した仮想的なハンバーガーショップ（図8-3，図8-4）において5Sや食品衛生7S活動（コラム参照）を実施する場合，整理・整頓・清掃・清潔・しつけ・洗浄・殺菌の具体的な内容について考えてみよう。

❷ 本章中のハンバーガーショップに関して，フローダイアグラム，施設の概略図，調理工程の危害分析・管理点（表8-8）を参考にして危害分析と重要管理点の設定をしてみよう。

❸ 厚生労働省は家庭における衛生管理においてもHACCPの考え方に基づいて実施することを推奨している。食中毒予防の6つのポイント（表8-11）を基に，自宅でつくる特定の料理について危害分析と重要管理点の設定，監視・記録を行うことでHACCPを実践してみよう。

参考文献

・HACCP実践研究会空間除菌部会：食品工場の空間除菌，幸書房，2017
・宮地竜郎：第4章食品工場へのHACCP導入と発酵食品の衛生管理，宮尾茂雄企画協力，発酵と醸造のいろは―伝統技法からデータに基づく製造技術まで，NTS，p.112，2017
・宮地竜郎：講座 食品工場の衛生管理と人材育成③食品安全マネジメントシステムの仕組みと効果，日本防菌防黴学会誌，**42**(7)，369，2014
・米虫節夫監修：やさしい食品衛生7S入門 新装版，日本規格協会，2013
・美研クリエイティブセンター編集：微生物コントロールによる食品衛生管理―食の安全・危機管理から予測微生物学の活用まで―，エヌ・ティー・エス，2013
・宮地竜郎：食品衛生管理の基本，ニューカントリー2013年夏季臨時増刊号，p.26，北海道協同組合通信社，2013
・宮地竜郎：講座 食品の微生物変敗防止技術と制御①環境中の微生物と制御，日本防菌防黴学会誌，**41**(11)，635，2013
・宮島成郎：家畜生産分野で求められる農場HACCPの推進，日獣会誌，**65**(11)，812，2012
・米虫節夫，金 秀哲，衣川いずみ：やさしいISO22000食品安全マネジメントシステム入門 新装版，日本規格協会，2012
・食品安全ハンドブック編集委員会編：食品安全ハンドブック，丸善，2010
・日本食品微生物学会監修：食品微生物学事典，中央法規，2010
・新山陽子編：解説 食品トレーサビリティ ［ガイドライン改訂第2版対応］―ガイドラインの考え方/コード体系，ユビキタス，国際動向/導入事例―，昭和堂，2010
・日本食品衛生学会編：食品安全の事典，朝倉書店，2009
・小沼博隆：製造業・販売業・飲食店のためのHACCP入門 プラン作成から実施まで，日本食品衛生協会，2009
・奥田貢司，米虫節夫：標準化と品質管理，Vol.61，p.4，2008
・米虫節夫編：どうすれば食の安全は守られるのか いま，食品企業に求められる品質保証の考え方，日科技連，2008
・小久保彌太郎編：現場で役立つ食品微生物Q&A 第2版，中央法規，2007
・農薬等ポジティブリスト研究会編集：わかりやすい 農薬等のポジティブリスト制度Q&A，ぎょうせい，2007
・金澤俊行・栗田守敏編纂：はじめてのHACCP工場―建設の考え方・進め方，幸書房，2007
・一般財団法人食品産業センターホームページ
・厚生労働省ホームページ

第9章 器具と容器包装

器具や容器包装は，食品の調理あるいは食品を衛生的に保つ目的で，あらゆる場面で使用される。一方，器具や容器包装が食品と直接接触することにより，条件によっては，それらを構成する化学物質が食品に移行し，ヒトが摂取するリスクがある。そのため，器具・容器包装の材質の特性を知り，適切に使用することが重要である。

1. 器具と容器包装の概要

（1）器具・容器包装とは

食品衛生法で**器具**は，「飲食器，割ぽう具その他食品又は添加物の採取，製造，加工，調理，貯蔵，運搬，陳列，授受又は摂取の用に供され，かつ，食品又は添加物に直接接触する機械，器具その他の物」と定義されている。ただし，ここには農業や水産業で使用されるもの（稲刈り機，漁網など）は含まれない。また，**容器包装**は，「食品又は添加物を入れ，又は包んでいる物で，食品又は添加物を授受する場合そのままで引き渡すもの」と定義されている。この定義に従うと表9-1のように分類される。器具はくり返し使用する場合が多く，容器包装は1回限り使用する場合が多い。

これらの器具・容器包装を営業上使用する場合は，清潔で衛生的でなければなら

表9-1　器具・容器包装の種類

●器　　　具
製造加工用：製造装置，加工装置，充填装置，コンベア，パイプなど 貯蔵運搬用：タンク，ボトル，コンテナ，袋など 陳列販売用：トレー，かご，敷き紙，はし，手袋など 調　理　用：炊飯器，ミキサー，なべ，フライパン，まな板，包丁，ボウル，アルミホイル，ラップフィルム（製造時，陳列時または家庭で使用する場合）など 飲　食　用：茶碗，皿，コップ，はし，スプーン，弁当箱など

●容　　　器
瓶，缶，箱，袋，パック，トレー，ふた，栓など

●包　　　装
包装紙，セロファン，ラップフィルム（食品を包んで販売する場合）など

ない（食品衛生法第15条）。また，有毒あるいは有害な物質が含まれていたり付着して人の健康を損なうおそれがある器具・容器包装は，販売，製造，輸入，又は営業上使用してはならない（食品衛生法第16条）。これを守るために器具・容器包装もしくはその原材料の材質や用途，製造方法について一定の規格基準が定められており（食品，添加物等の規格基準第3器具及び容器包装，なお乳や乳製品に使用される器具・容器包装の規格基準は別途「乳及び乳製品の成分規格等に関する省令」で定められている），この規格基準に合わないものは使用，製造等してはならない（食品衛生法第18条）。

　2018（平成30）年，食品衛生法等の一部を改正する法律が公布され，食品用器具・容器包装の安全性確保や国際整合的な衛生規制の整備のために，規格が定まっていない原材料を使用した器具・容器包装の販売等を禁止し，安全が担保された原材料のみを使用可能とする「食品用器具・容器包装の**ポジティブリスト制度**」が導入され，2020（令和2）年に施行された。制度の対象は合成樹脂（プラスチックおよび熱可塑性**エラストマー**）であり，最終製品に残存することを意図して用いられる物質をポジティブリストで管理し，最終製品に残存することを意図しない物質についてはこれまでのリスク管理方法により管理する。

（2）器具・容器包装の材質と衛生

　器具・容器包装の材質としては，木・竹材，金属，ガラス，陶磁器，紙などが古くから使用されてきたが，近年ではプラスチック（合成樹脂）の使用が急増している。器具・容器包装は，食品を加熱調理することによる殺菌，腐敗の防止，密閉・密封による害虫や微生物などの異物混入の防止，湿気を遮断することによる微生物繁殖の抑制など，食品の衛生を保持するうえで大きな役割を果たしている。反面，これらの材質はさまざまな化学物質を含有しており，食品と接触したときに食品に移行する可能性がある。移行した物質は食品とともにヒトが摂取することから，器具・容器包装自体の安全性を確保することが重要である。

（3）容器包装リサイクル法

　使用済みの容器包装はゴミとして廃棄される。家庭から出される一般廃棄物に占める容器包装の割合は容積比で66.0％，湿重量比で28.5％である[1]。これらの容器包装廃棄物を対象とした**再生利用（リサイクル）**の促進等により，廃棄物の減量化を図るとともに，資源の有効利用を図るため，1995（平成7）年に「容器包装に係る分別収集及び再商品化の促進等に関する法律（**容器包装リサイクル法**）」が制定された。施行後，プラスチック製容器包装の分別収集量は増加し，一般廃棄物全体のリサイクル率も向上した。その後，2006（平成18）年に容器包装廃棄物の排出抑制を促進する目的で法律の一部が改正され，リサイクルに加え，**発生抑制（リデュース），再利用（リユース）**，すなわち**容器包装廃棄物の3R**を推進する内容が盛り込まれた。ゴミの分別収集の徹底，レジ袋の使用を控える，過剰包装を避けるなど，

□ポジティブリスト制度
　従来は，原則的に使用が認められている中で規制が定められたものをリスト化するネガティブリスト制度であった。ポジティブリスト制度では，原則的に使用が禁止されている中で使用を認めるものをリスト化し，安全が担保されたもののみ使用できる。

□エラストマー
　常温において弾性を示す高分子物質の総称。

金　　属

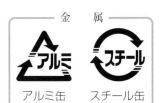

アルミ缶　　　　スチール缶

プフスチック

PET

PETボトル
（醤油，飲料，酒類，
一部の調味料）

プフスチック
製容器包装
（PETボトル除く）

紙

飲料用紙パック
（アルミ不使用
のもの）

段ボール製容器

紙製容器包装
（段ボール，
紙パック除く）

ガラス

・無色ガラスびん
・茶色ガラスびん
・その他の色のガラス
　びん

図9-1　容器包装リサイクル法の対象となる容器包装の種類と識別表示

私たちの心がけが廃棄物排出量の抑制につながる。図9-1に容器包装リサイクル法の対象となる容器包装の種類と識別表示を示した。

2. プラスチック

合成樹脂とも呼ばれ，現在，多くの器具・容器包装に使用されている。**プラスチック**とは，エチレン，プロピレン，スチレンなどの石油を原料とする最小単位の化合物（モノマー）を重合させてできる高分子（ポリマー）に，品質を改良するための

◘**プラスチック資源
循環促進法**
　2021（令和3）年に，事業者や自治体が，プラスチック製品の設計から製造・使用後の再利用まですべてのプロセスで資源循環をしていくことを定めた「プラスチックに係る資源循環の促進等に関する法律（プラスチック資源循環促進法）」が制定され，2022（令和4）年4月に施行された．

●**容器包装と環境問題**●
　容器包装のうち，とくにプラスチックは焼却するとダイオキシンなどの有害物質を発生する問題があったが，最近では焼却炉の改良によって解決されている。また，腐食されにくいため，プラスチック容器が海洋を汚染し，野生生物が誤食・誤飲するなどの被害を及ぼしたり，大量の漂着物となり，海岸の景観を損なうなどの問題も発生している。これらの問題に対処すべく，ポリ乳酸などの生分解性プラスチックが開発，使用されている。また，レジ袋の有料化，プラスチックストローの廃止やラベルレスペットボトルの販売などの取り組みが広がっている。容器包装に関しては，食品衛生上の安全性だけでなく，これらの環境問題にも目を向ける必要がある。

□**可塑剤**
　プラスチックなどの高分子に加えることにより，製品に柔軟性をもたせることができる。

添加剤（**可塑剤**，酸化防止剤，紫外線吸収剤，着色料，発泡剤など）を加えたものを加熱・加圧して成形したものをいう。

　熱に対する性質の違いから熱可塑性樹脂と熱硬化性樹脂の2つに分類される。**熱可塑性樹脂**は加熱により軟化し，冷却すると硬化する特徴をもつため，何度でも形を変えることができる。ポリエチレン（PE），ポリプロピレン（PP），ポリ塩化ビニル（PVC）などがある。**熱硬化性樹脂**は加熱することにより硬化するため，一度成

表9-2　主なプラスチックの特性と用途

	種　類（略称）	特　　　　　性	主 な 用 途
熱可塑性樹脂	ポリエチレン（PE）	エチレンの重合物。製法により低密度と高密度がある。ヒートシール性が良い。水は透過しにくいが，ガスは透過しやすい。	低密度はラップフィルム，包装袋，容器，高密度はレジ袋，ボトル，コンテナ
	ポリプロピレン（PP）	プロピレンの重合物。透明性，剛性，耐熱性に優れる。	容器，トレー，弁当箱，食器
	ポリスチレン（PS）	スチレンの重合物。透明性，耐酸性，耐アルカリ性に優れる。衝撃，油に弱い。発泡ポリスチレン（発泡スチロール）は断熱性，緩衝撃性がある。	容器，トレー，即席食品容器
	ポリ塩化ビニル（PVC）	塩化ビニルの重合物。可塑剤の添加量により柔軟度の調節が可能。透明性，耐水性，耐酸性，耐アルカリ性，耐油性に優れる。熱には弱い。	包装フィルム，容器（卵，イチゴなど），手袋
	ポリ塩化ビニリデン（PVDC）	塩化ビニリデンの重合物。透明性，耐水性，ガスバリア性，耐熱性に優れる。難燃性で劣化しにくい。	包装フィルム，ケーシングフィルム（ハム，ソーセージなど）
	ポリエチレンテレフタレート（PET）	テレフタル酸とエチレングリコールの縮重合物。透明性，耐熱性，ガスバリア性に優れる。高温でも熱収縮しない。	ペットボトル，ラミネーションフィルム
	ポリカーボネート（PC）	ビスフェノールAとホスゲンの縮重合物。透明性，耐熱性，耐衝撃性に優れる。	食器，哺乳びん，調理用器具
	AS樹脂（AS）	アクリロニトリルとスチレンの縮重合物。透明性，耐熱性，耐衝撃性に優れる。	容器，調理用器具，食品用機械部品
	ABS樹脂（ABS）	アクリロニトリル，ブタジエン，スチレンの縮重合物。ASよりもさらに耐熱性，耐衝撃性に優れる。	容器，調理用器具，食品用機械部品
熱硬化性樹脂	フェノール樹脂（PF）	フェノールとホルムアルデヒドの縮重合物。硬く，耐熱性に優れるが，アルカリには比較的弱い。電子レンジ使用不適。	皿，汁椀，鍋の柄やふたのつまみ
	メラミン樹脂（MF）	メラミンとホルムアルデヒドの縮重合物。硬く，耐酸性，耐アルカリ性，耐油性に優れる。電子レンジ使用不適。	食器，箸
	尿素（ユリア）樹脂（UF）	尿素とホルムアルデヒドの縮重合物。硬く，耐熱性に優れるが，耐酸性，耐アルカリ性はMFより劣る，電子レンジ使用不適。	盆，漆器の素地

形したものは，再び加熱しても変形できない。フェノール樹脂（PF），メラミン樹脂（MF）などがある。プラスチックには共通して軽量，透明，腐食しない，成形しやすい，安価などの利点がある。一方，種類により固有の特性を有し，使用目的により利点にも欠点にもなるため，それぞれの特性を十分に理解して取り扱う必要がある。欠点を補うために数種類のプラスチックを貼り合わせて（ラミネート）利用する場合もある。主なプラスチックの特徴と用途を表9-2に示した。

　プラスチック自身は高分子であり，安全性に問題はないが，未反応のモノマーや添加剤あるいはその分解物などがプラスチック製品に残存し，それらが食品中に溶出する可能性がある。そのなかには有害なものもあることから，食品衛生上問題となる場合がある。原料となるモノマーのなかには塩化ビニルなど発がん性を有するもの，ビスフェノールA（ポリカーボネート（PC）の原料）など内分泌かく乱作用が疑われるものがあり，規格が定められている。また，熱硬化性樹脂の原料として使用されるホルムアルデヒドは溶出試験で検出されてはいけないとされている。添加剤としては可塑剤であるフタル酸エステルや，安定剤であるジブチルスズ化合物などが，その毒性から規制の対象となっている。

3. ラミネート

　異なる種類のプラスチックフィルム同士，あるいはプラスチックフィルムと紙やアルミ箔などの材質を貼り合わせることを**ラミネート**といい，できた容器包装材料を**ラミネートフィルム**という。ラミネートの方法には，接着剤を利用する方法，加熱溶融したプラスチックをフィルム状にして他の材質と貼り合わせる方法などがある。

　異なる材質同士をラミネートすることにより，防水性，ガスバリア性，遮光性，耐薬剤性，耐熱性，耐寒性などを向上させたり，ヒートシール性，印刷性などを付与したりすることが可能となる。また，プラスチックフィルムの利点である，軽量，成形性，安価などの特徴を合わせもつ。ラミネートフィルムは2〜5種類のフィルムで構成される。フィルムの役割により内層，中間層，外層に分けられる。外層には強度，バリアー性に優れたPPやポリエチレンテレフタレート（PET）など，内層にはヒートシール性に優れたPEやPPなど，中間層にはガスバリア性，防湿性，遮光性に優れたポリ塩化ビニリデン（PVDC）やアルミ箔などが用いられる。

　ラミネートフィルムはさまざまな食品の容器包装に使用されている。その特性を生かした利用法の一つとして**レトルトパウチ**がある。カレーやシチューのような調理済みの食品や調味料をラミネートフィルムの袋状容器（パウチ）に詰め，脱気，密封したのちに，高圧殺菌釜（レトルト）で，通常110〜120℃，30〜50分間加圧加熱殺菌したものをレトルトパウチ食品という。レトルトパウチ食品は，缶詰やびん詰食品のように常温で長期保存が可能，調理が容易などの利点がある。図9-2に

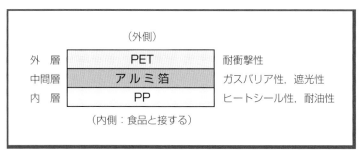

図9-2 レトルトパウチの構造と材質

レトルトパウチの構造と材質の例を示す。

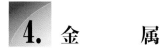

金 属

　器具や容器包装に使用される主な**金属**は，単体としては鉄，アルミニウム，銅などであり，合金としてはステンレスなどがある。金属は比較的加工が容易であり，熱伝導性に優れていることから加熱調理器具，缶などの容器，包装用箔などとして広く利用されている。しかし，食品の酸や塩類により錆を生じやすいという欠点もある。

(1) 鉄

　鉄は重く，錆びやすいため，使用上不便な場合が多い。合金として用いられている。スチール（鉄に炭素を0.3～2.0%の割合で混ぜたもの）は缶詰や飲料，のり，菓子などの金属缶として汎用されている。表面をスズメッキしたブリキや，クロム処理したティンフリースチール（TFS）などが使われ，腐食防止のため，内面はプラスチックで塗装されたり，プラスチックフィルムでラミネートされている場合が多い。アルミ缶等も含めた金属缶には溶出規格が定められている。ステンレスは約12%以上のクロムを含有し，そのほかにニッケル，モリブデン，銅，チタン，アルミニウム，炭素などの元素を添加して，耐食性，耐熱性，耐酸化性，加工性などが改良されている。**不動態**を形成しているため，錆びにくい。ステンレス製品にはボウル，スプーン，フォーク，ナイフ，鍋などさまざまな製品がある。

◘不動態
　金属の表面が酸化物などの不溶性の超薄膜で覆われて腐食されにくくなった状態。

(2) アルミニウム

　アルミニウムは比較的錆びにくく，軽く，加工しやすいが，酸やアルカリ，塩類に対する耐性が乏しい。鍋，やかん，弁当箱，アルミ缶，アルミ箔などに使用されている。アルミ箔製品を除いては単独で使用されることは少なく，マグネシウム，ニッケル，クロムなどの元素を添加し，加工性，耐食性，耐摩耗性などが改良された合金を使用する場合が多い。アルマイトはアルミニウムの表面に耐食性の強い酸

化アルミニウムの皮膜を人工的に生成させたものである。

（3）銅

　銅は緑青と呼ばれる錆を生成する。酸性食品によりこれが溶出するおそれがある
ため，製造基準として，食品に接触する部分にスズメッキまたは銀メッキ等の処理
を施すことが定められている（銅固有の光沢を有し，かつ錆を有しないものは除く）。
銅は熱伝導性がよく，製品としては鍋などの調理器具やカップなどがある。

◻緑　　青
　銅が空気中の炭酸
ガス（二酸化炭素）
および水分と反応す
ることによって生成
する。塩基性炭酸銅
$[CuCO_3 \cdot Cu(OH)_2]$
を主成分とする。

5. ガラス，陶磁器，ほうろう，その他

　ガラス，陶磁器，ほうろうは広い意味でセラミックス製品と呼ばれている。これ
らは，構成成分が無機化合物であることが特徴である。いずれも原材料などから有
害性金属が溶出する可能性があり，溶出規格が定められている。

（1）ガ ラ ス

　ガラスはかたく，高温に耐え，化学的に不活性で耐久性があることに加え，光を
通し美しい光沢を有する。また，くり返して溶融して再形成ができる。急激な温度
変化や機械的な衝撃には弱い。また，酸には強いが，アルカリには比較的弱い。成
分の違いにより多くの種類のガラスがある。器具・容器として用いられる主なガラ
スは，いずれも二酸化ケイ素（SiO_2）を主成分とした，ソーダ石灰ガラス，ホウケ
イ酸ガラス，鉛ガラスである。ソーダ石灰ガラスは安価で，一般的に皿やコップ，
ガラスびんなどの食品用に使用される。ホウケイ酸ガラスは耐熱性，強度に優れ，
調理器具やビーカーなどの実験器具に使用される。鉛ガラスはクリスタルガラスと
も呼ばれ，輝きがあることから高級食器や装飾品に使用されている。鉛を含む原材
料を使用しているため，鉛の溶出が起こる可能性がある。

（2）陶 磁 器

　陶磁器はアルミニウムとケイ素などを主成分とする粘土や陶土を成形し，表面に
釉薬をかけ，顔料を用いて絵つけしたものを焼成したものである。原材料と焼成温
度により物理的，化学的特徴に違いが出る。焼成温度や時間が不足すると顔料に含
まれる重金属が溶出する場合がある。陶磁器製品には皿，碗，湯飲みなどの食器，
鍋などの加熱調理器具がある。

⊞釉　　薬
　陶磁器などの表面
にかけて，装飾また
は水分の吸収を防止
するために用いるガ
ラス質の皮膜。

　高純度に精製した酸化アルミニウムや酸化ジルコニウムなどを原材料として，
$2,000 \sim 2,700℃$で焼成したものをニューセラミックという。物理的，化学的な特徴
が優れており，食品用の器具としては包丁やはさみなどに利用されている。

（3）ほうろう

ほうろうは金属の表面に釉薬を塗り，750～850℃で短時間焼きつけたものである。金属の強度と陶磁器の耐食性を合わせもつ。しかし，衝撃などにより釉薬が剥離すると金属が露出し，腐食する。陶磁器と同様に焼成が不十分だと重金属が溶出する場合がある。ほうろう製品には食器や加熱調理器具などがある。

（4）ゴ　　ム

天然ゴムのほかに，イソプレンゴム，ブタジエンゴム，シリコンゴムなどの**合成ゴム**が使用されている。用途としては，ホース，パッキング，へら，哺乳びんの乳首などに用いられている。ゴムには加硫剤，加硫促進剤，老化防止剤などを添加し，性能を向上させている。ゴム製品もプラスチック製品と同様に，加剤やその分解物などが残存し，それらが食品に移行する可能性がある。フェノールやホルムアルデヒドなどが規制されている。

◘加硫剤
ゴムの分子間に架橋を形成して，弾性や強度などを増大させるために加える化合物。

（5）天然素材

紙，木，竹などは古くから器具・容器包装として使用されてきた。長い使用経験から安全であるとみなされ，一部を除き規制の対象とされていない。なお，食品と接触する部分にプラスチックがラミネート，塗装されている場合には，プラスチックの規格基準が適用される。

紙はパルプを主原料としており，箱，袋，包装紙，紙コップ，紙皿，コーヒーフィルタなどに用いられている。製紙工程で表面を滑らかにする填料や，インキのにじみを防止するサイズ剤，白く見せるための増白剤（蛍光染料）などさまざまな化学物質が加えられる。また，再生紙の場合にはインキや着色料が含まれている場合もある。このうち，蛍光染料は食品衛生法で食品添加物としての使用が許可されていないため，これを含む紙は，食品に溶出しないように処理されている場合を除き，使用できないことになっている。また着色料は，食品添加物としての使用が認められているもの以外は使用できない。現在，食品と直接接触する場合は，アルミ箔やプラスチックフィルムをラミネートして使用される場合が多く，着色料などの溶出の問題はほとんどない。

セロファンはパルプの主成分であるセルロースを再生してフィルム状にしたものである。透明で耐熱性，耐寒性がある反面，水，油，酸などに対する耐性が劣るため，最近では，プラスチックをラミネートして使用されることが多い。

木や**竹**は，割りばし，調理用はし，しゃもじ，かまぼこ板，まな板，せいろ，巻き簀，串など古くから日常的に使用されてきた。安価で，廃棄しても害が少ないなどの利点があるが，吸湿性があり，かびなどが繁殖する場合もあるので清潔に保つ必要がある。

演習課題

❶ 身のまわりの器具・容器包装には，どのような材質が使用されているか調べてみよう。

❷ 器具や容器包装の分別収集を実践してみよう。

引用・参考文献

1 ）環境省：容器包装廃棄物の使用・排出実態調査の概要（令和3年度），
　　http://www.env.go.jp/recycle/yoki/c_2_research/research_R03.html

・菅原龍幸，草間正夫：食品加工学，建帛社，1998
・海老原清，大槻耕三：食品加工学，講談社，1999
・河村葉子，馬場二夫：器具・容器包装，中央法規，2002

第10章 食品の新しい安全性問題

科学技術の進歩により生産することが可能となった遺伝子組換え食品や放射線照射食品は，今後起こりうる食料問題を解決する一つの手段と考えられる。しかしながら，新しい技術のため未知なことが多く，その危険性について考慮することも忘れてはならない。

本章では，食品の新しい安全性に関する問題を取り上げ，それらの有用性，危険性，さらには国の施策について解説する。

1. 遺伝子組換え食品

（1）遺伝子組換え作物

遺伝子
親から子へと遺伝する，あるいは細胞から細胞へと伝えられる性質を決める因子のことで，一部のウイルスを除き，DNAからできている。

遺伝子組換え作物とは，他の生物から有用な性質をもつ**遺伝子**を取り出し，その性質をもたせたい植物などに組み込む技術を利用してつくられた作物のことである。たとえば，細菌のもつ除草剤の成分を分解する性質を発現させる遺伝子を，植物の遺伝子に挿入することで，除草剤に強い作物をつくりだすことができる。

従来から行われてきた交配による品種改良も，自然に起きる遺伝子組換えを利用したものである。交配は，優れた点をもつ2つの同種もしくは近縁の品種をかけ合わせ，それを何回もくり返すことで，目的の機能をもった品種を得ることができる。しかしながら，交配による品種改良は，“自然”まかせなので目的の品種を作成することは非常に困難で，膨大な時間を要する。それに対し，人為的な遺伝子組換え技術を用いた品種改良では，上述したような原理であるため，種の壁を越えて確実かつ短期間で作成することが可能である。

遺伝子組換え作物は，1994年にアメリカで日持ちのよいトマトが開発されて以降，急速に開発されており，世界26カ国（2018年現在）でさまざまな農作物が栽培されている。遺伝子組換え技術は，画期的な新品種の開発や生産の効率化等につながる手段であるのはもちろんのこと，21世紀の食料問題や地球環境問題等を解決するための手段としても期待されている。

（2）微生物を利用した遺伝子組換え

遺伝子組換え技術は，遺伝子組換え作物だけでなく，**食品添加物**の生産にも利用される。たとえば，チーズをつくるときに用いられる凝乳（ぎょうにゅう）酵素レンネット（キモ

シン）は，天然から得る場合には膨大な時間と労力を要するが，遺伝子組換え技術によりこの酵素をつくり出す遺伝子を微生物に挿入し，この微生物を培養することで簡便かつ効率的に大量に得ることができる。

（3）遺伝子組換え食品の安全性

　遺伝子組換え食品の安全性を確保するために，2001（平成13）年4月より**食品衛生法**で安全性の審査が義務づけられ，この審査を受けない遺伝子組換え食品は，製造，販売，輸入することが禁止されている。

　遺伝子組換え食品の安全性の審査は，図10-1のような手続きで行われる。厚生労働省に提出された申請に対して，**食品安全委員会**が遺伝子組換え食品の安全評価基準に基づき食品健康影響評価を行う。

　安全性の評価は，安全な食経験のある既存の食品との**実質的同等性**により評価する。具体的には，遺伝子を組換えることによってアレルギーを引き起こす物質や毒性物質が新たにつくられたり，あるいは量的に増えたりしていないか，また栄養素の量が大きく変化していないかなどを検討する。また，遺伝子組換えを行った食品が，従来の食べ方や食べる量と比較して変化しないか，変化する場合は人の健康に影響を及ぼすことがないかも確認する。安全性に問題がないと判断された食品およ

●ゲノム編集技術応用食品とは●

　DNAには，機能をもつ遺伝子の部分と遺伝子でない部分があるが，ゲノムとはDNA全体を指す。ゲノム編集技術では，特定の塩基配列を認識する酵素を使って，狙ったDNA配列に突然変異を起こし，計画的に食品の性質を変えることができる。この技術を使って研究開発されたゲノム編集技術応用食品には，芽に毒素を作らないじゃがいもや血糖降下作用が期待されるGABAを多く含むトマト等がある。ゲノム編集技術を用いた育種では，自然に発生する突然変異と同様に，都合の悪い形質をもつ変異は交配と選抜を経て取り除くことができるので，健康への悪影響が非常に少ないと考えられている。そのため，ゲノム編集技術応用食品については基本的に，食品安全委員会で安全性審査は行われず，厚生労働省への届出を経て，流通を開始する。

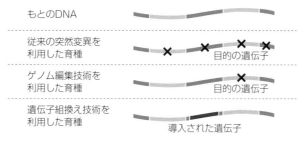

図　育種技術とDNA配列の変化

出典）厚生労働省パンフレット　新しいバイオテクノロジーで作られた食品についてを改変

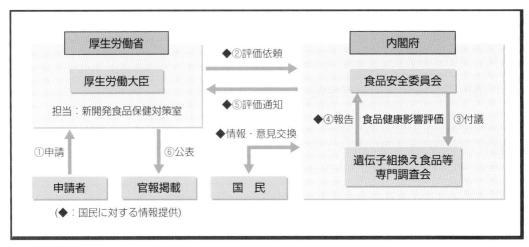

図10-1　遺伝子組換え食品の安全性の審査

表10-1　安全性が確認された遺伝子組換え食品

食　品	品種数	性　質	食　品	品種数	性　質
ばれいしょ（じゃがいも）	10	害虫抵抗性 ウイルス抵抗性 アクリルアミド産生低減 打撲黒斑低減 疫病抵抗性	とうもろこし	206	害虫抵抗性 除草剤耐性 高リシン形質 耐熱性α-アミラーゼ産生 乾燥耐性 収量増大の可能性の向上
大　　豆	28	除草剤耐性 害虫抵抗性 高オレイン酸形質 低飽和脂肪酸 ステアリドン酸産生	な　た　ね	22	除草剤耐性 雄性不稔性 稔性回復性
て　ん　菜	3	除草剤耐性	綿実（わた）	48	害虫抵抗性 除草剤耐性
			アルファルファ	5	除草剤耐性 低リグニン
			パ　パ　イ　ヤ	1	ウイルス抵抗性

出典）厚生労働省医薬・生活衛生局生活衛生・食品安全部：安全性審査の手続を経た旨の公表がなされた遺伝子組換え食品一覧，2020.8.28現在

び添加物は，安全性審査を経た旨が公表される。2020（令和2）年8月28日現在，8食品（表10-1），20添加物が安全性審査を経ている。

（4）遺伝子組換え食品の表示

　遺伝子組換え食品の表示ルールは，2001（平成13）年よりJAS法および食品衛生法の2つの法律で定められていたが，2015（平成27）年より**食品表示法**が施行され一本化されている。

　表示が義務化されているのは，**大豆（枝豆および大豆もやしを含む），とうもろこし，ばれいしょ，なたね，綿実，アルファルファ，てん菜，パパイヤ**の8農産物と，

表10-2　表示義務のある遺伝子組換え加工食品

1	豆腐・油揚げ類	18	ポップコーン
2	凍豆腐，おからおよびゆば	19	冷凍とうもろこし
3	納豆	20	とうもろこし缶詰およびとうもろこしびん詰
4	豆乳類	21	コーンフラワーを主な原材料とするもの
5	みそ	22	コーングリッツを主な原材料とするもの
6	大豆煮豆	23	とうもろこし（調理用）を主な原材料とするもの
7	大豆缶詰および大豆びん詰	24	16から20までを主な原材料とするもの
8	きな粉	25	冷凍ばれいしょ
9	大豆いり豆	26	乾燥ばれいしょ
10	1から9までを主な原材料とするもの	27	ばれいしょでん粉
11	大豆（調理用）を主な原材料とするもの	28	ポテトスナック菓子
12	大豆粉を主な原材料とするもの	29	25から28までを主な原材料とするもの
13	大豆タンパクを主な原材料とするもの	30	ばれいしょ（調理用）を主な原材料とするもの
14	枝豆を主な原材料とするもの	31	アルファルファを主な原材料とするもの
15	大豆もやしを主な原材料とするもの	32	てん菜（調理用）を主な原材料とするもの
16	コーンスナック菓子	33	パパイヤを主な原料とするもの
17	コーンスターチ		

出典）農林水産省ホームページ：遺伝子組換え農産物の使用について表示されている加工食品（抜粋），2013年1月23日更新

それらを原料とする33の加工食品である（表10-2）。ただし，遺伝子組換え農作物が主な原材料〔原材料の上位3位以内で，かつ，全重量の5％以上を占める〕でない場合は，表示は免除される。また，組み換えられたDNAやこれによって生じたタンパク質が検出されない食品（油，醤油等）も義務表示の対象外である。

　表示法は，義務表示と任意表示があり，①IPハンドリング（Identity Preserved Handling）が行われた遺伝子組換え食品の場合は**遺伝子組換えである**〔義務表示〕，②IPハンドリングが行われていない場合は**遺伝子組換え不分別である**〔義務表示〕，③IPハンドリングが行われた非遺伝子組換え食品の場合は**遺伝子組換えでない**〔**任意表示**〕となる。また，IPハンドリングが適切に行われた場合であっても，遺伝子組換え農作物の一定の混入は避けられないことから，大豆およびとうもろこしは，5％以下の意図せざる混入は認められている。そのため，消費者が正しく理解できるように，2023（令和5）年4月1日より任意表示制度は新しく改正され，①分別生産流通管理をして意図せざる混入を5％以下に抑えている場合は「大豆（分別生産流通管理済み）」等と，②分別生産流通管理をして遺伝子組換えの混入がない

■ IPハンドリング
　遺伝子組換え農作物と非遺伝子組換え農作物を生産・流通・加工の各段階で混入が起こらないように管理すること。

●高オレイン酸大豆とは●

　高オレイン酸大豆とは，開発企業が提出した資料によると，通常，大豆の全脂肪酸に占めるオレイン酸の割合は約20％であるが，遺伝子組換え技術により約80％までに高めたものである（大豆に占める全脂肪酸の割合は通常の大豆と同等）。オレイン酸が高いと，①熱安定性が高い，②血中コレステロール値を下げるといったメリットがある。

と認められる場合は「遺伝子組換えでない」等と分けて表示することとなる。

　また，義務表示では従来のものと組成，栄養価が著しく異なる遺伝子組換え農作物（高オレイン酸大豆，ステアリドン酸産生大豆，高リシンとうもろこし）および，これを原材料とする加工食品については，「高オレイン酸遺伝子組換え」である旨，または「高オレイン酸遺伝子組換えのものを混合」した旨等の表示をしなければならない。

2. 有機食品と特別栽培農産物

（1）有機認証制度

　近年，消費者の健康や農作物に対する安全性への関心の高まりに合わせて，有機農産物などがつくられるようになった。1992（平成4）年に農林水産省により「有機農産物等に係る青果物等特別表示ガイドライン」が示されたが，このガイドラインは法的強制力がなかったため，ニセ有機農産物が流通するなど混乱が生じていた。そのため，1999（平成11）年に改正されたJAS法に基づき**有機認証制度**が制定され，有機食品の生産または製造の方法について認証を受けたもののみが，「有機」の表示ができる仕組みがつくられた。この制度の開始により，**有機JASマーク**がつけられたものでなければ「有機トマト」，「きゅうり（オーガニック）」などと有機である旨の表示ができなくなり，有機食品の表示の適正化が図られている。

認定機関名

有機JASマーク
有機食品に関するJAS規格は，コーデックスのガイドラインに準拠して定められている。

（2）有機農産物，有機畜産物，有機加工食品の基準

1）有機農産物

　有機農産物とは，化学的に合成された肥料・農薬の使用を避けることを基本として，播種または植えつけ前**2年以上**（多年生作物にあっては，最初の収穫前3年以上）の間，堆肥等による土づくりを行ったほ場において生産された農産物のことである。また，遺伝子組換え種苗を使用しないことも条件である。

2）有機畜産物

　有機農産物など環境への負荷をできる限り低減して生産された飼料を給与することおよび動物用医薬品の使用を避ける（病気の予防目的で抗生物質等を使用しないなど）ことを基本として，動物の生理学的要求および行動学的要求に配慮して飼養（野外への放牧など）した家畜または家きん（家禽）から生産した畜産物のことを**有機畜産物**という。また，遺伝子組換え技術を使用しないことも条件である。

3）有機加工食品

　有機加工食品とは，原材料である有機農産物および有機畜産物が有する特性を，製造または加工の過程において保持することを旨とし，物理的または生物の機能を利用した加工方法を用い，化学的に合成された食品添加物および薬剤の使用を避けることを基本として生産した加工食品のことである。また，その原材料は水と食塩

□家　　畜
　牛，馬，めん羊，山羊，豚。

□家 き ん
　鶏，うずら，あひる，かも。

を除いて**95%以上**が，有機農産物，有機畜産物または有機加工食品であり，遺伝子組換え技術を使用しないことも要件である。

（3）特別栽培農産物

　農薬や化学肥料を節減して栽培された農産物については，1992（平成4）年に制定したガイドラインを何回か見直し，2003（平成15）年に**無農薬栽培農産物，無化学肥料栽培農産物，減農薬栽培農産物，減化学肥料栽培農産物**という名称で区分されていた農産物を，**特別栽培農産物**に統一した。これは，「無農薬」表示は，消費者が残留農薬等を含まないとの間違ったイメージを抱きやすく，また，「減農薬」表示は，削減の比較基準，割合が不明確であり，曖昧でわかりにくいためである。

　2007（平成19）年に改正された特別栽培農産物表示ガイドラインによると，特別栽培農産物とは，**農産物が生産された地域の慣行的な使用レベルに比べて，節減対象農薬の使用回数が50%以下かつ化学肥料の窒素成分量が50%以下で栽培された農産物**のことである（表10-3）。なお，慣行的な使用レベルは，地方公共団体が策定し公開している。

　ガイドラインの適用対象は，未加工の野菜・果実，乾燥調製した穀類・豆類・茶等であり，加工食品，山野草，きのこ等は対象外である。表示は，特別栽培農産物

表10-3　特別栽培農産物

		節減対象農薬		
		不使用	5割以下に削減	慣行レベル
化学肥料 （窒素成分）	不使用	特別栽培農作物		適用の範囲外
	5割以下に削減			適用の範囲外
	慣行レベル	適用の範囲外	適用の範囲外	適用の範囲外

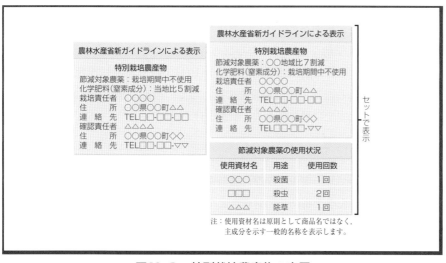

図10-2　特別栽培農産物の表示

の名称，ガイドラインに準拠している旨（農林水産省新ガイドラインによる表示と記載），栽培責任者の氏名または名称・住所・連絡先，確認責任者の氏名または名称・住所・連絡先，節減対象農薬について（栽培期間中不使用，または当地比○割減など），化学肥料（窒素成分）について（栽培期間中不使用，または当地比○割減など），さらに，節減対象農薬を使用した場合は，名称，用途，回数についても記載しなければならない（図10-2）。なお，このガイドラインは，生産者・消費者双方のニーズによって制定されたものであり，法令に基づいて遵守義務を課すものでない。

3. 放射線照射食品

（1）放射線の有用性と危険性

　食品照射に利用される放射線は電離（イオン化）放射線であるが，電離放射線には，γ線，電子線（β線），α線，X線，中性子線，宇宙線などがある。このなかで，食品の照射に利用することができるのは，コバルト60から発生される**γ線**と機械的に発生させる**電子線**と**X線**であり，誘導放射能が生成されないエネルギーに限られている。食品照射は，放射線により生成する**ラジカル**（p.25参照）がDNAに作用することにより細胞死が起こることなどを利用して，食品の殺菌，殺虫，発芽防止などを行うものである。放射線の照射量で作用の程度が変わるため，それぞれの目的に応じた量の放射線が照射される。なお，一般に加熱処理の際にもラジカルは生成され，放射線照射の際よりも生成量は多いとされている。放射線照射は他の殺菌方法と比較すると，薬剤を使用しないので残留毒性の問題がない，温度上昇がなく成分変化が小さい，透過性が高いため包装したまま処理ができるといったメリットがある。

　放射線照射の危険性については数多くの研究が実施されたが，1980年，FAO/IAEA/WHOの合同専門委員会では「総平均線量10 kGy（Gy：グレイ）以下で照射された食品の毒性学的な危険性は全く認められない」と結論づけ，さらに1997年にWHOの高線量照射に関する専門委員会が10 kGy以上照射した食品に関しても健全性評価を実施し，適正製造規範を前提として，適正な線量を照射した食品は，適正な栄養を有し安全に摂取できると結論づけた。

（2）世界における放射線照射

　世界各国においても，害虫やかび，腐敗菌による収穫後の被害と食料の損耗を防ぐ手段として，また食中毒防止の対策として，あるいは遠隔地からの農産物に対する検疫の手段として，欧米やアジア各国など50余カ国で200種を超える食品に対して照射が許可されている。さらに近年，環境面から従来使用されているガスくん蒸や化学処理が制限されるようになったこともあり，食品照射が世界的に広がりつつ

◘誘導放射能
　中性子やγ線などの放射線との核反応により物質が放射化，すなわち放射能をもつようになる場合，この放射能を誘導放射能と呼び，自然の放射能と区別する。

◘IAEA
　国際原子力機関。

◘Gy（グレイ）
　電離エネルギーの吸収線量（エネルギー）の単位。1 Gyは，1 kg当たりに吸収された放射線のエネルギーが1ジュールであることを表す。

表10-4　食品照射の応用区分，対象品目，線量

応用区分	対象品目	線量 (kGy)
発芽防止	バレイショ，タマネギ，ニンニクなど	0.03 ～ 0.15
殺虫および不妊化，寄生虫殺滅	穀類，豆類，果実，カカオ豆，豚肉など	0.1 ～ 1.0
成熟遅延	生鮮果実，野菜など	0.5 ～ 1.0
品質改善	乾燥野菜，コーヒー豆など	1.0 ～ 10.0
病原菌の殺菌（胞子非形成型病原細菌）	冷凍エビ，食鳥肉，畜肉，飼料原料など	1.0 ～ 7.0
腐敗菌の殺菌（貯蔵性向上）	果実，水産加工品，畜産加工品，魚など	1.0 ～ 7.0
殺菌（衛生化）	香辛料，乾燥野菜など	3.0 ～ 10.0
滅菌（完全な殺菌）	宇宙食，病院食	20.0 ～ 50.0

ある（表10-4）。

　とくに，香辛料は微生物による汚染の可能性が高く殺菌が必要であるが，香辛料の品質は熱に対してきわめて不安定であるため，世界各国で放射線の照射が利用されている。先進国のなかで，香辛料への放射線の照射を禁止しているのは日本だけである。また，サルモネラ属菌や腸管出血性大腸菌による食中毒事件の多発から，肉類に対する放射線照射も欧米諸国で導入され始めている。

（3）日本における放射線照射

　わが国では食品衛生法により放射線の照射は原則禁止としているが，**バレイショ**の発芽防止の目的のみ認められている。その際の条件として，①放射線源はコバルト60のγ線であること，②バレイショの吸収線量が150 Gy以下であること，③照射加工したバレイショには再照射しないことが定められている。また，食品表示法において，放射線照射されている旨を表示することを義務づけている。

　年間約8千トンのバレイショが放射線照射され，供給量が減少気味となる端境期（3月下旬から4月）に出荷されている。

4. アレルギー物質を含む食品

（1）食物アレルギーとは

　食物アレルギーとは，食物によって引き起こされる抗原特異的な免疫学的機序を介して，じん麻疹，湿疹などの皮膚症状，下痢，嘔吐，腹痛などの消化器症状，鼻・目粘膜症状，咳・呼吸困難などの呼吸器症状など，身体にとって不利益ないわゆるアレルギー症状が起こる疾患をいう。この際，食中毒や乳糖不耐症など食物そのものによる作用は含まない。

（2）アレルギー物質を含む食品の表示

　近年，乳幼児から成人に至るまで食物アレルギーの症状を起こす人が増え，重篤なアナフィラキシーショック症状を起こし，対応の遅れから死にいたる場合もある。そのため，2002（平成14）年4月以降に製造・加工・輸入された加工食品にアレルギー物質を表示する制度が始まり，運用されてきた。アレルギー物質の表示のルールは，食品の表示に関する包括的かつ一元的な制度として2015（平成27）年に施行された**食品表示法**に引き継がれた。現在，発症数，重篤度を勘案して**えび，かに，小麦，そば，卵，乳，くるみ**および**落花生**の8品目を**特定原材料**とし，食品に微量（数 μg/g 以上）であっても含有する場合は表示することを義務づけている。また，20品目についても，過去に一定の頻度で重篤な健康危害がみられていることから，**特定原材料に準ずるもの**として可能な限り表示するように推奨している（表10-5）。表示の対象は，容器包装された加工品および添加物で，食品中に含まれる特定原材料等の総タンパク質が数 μg/mL 濃度レベルまたは数 μg/g 含有レベルに満たない場合については表示を省略することができる。また，店頭で計り売りされるそう菜やパンなどその場で包装されるもの，注文してつくる弁当も表示の義務はない。

　表記の仕方は，原則，特定原材料等の名称を用いるが，子どもでも読み取ることができ，判断することができるものについては，表10-6のような**代替表記**と**拡大表記**を用いることができる。なお，「入っているかもしれません」などの可能性表記は認められていない。また，アレルギー物質の表示は，例外的に一括表示も可能とされているが，原則として**個別表示**を用いることになっている。

◻️**代替表記**
　特定原材料と表記方法や言葉が違うが，特定原材料と同じものであることが理解できる表記。

◻️**拡大表記**
　特定原材料名または代替表記を含んでいるため，それらを用いた食品であると理解できる表記。

◻️**個別表示**
　個々の原材料の直後に「〇〇を含む」と表示する方法。

表10-5　特定原材料及び特定原材料に準ずるもの

特定原材料		特定原材料に準ずるもの
卵，乳，小麦，えび，かに，くるみ*	症例数が多いもの	あわび，いか，いくら，さけ，さば，牛肉，鶏肉，豚肉，ゼラチン，カシューナッツ，アーモンド，ごま，大豆，やまいも，まつたけ，もも，りんご，オレンジ，キウイフルーツ，バナナ
そば，落花生	症状が重篤なもの	

＊2023年より

表10-6　特定原材料の表記例

	代　替　表　記	拡大表記（例）
え　　び	海老, エビ	えび天ぷら, サクラエビ
か　　に	蟹, カニ	上海がに, カニシューマイ, マツバガニ
小　　麦	こむぎ, コムギ	小麦粉, こむぎ胚芽
そ　　ば	ソバ	そばがき, そば粉
卵	玉子, たまご, タマゴ, エッグ, 鶏卵, あひる卵, うずら卵	厚焼玉子, ハムエッグ
乳	ミルク, バター, バターオイル, チーズ, アイスクリーム	アイスミルク, ガーリックバター, プロセスチーズ, 乳糖, 乳たんぱく, 生乳, 牛乳, 濃縮乳, 加糖れん乳, 調製粉乳
落 花 生	ピーナッツ	ピーナッツバター, ピーナッツクリーム
く る み	クルミ	くるみパン, くるみケーキ

演習課題

❶ 遺伝子組換え食品の安全性確保の仕組みについてまとめてみよう。

❷ 有機農産物と特別栽培農産物の違いについてまとめてみよう。

❸ 日本における放射線食品の現状についてまとめてみよう。

❹ アレルギー物質を含む食品の表示についてまとめてみよう。

資　料

1 食品安全基本法と食品衛生法

1．食品安全基本法（抜粋）

（平成15年5月23日法律第48号）
（最終改正：平成30年6月15日法律第53号）

第1章　総　　則

（目　的）

第1条　この法律は，科学技術の発展，国際化の進展その他の国民の食生活を取り巻く環境の変化に適確に対応することの緊要性にかんがみ，食品の安全性の確保に関し，基本理念を定め，並びに国，地方公共団体及び食品関連事業者の責務並びに消費者の役割を明らかにするとともに，施策の策定に係る基本的な方針を定めることにより，食品の安全性の確保に関する施策を総合的に推進することを目的とする。

（定　義）

第2条　この法律において「食品」とは，全ての飲食物（医薬品，医療機器等の品質，有効性及び安全性の確保等に関する法律（昭和35年法律第145号）に規定する医薬品，医薬部外品及び再生医療等製品を除く。）をいう。

（食品の安全性の確保のための措置を講ずるに当たっての基本的認識）

第3条　食品の安全性の確保は，このために必要な措置が国民の健康の保護が最も重要であるという基本的認識の下に講じられることにより，行われなければならない。

（食品供給行程の各段階における適切な措置）

第4条　農林水産物の生産から食品の販売に至る一連の国の内外における食品供給の行程（以下「食品供給行程」という。）におけるあらゆる要素が食品の安全性に影響を及ぼすおそれがあることにかんがみ，食品の安全性の確保は，このために必要な措置が食品供給行程の各段階において適切に講じられることにより，行われなければならない。

（国民の健康への悪影響の未然防止）

第5条　食品の安全性の確保は，このために必要な措置が食品の安全性の確保に関する国際的動向及び国民の意見に十分配慮しつつ科学的知見に基づいて講じられることによって，食品を摂取することによる国民の健康への悪影響が未然に防止されるようにすることを旨として，行われなければならない。

（国の責務）

第6条　国は，前3条に定める食品の安全性の確保についての基本理念（以下「基本理念」という。）にのっとり，食品の安全性の確保に関する施策を総合的に策定し，及び実施する責務を有する。

（地方公共団体の責務）

第7条　地方公共団体は，基本理念にのっとり，食品の安全性の確保に関し，国との適切な役割分担を踏まえて，その地方公共団体の区域の自然的経済的社会的諸条件に応じた施策を策定し，及び実施する責務を有する。

（食品関連事業者の責務）

第8条　肥料，農薬，飼料，飼料添加物，動物用の医薬品その他食品の安全性に影響を及ぼすおそれがある農林漁業の生産資材，食品（その原料又は材料として使用される農林水産物を含む。）若しくは添加物（食品衛生法（昭和22年法律第233号）第4条第2項に規定する添加物をいう。）又は器具（同条第4項に規定する器具をいう。）若しくは容器包装（同条第5項に規定する容器包装をいう。）の生産，輸入又は販売その他の事業活動を行う事業者（以下「食品関連事業者」という。）は，基本理念にのっとり，その事業活動を行うに当たって，自らが食品の安全性の確保について第一義的責任を有していることを認識して，食品の安全性を確保するために必要な措置を食品供給行程の各段階において適切に講ずる責務を有する。

2　前項に定めるもののほか，食品関連事業者は，基本理念にのっとり，その事業活動を行うに当たっては，その事業活動に係る食品その他の物に関する正確かつ適切な情報の提供に努めなければならない。

3　前2項に定めるもののほか，食品関連事業者は，基本理念にのっとり，その事業活動に関し，国又は地方公共団体が実施する食品の安全性の確保に関する施策に協力する責務を有する。

（消費者の役割）

第9条　消費者は，食品の安全性の確保に関する知識と理解を深めるとともに，食品の安全性の確保に関する施策について意見を表明するように努めることによって，食品の安全性の確保に積極的な役割を果たすものとする。

（法制上の措置等）

第10条　政府は，食品の安全性の確保に関する施策を実施するため必要な法制上又は財政上の措置その他の措置を講じなければならない。

第2章　施策の策定に係る基本的な方針

（食品健康影響評価の実施）

第11条　食品の安全性の確保に関する施策の策定に当たっては，人の健康に悪影響を及ぼすおそれがある生物学的，化学的若しくは物理的な要因又は状態であって，食品に含まれ，又は食品が置かれるおそれがあるものが当該食品が摂取されることにより人の健康に及

ぼす影響についての評価（以下「食品健康影響評価」という。）が施策ごとに行われなければならない。ただし，次に掲げる場合は，この限りでない。

一　当該施策の内容からみて食品健康影響評価を行うことが明らかに必要でないとき。

二　人の健康に及ぼす悪影響の内容及び程度が明らかであるとき。

三　人の健康に悪影響が及ぶことを防止し，又は抑制するため緊急を要する場合で，あらかじめ食品健康影響評価を行ういとまがないとき。

2　前項第三号に掲げる場合においては，事後において，遅滞なく，食品健康影響評価が行われなければならない。

3　前2項の食品健康影響評価は，その時点において到達されている水準の科学的知見に基づいて，客観的かつ中立公正に行われなければならない。

（国民の食生活の状況等を考慮し，食品健康影響評価の結果に基づいた施策の策定）

第12条　食品の安全性の確保に関する施策の策定に当たっては，食品を摂取することにより人の健康に悪影響が及ぶことを防止し，及び抑制するため，国民の食生活の状況その他の事情を考慮するとともに，前条第1項又は第2項の規定により食品健康影響評価が行われたときは，その結果に基づいて，これが行われなければならない。

（情報及び意見の交換の促進）

第13条　食品の安全性の確保に関する施策の策定に当たっては，当該施策の策定に国民の意見を反映し，並びにその過程の公正性及び透明性を確保するため，当該施策に関する情報の提供，当該施策について意見を述べる機会の付与その他の関係者相互間の情報及び意見の交換の促進を図るために必要な措置が講じられなければならない。

（緊急の事態への対処等に関する体制の整備等）

第14条　食品の安全性の確保に関する施策の策定に当たっては，食品を摂取することにより人の健康に係る重大な被害が生ずることを防止するため，当該被害が生じ，又は生じるおそれがある緊急の事態への対処及び当該事態の発生の防止に関する体制の整備その他の必要な措置が講じられなければならない。

（関係行政機関の相互の密接な連携）

第15条　食品の安全性の確保に関する施策の策定に当たっては，食品の安全性の確保のために必要な措置が食品供給行程の各段階において適切に講じられるようにするため，関係行政機関の相互の密接な連携の下に，これが行われなければならない。

（試験研究の体制の整備等）

第16条　食品の安全性の確保に関する施策の策定に当たっては，科学的知見の充実に努めることが食品の安全性の確保上重要であることにかんがみ，試験研究の体制の整備，研究開発の推進及びその成果の普及，研究者の養成その他の必要な措置が講じられなければならない。

（国の内外の情報の収集，整理及び活用等）

第17条　食品の安全性の確保に関する施策の策定に当たっては，国民の食生活を取り巻く環境の変化に即応して食品の安全性の確保のために必要な措置の適切かつ有効な実施を図るため，食品の安全性の確保に関する国の内外の情報の収集，整理及び活用その他の必要な措置が講じられなければならない。

（表示制度の適切な運用の確保等）

第18条　食品の安全性の確保に関する施策の策定に当たっては，食品の表示が食品の安全性の確保に関し重要な役割を果たしていることにかんがみ，食品の表示の制度の適切な運用の確保その他食品に関する情報を正確に伝達するために必要な措置が講じられなければならない。

（食品の安全性の確保に関する教育，学習等）

第19条　食品の安全性の確保に関する施策の策定に当たっては，食品の安全性の確保に関する教育及び学習の振興並びに食品の安全性の確保に関する広報活動の充実により国民が食品の安全性の確保に関する知識と理解を深めるために必要な措置が講じられなければならない。

（環境に及ぼす影響の配慮）

第20条　食品の安全性の確保に関する施策の策定に当たっては，当該施策が環境に及ぼす影響について配慮して，これが行われなければならない。

（措置の実施に関する基本的事項の決定及び公表）

第21条　政府は，第11条から前条までの規定により講じられる措置につき，それらの実施に関する基本的事項（以下「基本的事項」という。）を定めなければならない。

2　内閣総理大臣は，食品安全委員会及び消費者委員会の意見を聴いて，基本的事項の案を作成し，閣議の決定を求めなければならない。

3　内閣総理大臣は，前項の規定による閣議の決定があったときは，遅滞なく，基本的事項を公表しなければならない。

4　前2項の規定は，基本的事項の変更について準用する。

第3章　食品安全委員会

（設　置）

第22条　内閣府に，食品安全委員会（以下「委員会」という。）を置く。

（所掌事務）

第23条　委員会は，次に掲げる事務をつかさどる。

一　第21条第2項の規定により，内閣総理大臣に意見を述べること。

二　次条の規定により，又は自ら食品健康影響評価を
　　行うこと。

三　前号の規定により行った食品健康影響評価の結果
　　に基づき，食品の安全性の確保のため講ずべき施策
　　について内閣総理大臣を通じて関係各大臣に勧告す
　　ること。

四　第二号の規定により行った食品健康影響評価の結
　　果に基づき講じられる施策の実施状況を監視し，必
　　要があると認めるときは，内閣総理大臣を通じて関
　　係各大臣に勧告すること。

五　食品の安全性の確保のため講ずべき施策に関する
　　重要事項を調査審議し，必要があると認めるとき
　　は，関係行政機関の長に意見を述べること。

六　第二号から前号までに掲げる事務を行うために必
　　要な科学的調査及び研究を行うこと。

七　第二号から前号までに掲げる事務に係る関係者相
　　互間の情報及び意見の交換を企画し，及び実施する
　　こと。

2　委員会は，前項第二号の規定に基づき食品健康影響
　評価を行ったときは，遅滞なく，関係各大臣に対し
　て，その食品健康影響評価の結果を通知しなければな
　らない。

3　委員会は，前項の規定による通知を行ったとき，又
　は第1項第三号若しくは第四号の規定による勧告をし
　たときは，遅滞なく，その通知に係る事項又はその勧
　告の内容を公表しなければならない。

4　関係各大臣は，第1項第三号又は第四号の規定によ
　る勧告に基づき講じた施策について委員会に報告しな
　ければならない。

（委員会の意見の聴取）

第24条　関係各大臣は，次に掲げる場合には，委員会
　の意見を聴かなければならない。ただし，委員会が第
　11条第1項第一号に該当すると認める場合又は関係各
　大臣が同項第三号に該当すると認める場合は，この限
　りでない。

一　食品衛生法第6条第二号ただし書（同法第62条第
　　2項において準用する場合を含む。）に規定する人
　　の健康を損なうおそれがない場合を定めようとする
　　とき，同法第7条第1項から第3項までの規定によ
　　る販売の禁止をしようとし，若しくは同条第4項の
　　規定による禁止の全部若しくは一部の解除をしよう
　　とするとき，同法第8条第1項の規定により同項に
　　規定する指定成分等を指定しようとするとき，同法
　　第10条第1項の厚生労働省令を制定し，若しくは改
　　廃しようとするとき，同法第12条に規定する人の
　　健康を損なうおそれのない場合を定めようとすると
　　き，同法第13条第1項（同法第68条第2項において
　　準用する場合を含む。）の規定により基準若しくは
　　規格を定めようとするとき，同法第13条第3項に規
　　定する人の健康を損なうおそれのないことが明らか

である物質若しくは人の健康を損なうおそれのない
量を定めようとするとき，同法第18条第1項（同法
第68条第3項において準用する場合を含む。）の規
定により基準若しくは規格を定めようとするとき，
同法第18条第3項ただし書に規定する人の健康を損
なうおそれのない量を定めようとするとき，同法第
50条第1項の規定により基準を定めようとするとき，
又は同法第51条第1項若しくは第52条第1項の厚生
労働省令を制定し，若しくは改廃しようとすると
き。

二～十四，2～3　（略）

第25～38条　（略）　　附則　（略）

2．食品衛生法（抜粋）

（昭和22年12月24日法律第233号）

（最終改正：平成30年6月13日法律第46号）

第1章　総　　　則

第1条　この法律は，食品の安全性の確保のために公衆
　衛生の見地から必要な規制その他の措置を講ずること
　により，飲食に起因する衛生上の危害の発生を防止
　し，もつて国民の健康の保護を図ることを目的とす
　る。

第2条　国，都道府県，地域保健法（昭和22年法律第
　101号）第5条第1項の規定に基づく政令で定める市
　（以下「保健所を設置する市」という。）及び特別区
　は，教育活動及び広報活動を通じた食品衛生に関する
　正しい知識の普及，食品衛生に関する情報の収集，整
　理，分析及び提供，食品衛生に関する研究の推進，食
　品衛生に関する検査の能力の向上並びに食品衛生の向
　上にかかわる人材の養成及び資質の向上を図るために
　必要な措置を講じなければならない。

2　国，都道府県，保健所を設置する市及び特別区は，
　食品衛生に関する施策が総合的かつ迅速に実施される
　よう，相互に連携を図らなければならない。

3　（略）

第3条　食品等事業者（食品若しくは添加物を採取し，
　製造し，輸入し，加工し，調理し，貯蔵し，運搬し，
　若しくは販売すること若しくは器具若しくは容器包装
　を製造し，輸入し，若しくは販売することを営む人若
　しくは法人又は学校，病院その他の施設において継続
　的に不特定若しくは多数の者に食品を供与する人若し
　くは法人をいう。以下同じ。）は，その採取し，製造
　し，輸入し，加工し，調理し，貯蔵し，運搬し，販売
　し，不特定若しくは多数の者に授与し，又は営業上使
　用する食品，添加物，器具又は容器包装（以下「販売
　食品等」という。）について，自らの責任においてそ
　れらの安全性を確保するため，販売食品等の安全性の
　確保に係る知識及び技術の習得，販売食品等の原材料
　の安全性の確保，販売食品等の自主検査の実施その他

の必要な措置を講ずるよう努めなければならない。

2　食品等事業者は，販売食品等に起因する食品衛生上の危害の発生の防止に必要な限度において，当該食品等事業者に対して販売食品等又はその原材料の販売を行つた者の名称その他必要な情報に関する記録を作成し，これを保存するよう努めなければならない。

3　食品等事業者は，販売食品等に起因する食品衛生上の危害の発生を防止するため，前項に規定する記録の国，都道府県等への提供，食品衛生上の危害の原因となつた販売食品等の廃棄その他の必要な措置を適確かつ迅速に講ずるよう努めなければならない。

第4条　この法律で食品とは，全ての飲食物をいう。ただし，医薬品，医療機器等の品質，有効性及び安全性の確保等に関する法律（昭和35年法律145号）に規定する医薬品，医薬部外品及び再生医療等製品は，これを含まない。

2　この法律で添加物とは，食品の製造の過程において又は食品の加工若しくは保存の目的で，食品に添加，混和，浸潤その他の方法によつて使用する物をいう。

3　この法律で天然香料とは，動植物から得られた物又はその混合物で，食品の着香の目的で使用される添加物をいう。

4　この法律で器具とは，飲食器，割ぽう具その他食品又は添加物の採取，製造，加工，調理，貯蔵，運搬，陳列，授受又は摂取の用に供され，かつ，食品又は添加物に直接接触する機械，器具その他の物をいう。ただし，農業及び水産業における食品の採取の用に供される機械，器具その他の物は，これを含まない。

5　この法律で容器包装とは，食品又は添加物を入れ，又は包んでいる物で，食品又は添加物を授受する場合そのままで引き渡すものをいう。

6　この法律で食品衛生とは，食品，添加物，器具及び容器包装を対象とする飲食に関する衛生をいう。

7　この法律で営業とは，業として，食品若しくは添加物を採取し，製造し，輸入し，加工し，調理し，貯蔵し，運搬し，若しくは販売すること又は器具若しくは容器包装を製造し，輸入し，若しくは販売することをいう。ただし，農業及び水産業における食品の採取業は，これを含まない。

8　この法律で営業者とは，営業を営む人又は法人をいう。

9　この法律で登録検査機関とは，第33条第1項の規定により厚生労働大臣の登録を受けた法人をいう。

第2章　食品及び添加物

第5条　販売（不特定又は多数の者に対する販売以外の授与を含む。以下同じ。）の用に供する食品又は添加物の採取，製造，加工，使用，調理，貯蔵，運搬，陳列及び授受は，清潔で衛生的に行われなければならない。

第6条　次に掲げる食品又は添加物は，これを販売し（不特定又は多数の者に授与する販売以外の場合を含む。以下同じ。），又は販売の用に供するために，採取し，製造し，輸入し，加工し，使用し，調理し，貯蔵し，若しくは陳列してはならない。

一　腐敗し，若しくは変敗したもの又は未熟であるもの。ただし，一般に人の健康を損なうおそれがなく飲食に適すると認められているものは，この限りでない。

二　有毒な，若しくは有害な物質が含まれ，若しくは付着し，又はこれらの疑いがあるもの。ただし，人の健康を損なうおそれがない場合として厚生労働大臣が定める場合においては，この限りでない。

三　病原微生物により汚染され，又はその疑いがあり，人の健康を損なうおそれがあるもの。

四　不潔，異物の混入又は添加その他の事由により，人の健康を損なうおそれがあるもの。

第7条　厚生労働大臣は，一般に飲食に供されることがなかつた物であつて人の健康を損なうおそれがない旨の確証がないもの又はこれを含む物が新たに食品として販売され，又は販売されることとなつた場合において，食品衛生上の危害の発生を防止するため必要があると認めるときは，薬事・食品衛生審議会の意見を聴いて，それらの物を食品として販売することを禁止することができる。

2　厚生労働大臣は，一般に食品として飲食に供されている物であつて当該物の通常の方法と著しく異なる方法により飲食に供されているものについて，人の健康を損なうおそれがない旨の確証がなく，食品衛生上の危害の発生を防止するため必要があると認めるときは，薬事・食品衛生審議会の意見を聴いて，その物を食品として販売することを禁止することができる。

3　厚生労働大臣は，食品によるものと疑われる人の健康に係る重大な被害が生じた場合において，当該被害の態様からみて当該食品に当該被害を生ずるおそれのある一般に飲食に供されることがなかつた物が含まれていることが疑われる場合において，食品衛生上の危害の発生を防止するため必要があると認めるときは，薬事・食品衛生審議会の意見を聴いて，その食品を販売することを禁止することができる。

4　厚生労働大臣は，前3項の規定による販売の禁止をした場合において，厚生労働省令で定めるところにより，当該禁止に関し利害関係を有する者の申請に基づき，又は必要に応じ，当該禁止に係る物又は食品に起因する食品衛生上の危害が発生するおそれがないと認めるときは，薬事・食品衛生審議会の意見を聴いて，当該禁止の全部又は一部を解除するものとする。

5　厚生労働大臣は，第1項から第3項までの規定による販売の禁止をしたとき，又は前項の規定による禁止の全部若しくは一部の解除をしたときは，官報で告示

するものとする。

第8条　食品衛生上の危害の発生を防止する見地から特別の注意を必要とする成分又は物であつて，厚生労働大臣が薬事・食品衛生審議会の意見を聴いて指定したもの（第3項及び第70条第1項において「指定成分等」という。）を含む食品（以下この項において「指定成分等含有食品」という。）を取り扱う営業者は，その取り扱う指定成分等含有食品が人の健康に被害を生じ，又は生じさせるおそれがある旨の情報を得た場合は，当該情報を，厚生労働省令で定めるところにより，遅滞なく，都道府県知事，保健所を設置する市の市長又は特別区の区長（以下「都道府県知事等」という。）に届け出なければならない。

2　都道府県知事等は，前項の規定による届出があつたときは，当該届出に係る事項を厚生労働大臣に報告しなければならない。

3　医師，歯科医師，薬剤師その他の関係者は，指定成分等の摂取によるものと疑われる人の健康に係る被害の把握に努めるとともに，都道府県知事等が，食品衛生上の危害の発生を防止するため指定成分等の摂取によるものと疑われる人の健康に係る被害に関する調査を行う場合において，当該調査に関し必要な協力を要請されたときは，当該要請に応じ，当該被害に関する情報の提供その他必要な協力をするよう努めなければならない

第9条　厚生労働大臣は，特定の国若しくは地域において採取され，製造され，加工され，調理され，若しくは貯蔵され，又は特定の者により採取され，製造され，加工され，調理され，若しくは貯蔵される特定の食品又は添加物について，第26条第1項から第3項まで又は第28条第1項の規定による検査の結果次に掲げる食品又は添加物に該当するものが相当数発見されたこと，生産地における食品衛生上の管理の状況その他の厚生労働省令で定める事由からみて次に掲げる食品又は添加物に該当するものが相当程度含まれるおそれがあると認められる場合において，人の健康を損なうおそれの程度その他の厚生労働省令で定める事項を勘案して，当該特定の食品又は添加物に起因する食品衛生上の危害の発生を防止するため特に必要があると認めるときは，薬事・食品衛生審議会の意見を聴いて，当該特定の食品又は添加物を販売し，又は販売の用に供するために，採取し，製造し，輸入し，加工し，使用し，若しくは調理することを禁止することができる。

一　第6条各号に掲げる食品又は添加物

二　第12条に規定する食品

三　第13条第1項の規定により定められた規格に合わない食品又は添加物

四　第13条第1項の規定により定められた基準に合わない方法により添加物を使用した食品

五　第13条第3項に規定する食品

2〜4　（略）

第10条　第一号若しくは第三号に掲げる疾病にかかり，若しくはその疑いがあり，第一号若しくは第三号に掲げる異常があり，又はへい死した獣畜（と畜場法（昭和28年法律第114号）第3条第1項に規定する獣畜及び厚生労働省令で定めるその他の物をいう。以下同じ。）の肉，骨，乳，臓器及び血液又は第二号若しくは第三号に掲げる疾病にかかり，若しくはその疑いがあり，第二号若しくは第三号に掲げる異常があり，又はへい死した家きん（食鳥処理の事業の規制及び食鳥検査に関する法律（平成2年法律第70号）第2条第一号に規定する食鳥及び厚生労働省令で定めるその他の物をいう。以下同じ。）の肉，骨及び臓器は，厚生労働省令で定める場合を除き，これを食品として販売し，又は食品として販売の用に供するために，採取し，加工し，使用し，調理し，貯蔵し，若しくは陳列してはならない。ただし，へい死した獣畜又は家きんの肉，骨及び臓器であつて，当該職員が，人の健康を損なうおそれがなく飲食に適すると認めたものは，この限りでない。

一　と畜場法第14条第6項各号に掲げる疾病又は異常

二　食鳥処理の事業の規制及び食鳥検査に関する法律第15条第4項各号に掲げる疾病又は異常

三　前二号に掲げる疾病又は異常以外の疾病又は異常であつて厚生労働省令で定めるもの

2　獣畜の肉，乳及び臓器並びに家きんの肉及び臓器並びに厚生労働省令で定めるこれらの製品（以下この項において「獣畜の肉等」という。）は，輸出国の政府機関によつて発行され，かつ，前項各号に掲げる疾病にかかり，若しくはその疑いがあり，同項各号に掲げる異常があり，又はへい死した獣畜の肉，乳若しくは臓器若しくは家きんの肉若しくは臓器又はこれらの製品でない旨その他厚生労働省令で定める事項（以下この項において「衛生事項」という。）を記載した証明書又はその写しを添付したものでなければ，これを食品として販売の用に供するために輸入してはならない。ただし，厚生労働省令で定める国から輸入する獣畜の肉等であつて，当該獣畜の肉等に係る衛生事項が当該国の政府機関から電気通信回線を通じて，厚生労働省の使用に係る電子計算機（入出力装置を含む。）に送信され，当該電子計算機に備えられたファイルに記録されたものについては，この限りでない。

第11条　食品衛生上の危害の発生を防止するために特に重要な工程を管理するための措置が講じられていることが必要なものとして厚生労働省令で定める食品又は添加物は，当該措置が講じられていることが確実であるものとして厚生労働大臣が定める国若しくは地域又は施設において製造し，又は加工されたものでなけ

れば，これを販売の用に供するために輸入してはならない。

2　第6条各号に掲げる食品又は添加物のいずれにも該当しないことその他厚生労働省令で定める事項を確認するために生産地における食品衛生上の管理の状況の証明が必要であるものとして厚生労働省令で定める食品又は添加物は，輸出国の政府機関によつて発行され，かつ，当該事項を記載した証明書又はその写しを添付したものでなければ，これを販売の用に供するために輸入してはならない。

第12条　人の健康を損なうおそれのない場合として厚生労働大臣が薬事・食品衛生審議会の意見を聴いて定める場合を除いては，添加物（天然香料及び一般に食品として飲食に供されている物であつて添加物として使用されるものを除く。）並びにこれを含む製剤及び食品は，これを販売し，又は販売の用に供するために，製造し，輸入し，加工し，使用し，貯蔵し，若しくは陳列してはならない。

第13条　厚生労働大臣は，公衆衛生の見地から，薬事・食品衛生審議会の意見を聴いて，販売の用に供する食品若しくは添加物の製造，加工，使用，調理若しくは保存の方法につき基準を定め，又は販売の用に供する食品若しくは添加物の成分につき規格を定めることができる。

2　前項の規定により基準又は規格が定められたときは，その基準に合わない方法により食品若しくは添加物を製造し，加工し，使用し，調理し，若しくは保存し，その基準に合わない方法による食品若しくは添加物を販売し，若しくは輸入し，又はその規格に合わない食品若しくは添加物を製造し，輸入し，加工し，使用し，調理し，保存し，若しくは販売してはならない。

3　農薬（農薬取締法（昭和23年法律第82号）第2条第1項に規定する農薬をいう。次条において同じ。），飼料の安全性の確保及び品質の改善に関する法律（昭和28年法律第35号）第2条第3項の規定に基づく農林水産省令で定める用途に供することを目的として飼料（同条第2項に規定する飼料をいう。）に添加，混和，浸潤その他の方法によつて用いられる物及び医薬品，医療機器等の品質，有効性及び安全性の確保等に関する法律第2条第1項に規定する医薬品であつて動物のために使用されることが目的とされているものの成分である物質（その物質が化学的に変化して生成した物質を含み，人の健康を損なうおそれのないことが明らかであるものとして厚生労働大臣が定める物質を除く。）が，人の健康を損なうおそれのない量として厚生労働大臣が薬事・食品衛生審議会の意見を聴いて定める量を超えて残留する食品は，これを販売の用に供するために製造し，輸入し，加工し，使用し，調理し，保存し，又は販売してはならない。ただし，当該

物質の当該食品に残留する量の限度について第1項の食品の成分に係る規格が定められている場合については，この限りでない。

第14条　厚生労働大臣は，前条第1項の食品の成分に係る規格として，食品に残留する農薬，飼料の安全性の確保及び品質の改善に関する法律第2条第3項に規定する飼料添加物又は医薬品，医療機器等の品質，有効性及び安全性の確保等に関する法律第2条第1項に規定する医薬品であつて専ら動物のために使用されることが目的とされているもの（以下この条において「農薬等」という。）の成分である物質（その物質が化学的に変化して生成した物質を含む。）の量の限度を定めるとき，同法第2条第9項に規定する再生医療等製品であつて専ら動物のために使用されることが目的とされているもの（以下この条において「動物用再生医療等製品」という。）が使用された対象動物（同法第83条第1項の規定により読み替えられた同法第14条第2項第三号ロに規定する対象動物をいう。）の肉，乳その他の生産物について食用に供することができる範囲を定めるときその他必要があると認めるときは，農林水産大臣に対し，農薬等の成分又は動物用再生医療等製品の構成細胞，導入遺伝子その他厚生労働省令で定めるものに関する資料の提供その他必要な協力を求めることができる。

第3章　器具及び容器包装

第15条　営業上使用する器具及び容器包装は，清潔で衛生的でなければならない。

第16条　有毒な，若しくは有害な物質が含まれ，若しくは付着して人の健康を損なうおそれがある器具若しくは容器包装又は食品若しくは添加物に接触してこれらに有害な影響を与えることにより人の健康を損なうおそれがある器具若しくは容器包装は，これを販売し，販売の用に供するために製造し，若しくは輸入し，又は営業上使用してはならない。

第17条　厚生労働大臣は，特定の国若しくは地域において製造され，又は特定の者により製造される特定の器具又は容器包装について，第26条第1項から第3項まで又は第28条第1項の規定による検査の結果次に掲げる器具又は容器包装に該当するものが相当数発見されたこと，製造地における食品衛生上の管理の状況その他の厚生労働省令で定める事由からみて次に掲げる器具又は容器包装に該当するものが相当程度含まれるおそれがあると認められる場合において，人の健康を損なうおそれの程度その他の厚生労働省令で定める事項を勘案して，当該特定の器具又は容器包装に起因する食品衛生上の危害の発生を防止するため特に必要があると認めるときは，薬事・食品衛生審議会の意見を聴いて，当該特定の器具又は容器包装を販売し，販売の用に供するために製造し，若しくは輸入し，又

は営業上使用することを禁止することができる。
　一　前条に規定する器具又は容器包装
　二　次条第1項の規定により定められた規格に合わな
　　い器具又は容器包装
　三　次条第3項の規定に違反する器具又は容器包装
2～3　（略）
第18条　厚生労働大臣は，公衆衛生の見地から，薬
　事・食品衛生審議会の意見を聴いて，販売の用に供
　し，若しくは営業上使用する器具若しくは容器包装若
　しくはこれらの原材料につき規格を定め，又はこれら
　の製造方法につき基準を定めることができる。
2　前項の規定により規格又は基準が定められたとき
　は，その規格に合わない器具若しくは容器包装を販売
　し，販売の用に供するために製造し，若しくは輸入
　し，若しくは営業上使用し，その規格に合わない原材
　料を使用し，又はその基準に合わない方法により器具
　若しくは容器包装を製造してはならない。
3　器具又は容器包装には，成分の食品への溶出又は浸
　出による公衆衛生に与える影響を考慮して政令で定め
　る材質の原材料であつて，これに含まれる物質（その
　物質が化学的に変化して生成した物質を除く。）につ
　いて，当該原材料を使用して製造される器具若しくは
　容器包装に含有されることが許容される量又は当該原
　材料を使用して製造される器具若しくは容器包装から
　溶出し，若しくは浸出して食品に混和することが許容
　される量が第1項の規格に定められていないものは，
　使用してはならない。ただし，当該物質が人の健康を
　損なうおそれのない量として厚生労働大臣が薬事・食
　品衛生審議会の意見を聴いて定める量を超えて溶出
　し，又は浸出して食品に混和するおそれがないように
　器具又は容器包装が加工されている場合（当該物質が
　器具又は容器包装の食品に接触する部分に使用される
　場合を除く。）については，この限りでない。

第4章　表示及び広告

第19条　内閣総理大臣は，一般消費者に対する器具又
　は容器包装に関する公衆衛生上必要な情報の正確な伝
　達の見地から，消費者委員会の意見を聴いて，前条第
　1項の規定により規格又は基準が定められた器具又は
　容器包装に関する表示につき，必要な基準を定めるこ
　とができる。
2　前項の規定により表示につき基準が定められた器具
　又は容器包装は，その基準に合う表示がなければ，こ
　れを販売し，販売の用に供するために陳列し，又は営
　業上使用してはならない。
3　販売の用に供する食品及び添加物に関する表示の基
　準については，食品表示法（平成25年法律第70号）
　で定めるところによる。
第20条　食品，添加物，器具又は容器包装に関しては，
　公衆衛生に危害を及ぼすおそれがある虚偽の又は誇大

な表示又は広告をしてはならない。

第5章　食品添加物公定書

第21条　厚生労働大臣及び内閣総理大臣は，食品添加
　物公定書を作成し，第13条第1項の規定により基準
　又は規格が定められた添加物及び食品表示法第4条第
　1項の規定により基準が定められた添加物につき当該
　基準及び規格を収載するものとする。

第6章　監視指導

第21条の2　国及び都道府県等は，食品，添加物，器
　具又は容器包装に起因する中毒患者又はその疑いのあ
　る者（以下「食中毒患者等」という。）の広域にわた
　る発生又はその拡大を防止し，及び広域にわたり流通
　する食品，添加物，器具又は容器包装に関してこの法
　律又はこの法律に基づく命令若しくは処分に係る違反
　を防止するため，その行う食品衛生に関する監視又は
　指導（以下「監視指導」という。）が総合的かつ迅速
　に実施されるよう，相互に連携を図りながら協力しな
　ければならない。
第21条の3　厚生労働大臣は，監視指導の実施に当た
　つての連携協力体制の整備を図るため，厚生労働省令
　で定めるところにより，国，都道府県等その他関係機
　関により構成される広域連携協議会（以下この条及び
　第66条において「協議会」という。）を設けることが
　できる。
2　協議会は，必要があると認めるときは，当該協議会
　の構成員以外の都道府県等その他協議会が必要と認め
　る者をその構成員として加えることができる。
3　協議会において協議が調つた事項については，協議
　会の構成員は，その協議の結果を尊重しなければなら
　ない。
4　前3項に定めるもののほか，協議会の運営に関し必
　要な事項は，協議会が定める。
第22条　厚生労働大臣及び内閣総理大臣は，国及び都
　道府県等が行う監視指導の実施に関する指針（以下
　「指針」という。）を定めるものとする。
2～3　（略）　　第23～24条　（略）

第7章　検　査

第25条　第13条第1項の規定により規格が定められた
　食品若しくは添加物又は第18条第1項の規定により
　規格が定められた器具若しくは容器包装であつて政令
　で定めるものは，政令で定める区分に従い厚生労働大
　臣若しくは都道府県知事又は登録検査機関の行う検査
　を受け，これに合格したものとして厚生労働省令で定
　める表示が付されたものでなければ，販売し，販売の
　用に供するために陳列し，又は営業上使用してはなら
　ない。
2～5　（略）

第26条　都道府県知事は，次の各号に掲げる食品，添加物，器具又は容器包装を発見した場合において，これらを製造し，又は加工した者の検査の能力等からみて，その者が製造し，又は加工する食品，添加物，器具又は容器包装がその後引き続き当該各号に掲げる食品，添加物，器具又は容器包装に該当するおそれがあり，食品衛生上の危害の発生を防止するため必要があると認めるときは，政令で定める要件及び手続に従い，その者に対し，当該食品，添加物，器具又は容器包装について，当該都道府県知事又は登録検査機関の行う検査を受けるべきことを命ずることができる。

一　第6条第二号又は第三号に掲げる食品又は添加物

二　第13条第1項の規定により定められた規格に合わない食品又は添加物

三　第13条第1項の規定により定められた基準に合わない方法により添加物を使用した食品

四　第13条第3項に規定する食品

五　第16条に規定する器具又は容器包装

六　第18条第1項の規定により定められた規格に合わない器具又は容器包装

七　第18条第3項の規定に違反する器具又は容器包装

2　厚生労働大臣は，食品衛生上の危害の発生を防止するため必要があると認めるときは，前項各号に掲げる食品，添加物，器具若しくは容器包装又は第12条に規定する食品を製造し，又は加工した者が製造し，又は加工した同種の食品，添加物，器具又は容器包装を輸入する者に対し，当該食品，添加物，器具又は容器包装について，厚生労働大臣又は登録検査機関の行う検査を受けるべきことを命ずることができる。

3　厚生労働大臣は，食品衛生上の危害の発生を防止するため必要があると認めるときは，生産地の事情その他の事情からみて第1項各号に掲げる食品，添加物，器具若しくは容器包装又は第12条に規定する食品に該当するおそれがあると認められる食品，添加物，器具又は容器包装を輸入する者に対し，当該食品，添加物，器具又は容器包装について，厚生労働大臣又は登録検査機関の行う検査を受けるべきことを命ずることができる。

4　前三項の命令を受けた者は，当該検査を受け，その結果についての通知を受けた後でなければ，当該食品，添加物，器具又は容器包装を販売し，販売の用に供するために陳列し，又は営業上使用してはならない。

5　前項の通知であつて登録検査機関がするものは，当該検査を受けるべきことを命じた都道府県知事又は厚生労働大臣を経由してするものとする。

6　第1項から第3項までの規定による厚生労働大臣又は登録検査機関の行う検査を受けようとする者は，検査に要する実費の額を考慮して，厚生労働大臣の行う

検査にあつては厚生労働大臣が定める額の，登録検査機関の行う検査にあつては当該登録検査機関が厚生労働大臣の認可を受けて定める額の手数料を納めなければならない。

7　前条第3項から第5項までの規定は，第1項から第3項までの検査について準用する。

第27条　販売の用に供し，又は営業上使用する食品，添加物，器具又は容器包装を輸入しようとする者は，厚生労働省令で定めるところにより，その都度厚生労働大臣に届け出なければならない。

第28条　厚生労働大臣，内閣総理大臣又は都道府県知事等は，必要があると認めるときは，営業者その他の関係者から必要な報告を求め，当該職員に営業の場所，事務所，倉庫その他の場所に臨検し，販売の用に供し，若しくは営業上使用する食品，添加物，器具若しくは容器包装，営業の施設，帳簿書類その他の物件を検査させ，又は試験の用に供するのに必要な限度において，販売の用に供し，若しくは営業上使用する食品，添加物，器具若しくは容器包装を無償で収去させることができる。

2〜4　（略）

第29条　国及び都道府県は，第25条第1項又は第26条第1項から第3項までの検査（以下「製品検査」という。）及び前条第1項の規定により収去した食品，添加物，器具又は容器包装の試験に関する事務を行わせるために，必要な検査施設を設けなければならない。

2〜3　（略）

第30条　第28条第1項に規定する当該職員の職権及び食品衛生に関する指導の職務を行わせるために，厚生労働大臣，内閣総理大臣又は都道府県知事等は，その職員のうちから食品衛生監視員を命ずるものとする。

2　都道府県知事等は，都道府県等食品衛生監視指導計画の定めるところにより，その命じた食品衛生監視員に監視指導を行わせなければならない。

3　内閣総理大臣は，指針に従い，その命じた食品衛生監視員に食品，添加物，器具及び容器包装の表示又は広告に係る監視指導を行わせるものとする。

4　厚生労働大臣は，輸入食品監視指導計画の定めるところにより，その命じた食品衛生監視員に食品，添加物，器具及び容器包装の輸入に係る監視指導を行わせるものとする。

5　前各項に定めるもののほか，食品衛生監視員の資格その他食品衛生監視員に関し必要な事項は，政令で定める。

第8章　登録検査機関　第31〜47条　（略）

第9章　営　業

第48条　乳製品，第12条の規定により厚生労働大臣が

定めた添加物その他製造又は加工の過程において特に衛生上の考慮を必要とする食品又は添加物であつて政令で定めるものの製造又は加工を行う営業者は，その製造又は加工を衛生的に管理させるため，その施設ごとに，専任の食品衛生管理者を置かなければならない。ただし，営業者が自ら食品衛生管理者となつて管理する施設については，この限りでない。

2　営業者が，前項の規定により食品衛生管理者を置かなければならない製造業又は加工業を2以上の施設で行う場合において，その施設が隣接しているときは，食品衛生管理者は，同項の規定にかかわらず，その2以上の施設を通じて1人で足りる。

3　食品衛生管理者は，当該施設においてその管理に係る食品又は添加物に関してこの法律又はこの法律に基づく命令若しくは処分に係る違反が行われないように，その食品又は添加物の製造又は加工に従事する者を監督しなければならない。

4　食品衛生管理者は，前項に定めるもののほか，当該施設においてその管理に係る食品又は添加物に関してこの法律又はこの法律に基づく命令若しくは処分に係る違反の防止及び食品衛生上の危害の発生の防止のため，当該施設における衛生管理の方法その他の食品衛生に関する事項につき，必要な注意をするとともに，営業者に対し必要な意見を述べなければならない。

5　営業者は，その施設に食品衛生管理者を置いたときは，前項の規定による食品衛生管理者の意見を尊重しなければならない。

6　次の各号のいずれかに該当する者でなければ，食品衛生管理者となることができない。

一　医師，歯科医師，薬剤師又は獣医師

二　学校教育法（昭和22年法律第26号）に基づく大学，旧大学令（大正7年勅令第388号）に基づく大学又は旧専門学校令（明治36年勅令第61号）に基づく専門学校において医学，歯学，薬学，獣医学，畜産学，水産学又は農芸化学の課程を修めて卒業した者（当該課程を修めて同法に基づく専門職大学の前期課程を修了した者を含む。）

三　都道府県知事の登録を受けた食品衛生管理者の養成施設において所定の課程を修了した者

四　学校教育法に基づく高等学校若しくは中等教育学校若しくは旧中等学校令（昭和18年勅令第36号）に基づく中等学校を卒業した者又は厚生労働省令で定めるところによりこれらの者と同等以上の学力があると認められる者で，第1項の規定により食品衛生管理者を置かなければならない製造業又は加工業において食品又は添加物の製造又は加工の衛生管理の業務に3年以上従事し，かつ，都道府県知事の登録を受けた講習会の課程を修了した者

7　前項第四号に該当することにより食品衛生管理者たる資格を有する者は，衛生管理の業務に3年以上従事

した製造業又は加工業と同種の製造業又は加工業の施設においてのみ，食品衛生管理者となることができる。

8　第1項に規定する営業者は，食品衛生管理者を置き，又は自ら食品衛生管理者となつたときは，15日以内に，その施設の所在地の都道府県知事に，その食品衛生管理者の氏名又は自ら食品衛生管理者となつた旨その他厚生労働省令で定める事項を届け出なければならない。食品衛生管理者を変更したときも，同様とする。

第49条　（略）

第50条　厚生労働大臣は，食品又は添加物の製造又は加工の過程において有毒な又は有害な物質が当該食品又は添加物に混入することを防止するための措置に関し必要な基準を定めることができる。

2　営業者（食鳥処理の事業の規制及び食鳥検査に関する法律第6条第1項に規定する食鳥処理業者を除く。）は，前項の規定により基準が定められたときは，これを遵守しなければならない。

第51条　厚生労働大臣は，営業（器具又は容器包装を製造する営業及び食鳥処理の事業の規制及び食鳥検査に関する法律第2条第五号に規定する食鳥処理の事業（第54条及び第57条第1項において「食鳥処理の事業」という。）を除く。）の施設の衛生的な管理その他公衆衛生上必要な措置（以下この条において「公衆衛生上必要な措置」という。）について，厚生労働省令で，次に掲げる事項に関する基準を定めるものとする。

一　施設の内外の清潔保持，ねずみ及び昆虫の駆除その他一般的な衛生管理に関すること。

二　食品衛生上の危害の発生を防止するために特に重要な工程を管理するための取組（小規模な営業者（器具又は容器包装を製造する営業者及び食鳥処理の事業の規制及び食鳥検査に関する法律第6条第1項に規定する食鳥処理業者を除く。次項において同じ。）その他の政令で定める営業者にあつては，その取り扱う食品の特性に応じた取組）に関すること。

2　営業者は，前項の規定により定められた基準に従い，厚生労働省令で定めるところにより公衆衛生上必要な措置を定め，これを遵守しなければならない。

3　都道府県知事等は，公衆衛生上必要な措置について，第1項の規定により定められた基準に反しない限り，条例で必要な規定を定めることができる。

第52条　厚生労働大臣は，器具又は容器包装を製造する営業の施設の衛生的な管理その他公衆衛生上必要な措置（以下この条において「公衆衛生上必要な措置」という。）について，厚生労働省令で，次に掲げる事項に関する基準を定めるものとする。

一　施設の内外の清潔保持その他一般的な衛生管理に関すること。

二　食品衛生上の危害の発生を防止するために必要な適正に製造を管理するための取組に関すること。

2　器具又は容器包装を製造する営業者は，前項の規定により定められた基準（第18条第3項に規定する政令で定める材質以外の材質の原材料のみが使用された器具又は容器包装を製造する営業者にあつては，前項第一号に掲げる事項に限る。）に従い，公衆衛生上必要な措置を講じなければならない。

3　都道府県知事等は，公衆衛生上必要な措置について，第1項の規定により定められた基準に反しない限り，条例で必要な規定を定めることができる。

第53条　第18条第3項に規定する政令で定める材質の原材料が使用された器具又は容器包装を販売し，又は販売の用に供するために製造し，若しくは輸入する者は，厚生労働省令で定めるところにより，その取り扱う器具又は容器包装の販売の相手方に対し，当該取り扱う器具又は容器包装が次の各号のいずれかに該当する旨を説明しなければならない。

一　第18条第3項に規定する政令で定める材質の原材料について，同条第1項の規定により定められた規格に適合しているもののみを使用した器具又は容器包装であること。

二　第18条第3項ただし書に規定する加工がされている器具又は容器包装であること。

2　器具又は容器包装の原材料であつて，第18条第3項に規定する政令で定める材質のものを販売し，又は販売の用に供するために製造し，若しくは輸入する者は，当該原材料を使用して器具又は容器包装を製造する者から，当該原材料が同条第1項の規定により定められた規格に適合しているものである旨の確認を求められた場合には，厚生労働省令で定めるところにより，必要な説明をするよう努めなければならない。

第54条　都道府県は，公衆衛生に与える影響が著しい営業（食鳥処理の事業を除く。）であつて，政令で定めるものの施設につき，厚生労働省令で定める基準を参酌して，条例で，公衆衛生の見地から必要な基準を定めなければならない。

第55条　前条に規定する営業を営もうとする者は，厚生労働省令で定めるところにより，都道府県知事の許可を受けなければならない。

2〜3　（略）

第56〜61条　（略）

第10章　雑　　則

第62〜66条　（略）

第67条　都道府県等は，食中毒の発生を防止するとともに，地域における食品衛生の向上を図るため，食品等事業者に対し，必要な助言，指導その他の援助を行うように努めるものとする。

2　都道府県等は，食品等事業者の食品衛生の向上に関する自主的な活動を促進するため，社会的信望があり，かつ，食品衛生の向上に熱意と識見を有する者のうちから，食品衛生推進員を委嘱することができる。

3　食品衛生推進員は，飲食店営業の施設の衛生管理の方法その他の食品衛生に関する事項につき，都道府県等の施策に協力して，食品等事業者からの相談に応じ，及びこれらの者に対する助言その他の活動を行う。

第68条　第6条，第9条，第12条，第13条第1項及び第2項，第16条から第20条まで（第18条第3項を除く。），第25条から第61条まで（第51条，第52条第1項第二号及び第2項並びに第53条を除く。）並びに第63条から第65条までの規定は，乳幼児が接触することによりその健康を損なうおそれがあるものとして厚生労働大臣の指定するおもちゃについて，これを準用する。この場合において，第12条中「添加物（天然香料及び一般に食品として飲食に供されている物であつて添加物として使用されるものを除く。）」とあるのは，「おもちゃの添加物として用いることを目的とする化学的合成品（化学的手段により元素又は化合物に分解反応以外の化学的反応を起こさせて得られた物質をいう。）」と読み替えるものとする。

2　第6条並びに第13条第1項及び第2項の規定は，洗浄剤であつて野菜若しくは果実又は飲食器の洗浄の用に供されるものについて準用する。

3　第15条から第18条まで，第25条第1項，第28条から第30条まで，第51条，第54条，第57条及び第59条から第61条までの規定は，営業以外の場合で学校，病院その他の施設において継続的に不特定又は多数の者に食品を供与する場合に，これを準用する。

第69条　厚生労働大臣，内閣総理大臣及び都道府県知事は，食品衛生上の危害の発生を防止するため，この法律又はこの法律に基づく処分に違反した者の名称等を公表し，食品衛生上の危害の状況を明らかにするよう努めるものとする。

第70〜80条　（略）

第11章　罰　　則

第81条　次の各号のいずれかに該当する者は，これを3年以下の懲役又は300万円以下の罰金に処する。

一　第6条（第68条第1項及び第2項において準用する場合を含む。），第10条第1項又は第12条（第68条第1項において準用する場合を含む。）の規定に違反した者

二　第7条第1項から第3項までの規定による禁止に違反した者

三　第59条第1項（第68条第1項及び第3項において準用する場合を含む。）の規定による厚生労働大臣若しくは都道府県知事（第76条の規定により読み替えられる場合は，市長又は区長。以下この号に

おいて同じ。）の命令若しくは第59条第2項（第68条第1項及び第3項において準用する場合を含む。）の規定による内閣総理大臣若しくは都道府県知事の命令に従わない営業者（第68条第3項に規定する食品を供与する者を含む。）又は第60条（第68条第1項及び第3項において準用する場合を含む。）の規定による処分に違反して営業を行つた者

2　前項の罪を犯した者には，情状により懲役及び罰金を併科することができる。

第82条　第13条第2項（第68条第1項及び第2項において準用する場合を含む。）若しくは第3項，第16

条（第68条第1項及び第3項において準用する場合を含む。），第19条第2項（第68条第1項において準用する場合を含む。），第20条（第68条第1項において準用する場合を含む。）又は第55条第1項（第68条第1項において準用する場合を含む。）の規定に違反した者は，2年以下の懲役又は200万円以下の罰金に処する。

2　前項の罪を犯した者には，情状により懲役及び罰金を併科することができる。

第83〜89条　（略）

附則　（略）

2 食品・食品添加物等規格基準（抄）（日本食品衛生学会資料，2022年1月1日現在）

Ⅰ. 食 品

付表1　食品一般・食品別

区　分	規　格　基　準	備　考
食品一般　成分規格	1　食品は，抗生物質又は化学的合成品*たる抗菌性物質及び放射性物質を含有してはならない．ただし，抗生物質及び化学的合成品たる抗菌性物質について次のいずれかに該当する場合にあっては，この限りでない． (1) 当該物質が，食品衛生法（昭和22年法律第233号）第12条の規定により人の健康を損なうおそれのない場合として厚生労働大臣が定める添加物と同一である場合 (2) 当該物質について，5, 6, 7, 8又は9において成分規格が定められている場合 (3) 当該食品が，5, 6, 7, 8又は9において定める成分規格に適合する食品を原材料として製造され，又は加工されたものである場合（5, 6, 7, 8又は9において成分規格が定められていない抗生物質又は化学的合成品たる抗菌性物質を含有する場合を除く．） 2　食品が組換えDNA技術*によって得られた生物の全部もしくは一部であり，又は当該生物の全部もしくは一部を含む場合は，厚生労働大臣が定める安全性審査の手続きを経た旨の公表がなされたものでなければならない． 3　食品が組換えDNA技術によって得られた微生物を利用して製造された物であり，又は当該物を含む場合は，厚生労働大臣が定める安全性審査の手続きを経た旨の公表がなされたものでなければならない． 4　(1)の表に掲げる農薬等*の成分である物質（その物質が化学的に変化して生成した物質を含む，以下同じ．）は，食品に含有されるものであってはならない．※2 (1) 食品において「不検出」とされる農薬等の成分である物質 　1　2, 4, 5-T 　2　イプロニダゾール 　3　オラキンドックス 　4　カプタホール 　5　カルバドックス 　6　クマホス 　7　クロラムフェニコール 　8　クロルスロン 　9　クロルプロマジン 　10　ジエチルスチルベストロール 　11　ジメトリダゾール 　12　ダミノジッド 　13　ニトロフラゾン 　14　ニトロフラントイン 　15　フラゾリドン 　16　フラルタドン 　17　プロファム 　18　マラカイトグリーン 　19　メトロニダゾール 　20　ロニダゾール	*化学的合成品 化学的手段により元素又は化合物に分解反応以外の化学的反応を起こさせて得られた物質をいう． ※組換えDNA技術 酵素等を用いた切断及び再結合の操作によって，DNAをつなぎ合わせた組換えDNA分子を作製し，それを生細胞に移入しかつ，増殖させる技術をいう． ※農薬等 ・農薬取締法に規定する農薬 ・飼料の安全性の確保及び品質の改善に関する法律に基づき飼料に添加・混和・浸潤その他の方法によって用いられるもの ・医薬品医療機器等法に規定する医薬品であって動物のために使用されるもの ※2定義された食品の指定された部位を検体として，規定する試験法によって試験した場合に検出されるものであってはならない．

<table>
<tr><th>区分</th><th>規格基準</th><th>備考</th></tr>
<tr><td></td><td>5 4の規定にかかわらず，5の表（ただし表は省略）に掲げる農薬等の成分である物質は，同表に掲げる食品の区分に応じ，それぞれ同表の定める量を超えて当該食品に含有されるものであってはならない．※3
6 5に定めるもののほか，6の表（ただし表は省略）に掲げる農薬等の成分である物質は，同表の食品の区分に応じ，それぞれ同表に定める量を超えて当該食品に含有されるものであってはならない．※3
7 4から6までにおいて成分規格が定められていない場合であって，農薬等の成分である物質※4が自然に食品に含まれる物質と同一であるとき，当該食品において当該物質が含まれる量は，通常含まれる量を超えてはならない．ただし，通常含まれる量をもって人の健康を損なうおそれのある物質を含む食品については，この限りでない．
8 8の表（ただし表は省略）に掲げる農薬等の成分である物質は，同表の食品の区分に応じ，それぞれ同表の定める量を超えて当該食品に含有されるものであってはならない．
9 5又は8に定めるもののほか，5から8までにおいて成分規格が定められている食品を原材料として製造され，又は加工される食品については，その原材料たる食品が，それぞれ5から8までに定める成分規格に適合するものでなくてはならない．
10 5又は8に定めるもののほか，4から8までにおいて成分規格が定められていない食品を原材料として製造され，又は加工される食品については，当該製造され，又は加工される食品の原材料たる食品が，法第13条第3項の規定により人の健康を損なうおそれのない量として厚生労働大臣が定める量を超えて，農薬等の成分である物質※4を含有するものであってはならない．
11 食品中の放射性セシウム（放射性物質のうち，セシウム134及びセシウム137の総和）は，次の表に掲げる食品の区分に応じ，それぞれ同表に定める濃度を超えて食品に含有されるものであってはならない．
<table>
<tr><td>ミネラルウォータ類（水のみを原料とする清涼飲料水）</td><td>10 Bq/kg</td></tr>
<tr><td>原料に茶を含む清涼飲料水</td><td>10 Bq/kg</td></tr>
<tr><td>飲用に供する茶</td><td>10 Bq/kg</td></tr>
<tr><td>乳児の飲食に供することを目的として販売する食品※5</td><td>50 Bq/kg</td></tr>
<tr><td>上記以外の食品（乳等を除く）</td><td>100 Bq/kg</td></tr>
</table>
</td><td>※3定義された食品の指定された部位を検体として試験しなければならず，農薬等の成分である物質について「不検出」と定めている食品については規定する試験法によって試験した場合に検出されるものであってはならない．

※4法第13条第3項の規定により人の健康を損なうおそれのないことが明らかであるものとして厚生労働大臣が定める物質を除く．

※5乳及び乳製品の成分規格等に関する省令に規定する乳及び乳製品，これらを主要原料とする食品で，乳児の飲食に供することを目的として販売するものを除く．</td></tr>
<tr><td>製造，加工，調理基準</td><td>・食品を製造し，又は加工する場合：食品に放射線※6を照射してはならない．ただし，食品の製造工程，又は加工工程の管理のために照射する場合であって，食品の吸収線量が0.10グレイ以下のとき，及び食品各条の項で特別に定めた場合を除く．
・生乳又は生山羊乳を使用して食品を製造する場合：その食品の製造工程中において，生乳又は生山羊乳を63℃，30分間加熱殺菌するか，又はこれと同等以上の殺菌効果を有する方法で加熱殺菌しなければならない．食品に添加し，又は食品の調理に使用する乳は，牛乳，特別牛乳，殺菌山羊乳，成分調整牛乳，低脂肪牛乳，無脂肪牛乳又は加工乳でなければならない．
・血液，血球又は血漿（獣畜のものに限る）を使用して食品を製造，加工又は調理する場合：その食品の製造，加工又は調理の工程中で，血液，血球，血漿を63℃，30分加熱又はこれと同等以上の殺菌効果を有する方法で加熱殺菌しなければならない．
・食品の製造，加工又は調理に使用する鶏の殻付き卵は，食用不適卵であってはならない．鶏卵を使用して食品を製造，加工又は調理する場合は，その工程中において70℃で1分以上加熱するか，又はこれと同等以上の殺菌効果を有する方法で加熱殺菌しなければならない．ただし，賞味期限内の生食用の正常卵を使用する場合にあっては，この限りではない．
・魚介類を生食用に調理する場合：食品製造用水（水道事業による水道，専用水道，簡易専用水道により供給される水又は次の表に掲げる規格に適合する水）で十分に洗浄し，製品を汚染するおそれのあるものを除去しなければならない．</td><td>※6放射線
原子力基本法第3条第5号に規定するもの</td></tr>
</table>

区　　分	規　格　基　準		備　　考
	一般細菌	100/mL以下 （標準寒天培地法）	
	大腸菌群	検出されない（L.B., B.G.L.B.培地法）	
	カドミウム	0.01 mg/L以下	
	水銀	0.0005 mg/L以下	
	鉛	0.1 mg/L以下	
	ヒ素	0.05 mg/L以下	
	六価クロム	0.05 mg/L以下	
	シアン（シアンイオン及び塩化シアン）	0.01 mg/L以下	
	硝酸性窒素及び亜硝酸性窒素	10 mg/L以下	
	フッ素	0.8 mg/L以下	
	有機リン	0.1 mg/L以下	
	亜鉛	1.0 mg/L以下	
	鉄	0.3 mg/L以下	
	銅	1.0 mg/L以下	
	マンガン	0.3 mg/L以下	
	塩素イオン	200 mg/L以下	
	カルシウム，マグネシウム等（硬度）	300 mg/L以下	
	蒸発残留物	500 mg/L以下	
	陰イオン界面活性剤	0.5 mg/L以下	
	フェノール類	フェノール類とし て0.005 mg/L以下	
	有機物等（過マンガン酸カリウム消費量）	10 mg/L以下	
	pH値	5.8〜8.6	
	味	異常でない	
	臭気	異常でない	
	色度	5度以下	
	濁度	2度以下	

・組換えDNA技術によって得られた微生物を利用して食品を製造する場合：厚生労働大臣が定める基準に適合する旨の確認を得た方法で行わなければならない．
・食品を製造し，又は加工する場合：添加物の成分規格・保存基準又は製造基準に適合しない添加物を使用してはならない．
・牛海綿状脳症（BSE）の発生国・地域において飼養された牛（特定牛）を直接一般消費者に販売する場合は，脊柱を除去しなければならない．
　食品を製造，加工，調理する場合：特定牛の脊柱を原材料として使用してはならない．ただし，次に該当するものを原材料として使用する場合は，この限りでない．

①特定牛の脊柱に由来する油脂を，高温かつ高圧の下で，加水分解，けん化又はエステル交換したもの
②月齢が30月以下の特定牛の脊柱を，脱脂，酸による脱灰，酸若しくはアルカリ処理，ろ過及び138℃以上で4秒間以上の加熱殺菌を行ったもの又はこれらと同等以上の感染性を低下させる処理をして製造したもの

・牛の肝臓又は豚肉の食肉は，飲食に供する際に加熱を要するものとして販売用に供されなければならない．直接一般消費者に販売する場合は，飲食に供する際に牛の肝臓又は豚肉の食肉の中心部まで十分な加熱を要する等の必要な情報を提供しなければならない．
　牛の肝臓又は豚肉の食肉を使用した食品を製造，加工，調理する場合：食品の製造，加工，調理の工程中において，牛の肝臓又は豚肉の食肉の中心部の温度を63℃で30分間以上加熱又はこれと同等以上の殺菌効果を有する方法で加熱殺菌しなければならない．ただし，加熱することを前提として食品を販売する場合を除く．その際，販売者は飲食に供する際に食品の中心部まで十分な加熱を要する等の必要な情報を提供しなければならない．

| 保存基準 | ・飲食用以外で直接接触させることにより食品を保存する場合の氷雪：大腸菌群（融解水中）陰性（L.B.培地法）
・食品を保存する場合：抗生物質を使用しないこと．ただし，法第12条の規定により人の健康を損なうおそれのない場合として厚生労働大臣が定める添加物についてはこの限りでない．
・食品保存の目的で，食品に放射線を照射しないこと． | | |

区　分	規　格　基　準	備　考
清涼飲料水　成分規格		

清涼飲料水　成分規格

1. 一般規格
①混濁※1：認めない
②沈殿物※1又は固形異物※2：認めない
③スズ：150.0 ppm以下
　（注）金属製容器包装入りの場合に必要
④大腸菌群：陰性（L. B. 培地法）

2. 個別規格
　1）ミネラルウォーター類（水のみを原料とする清涼飲料水をいう）のうち殺菌又は除菌を行わないもの
　　一般規格の①〜④に加え，次の表に掲げる規格に適合するものでなければならない．

アンチモン	0.005 mg/L以下
カドミウム	0.003 mg/L以下
水銀	0.0005 mg/L以下
セレン	0.01 mg/L以下
銅	1 mg/L以下
鉛	0.05 mg/L以下
バリウム	1 mg/L以下
ヒ素	0.01 mg/L以下
マンガン	0.4 mg/L以下
六価クロム	0.02 mg/L以下
シアン（シアンイオン及び塩化シアン）	0.01 mg/L以下
亜硝酸性窒素	0.04 mg/L以下
硝酸性窒素及び亜硝酸性窒素	10 mg/L以下
フッ素	2 mg/L以下
ホウ素	5 mg/L以下
腸球菌（注）	陰性（AC培地法）
緑膿菌（注）	陰性（アスパラギンブイヨン法）

　（注）　容器包装内の二酸化炭素圧力が98 kPa（20℃）未満である場合に必要

　2）ミネラルウォーター類（水のみを原料とする清涼飲料水をいう）のうち殺菌又は除菌を行うもの
　　一般規格の①〜④に加え，次の表に掲げる規格に適合するものでなければならない．

アンチモン	0.005 mg/L以下
カドミウム	0.003 mg/L以下
水銀	0.0005 mg/L以下
セレン	0.01 mg/L以下
銅	1 mg/L以下
鉛	0.05 mg/L以下
バリウム	1 mg/L以下
ヒ素	0.01 mg/L以下
マンガン	0.4 mg/L以下
六価クロム	0.02 mg/L以下
亜塩素酸	0.6 mg/L以下
塩素酸	0.6 mg/L以下
クロロ酢酸	0.02mg/mL以下
クロロホルム	0.06 mg/L以下
残留塩素	3 mg/L以下
シアン（シアンイオン及び塩化シアン）	0.01 mg/L以下
四塩化炭素	0.002 mg/L以下
1,4-ジオキサン	0.04 mg/L以下
ジクロロアセトニトリル	0.01 mg/L以下
1,2-ジクロロエタン	0.004 mg/L以下
ジクロロ酢酸	0.03mg/mL以下
ジクロロメタン	0.02 mg/L以下
シス-1,2-ジクロロエチレン及びトランス-1,2-ジクロロエチレン	0.04 mg/L以下（シス体とトランス体の和として）

備考

別に調理基準（清涼飲料水全自動調理機で調理されるもの）あり

※1 混濁，沈殿物
原材料，着香もしくは着色の目的に使用される添加物又は一般に人の健康を損なうおそれがないと認められる死滅した微生物（製品原材料に混入することがやむを得ないものに限る）に起因するものを除く．

※2 固形異物
原材料としての植物性固形物で，その容量百分率が30％以下であるものを除く．

区　分	規　格　基　準		備　　考
	ジブロモクロロメタン	0.1 mg/L 以下	
	臭素酸	0.01 mg/L 以下	
	亜硝酸性窒素	0.04 mg/L 以下	
	硝酸性窒素及び亜硝酸性窒素	10 mg/L 以下	
	総トリハロメタン	0.1 mg/L 以下	
	テトラクロロエチレン	0.01 mg/L 以下	
	トリクロロエチレン	0.004 mg/L 以下	
	フタル酸ジ（2-エチルヘキシル）	0.07mg/mL 以下	
	トルエン	0.4 mg/L 以下	
	フッ素	2 mg/L 以下	
	ブロモジクロロメタン	0.03 mg/L 以下	
	ブロモホルム	0.09 mg/L 以下	
	ベンゼン	0.01 mg/L 以下	
	ホウ素	5 mg/L 以下	
	ホルムアルデヒド	0.08 mg/L 以下	
	有機物等（全有機炭素）	3 mg/L 以下	
	味	異常でない	
	臭気	異常でない	
	色度	5度以下	
	濁度	2度以下	

　　　　　3）ミネラルウォーター類以外の清涼飲料水
　　　　　　一般規格の①～④に加え，次の表に掲げる規格に適合する
　　　　　ものでなければならない．

ヒ素	検出しない	
鉛	検出しない	
パツリン（注）	0.050 ppm 以下	

　　　　（注）りんごの搾汁及び搾汁された果汁のみを原料とする場合
　　　　　　に必要

製造基準　1．一般基準
　　　　製造に使用する器具及び容器包装は，適当な方法で洗浄し，
　　　殺菌したものであること．（未使用の容器で殺菌又は殺菌効果
　　　を有する方法で製造され，汚染するおそれのないように取り扱
　　　われた容器は除く）
　　　2．個別基準
　　　　1）ミネラルウォーター類のうち殺菌又は除菌を行わないもの
　　　　　（容器包装内の二酸化炭素圧力が98 kPa（20℃）未満）
　　　　　〈原水〉
　　　　　・鉱水のみを原水とし，水源及び採水地点の衛生確保に十
　　　　　　分に配慮すること．
　　　　　・構成成分，湧出量及び温度が安定したものであること．
　　　　　・人為的な環境汚染物質を含まないこと．（別途成分規格
　　　　　　が設定されている場合はこの限りではない）
　　　　　・病原微生物に汚染されたもの又は汚染されたことを疑わ
　　　　　　せるような生物若しくは物質を含まないこと．
　　　　　・次の表に掲げる基準に適合するものでなければならない．

芽胞形成亜硫酸還元嫌気性菌	陰性（亜硫酸-鉄加寒天培地法）
腸球菌	陰性（KFレンサ球菌寒天培地法）
緑膿菌	陰性（mPA-B培地法）
大腸菌群	陰性（L.B.培地法）
細菌数	［原水］5 /mL 以下 ［容器包装詰め直後の製品］20 /mL 以下 （標準寒天培地法）

　　　　　〈製造方法等〉
　　　　　・原水は，泉源から直接採水したものを自動的に容器包装
　　　　　　に充填した後，密栓又は密封すること．
　　　　　・原水には，沈殿，ろ過，曝気又は二酸化炭素の注入若し
　　　　　　くは脱気以外の操作を施さないこと．
　　　　　・施設及び設備を清潔かつ衛生的に保持すること．
　　　　　・採水から容器包装詰めまでの作業を清潔かつ衛生的に行
　　　　　　うこと．

区　　分	規　格　基　準	備　　考
	2）ミネラルウォーター類のうち殺菌又は除菌を行わないもの.（容器包装内の二酸化炭素圧力が98 kPa（20℃）以上） 〈原水〉 ・次の表に掲げる基準に適合するものでなければならない.	

細菌数	100 /mL以下（標準寒天培地法）
大腸菌群	陰性（L.B.培地法）

3）ミネラルウォーター類のうち殺菌又は除菌を行うもの
・次の基準に適合する方法で製造すること.
〈原料として使用する水〉
・次の表に掲げる基準に適合するものでなければならない.

細菌数	100 /mL以下（標準寒天培地法）
大腸菌群	陰性（L.B.培地法）

〈殺菌，除菌，製造方法等〉
・容器包装に充填し，密栓若しくは密封した後殺菌するか，又は自記温度計をつけた殺菌器等で殺菌したもの若しくはろ過器等で除菌したものを自動的に容器包装に充填した後，密栓若しくは密封すること.
・殺菌又は除菌は，中心温度を85℃で30分間加熱する方法，又は原料とする水等に由来し食品中に存在し，発育し得る微生物を死滅又は除去するのに十分な効力を有する方法で行うこと.

4）清涼飲料水（ミネラルウォーター類，冷凍果実飲料及び原料用果汁以外）
〈原料として用いる水〉
・水道水又は次のいずれかであること.
　①ミネラルウォーター類（殺菌又は除菌を行わないもの）
　②ミネラルウォーター類（殺菌又は除菌を行うもの）
　①又は②の成分規格の個別規格（腸球菌，緑膿菌は除く）及び製造基準（採水から容器包装詰めまでに係る基準は除く）に適合すること.

〈原料〉
・製造に使用する果実，野菜等の原料は，鮮度その他の品質が良好なものであり，必要に応じて十分洗浄したものであること.
〈殺菌，除菌，製造方法等〉
・容器包装に充填し，密栓若しくは密封した後殺菌するか，又は自記温度計をつけた殺菌器等で殺菌したもの若しくはろ過器等で除菌したものを自動的に容器包装に充填した後，密栓若しくは密封すること.
・殺菌又は除菌は次の表に掲げた方法で行うこと.（容器包装内の二酸化炭素圧力が98 kPa（20℃）以上で植物又は動物の組織成分を含有しない場合は殺菌及び除菌を要しない）

殺 菌	①pH 4.0未満	中心部の温度を65℃で10分間加熱する方法，又はこれと同等以上の効力を有する方法
	②pH 4.0以上（pH 4.6以上，水分活性が0.94を超えるものを除く）	中心部の温度を85℃で30分間加熱する方法，又はこれと同等以上の効力を有する方法
	③pH 4.6以上で水分活性が0.94を超えるもの	原材料等に由来して当該食品中に存在し，発育し得る微生物を死滅させるのに十分な効力を有する方法，又は②に定める方法
除 菌	原材料等に由来して当該食品中に存在し，発育し得る微生物を除去するのに十分な効力を有する方法	

・殺菌又は除菌したものに乳酸菌，酵母，発酵乳又は乳酸菌飲料を混合するものは，混合以降の工程を病原微生物に汚染されない方法で管理し，自動的に容器包装に充填した後，密栓もしくは密封すること.
・紙栓により打栓する場合は，打栓機械により行うこと.
5）冷凍果実飲料
〈原料〉
・原料用果実は健全なものを用いること.
〈殺菌，除菌，製造方法等〉
・原料用果実は水，洗浄剤等に浸して果皮の付着物を膨潤させ，ブラッシングその他の適当な方法で洗浄し，十分に水洗した後，適当な殺菌剤を用いて殺菌し，十分に水洗すること.

区　　分		規　格　基　準	備　　　考
		・殺菌した原料用果実は，衛生的に取り扱うこと． ・搾汁及び搾汁された果汁の加工は，衛生的に行うこと． ・製造に使用する器具及び容器包装は適当な方法で洗浄し，殺菌したものであること．（未使用の容器で殺菌又は殺菌効果を有する方法で製造され，汚染するおそれのないように取り扱われた容器は除く） ・搾汁された果汁（密閉型全自動搾汁機により搾汁されたものを除く）の殺菌又は除菌は次の表に掲げた方法で行うこと．	
		<table><tr><td rowspan="2">殺菌</td><td>①pH 4.0 未満</td><td>中心部の温度を65℃で10分間加熱する方法，又はこれと同等以上の効力を有する方法</td></tr><tr><td>②pH 4.0 以上</td><td>中心部の温度を85℃で30分間加熱する方法，又はこれと同等以上の効力を有する方法</td></tr><tr><td>除菌</td><td colspan="2">原材料等に由来して当該食品中に存在し，発育し得る微生物を除去するのに十分な効力を有する方法</td></tr></table>	
		・搾汁された果汁は，自動的に容器包装に充填し，密封すること． ・化学合成品たる添加物（酸化防止剤を除く）を使用しないこと． 6）原料用果汁 ・製造に使用する果実は，鮮度その他の品質が良好なものであり，必要に応じて十分洗浄したものであること． ・搾汁及び搾汁された果汁の加工は，衛生的に行うこと．	
	保存基準	・紙栓をつけたガラス瓶に収められたもの：10℃以下 ・冷凍果実飲料，冷凍した原料用果汁：－15℃以下 ・原料用果汁：清潔で衛生的な容器包装で保存 ・清涼飲料水（ミネラルウォーター類，冷凍果実飲料，原料用果汁以外）のうちpH 4.6以上かつ水分活性が0.94を超えるものであり，原材料等に由来して当該食品中に存在し，かつ発育し得る微生物を死滅させるのに十分な効力を有する方法で殺菌していないもの：10℃以下	
粉末清涼飲料	成分規格	・混濁・沈殿物：飲用時の倍数の水で溶解した液が「清涼飲料水」の成分規格の一般規格混濁及び沈殿物の項に適合すること． ・ヒ素，鉛：検出しない ・スズ：150.0 ppm以下 （注）金属製容器包装入りの場合に必要 〔乳酸菌を加えないもの〕 ・大腸菌群：陰性（L. B. 培地法） ・細菌数：3,000/g以下（標準寒天培地法） 〔乳酸菌を加えたもの〕 ・大腸菌群：陰性（L. B. 培地法） ・細菌数（乳酸菌を除く）：3,000/g以下	別に製造基準，及び保存基準（コップ販売式自動販売機に収めたもの）あり
氷　　　雪	成分規格	・大腸菌群（融解水）：陰性（L. B. 培地法） ・細菌数（融解水）：100/mL以下（標準寒天培地法）	
	製造基準	・原水：飲用適の水	
氷　　　菓	成分規格	・細菌数（融解水）：10,000/mL以下（標準寒天培地法） ・大腸菌群（融解水）：陰性（デソキシコーレイト寒天培地法）	はっ酵乳又は乳酸菌飲料を原料として使用したものにあっては，細菌数の中に乳酸菌及び酵母を含めない．
	保存基準	・保存する場合に使用する容器は適当な方法で殺菌したものであること ・原料及び製品は，有蓋の容器に貯蔵し，取扱中手指を直接原料及び製品に接触させないこと	別に製造基準あり
食肉・鯨肉 （生食用食肉・ 生食用冷凍鯨 肉を除く）	保存基準	・10℃以下保存．ただし，容器包装に入れられた，細切りした食肉，鯨肉の凍結品は－15℃以下 ・清潔で衛生的な有蓋の容器に収めるか，清潔で衛生的な合成樹脂フィルム，合成樹脂加工紙，パラフィン紙，硫酸紙，布で包装，運搬のこと	
	調理基準	・衛生的な場所で，清潔で衛生的な器具を用いて行わなければならない．	
生 食 用 食 肉	成分規格	（1）腸内細菌科菌群：陰性（増菌培地法） （2）（1）に係る記録：1年間保存	牛の食肉（内臓を除く）で生食用として販売するもの

区　分		規　格　基　準	備　考
	加工基準	・肉塊は，凍結させていないものであり，衛生的に枝肉から切り出されたものを使用すること．処理後速やかに，気密性のある清潔で衛生的な容器包装に入れ，密封し，肉塊の表面から深さ1 cm以上の部分までを60℃で2分間以上加熱する方法又はこれと同等以上の殺菌効果を有する方法で加熱殺菌を行った後，速やかに4℃以下に冷却すること	ユッケ，タルタルステーキ，牛刺し，牛タタキなど 左記以外に加工基準あり 別に調理基準あり
	保存基準	・4℃以下保存．（凍結させたもの：－15℃以下） ・清潔で衛生的な容器包装に入れ，保存．	
食　鳥　卵	成分規格	〔殺菌液卵（鶏卵）〕 ・サルモネラ属菌：陰性/25 g（増菌培地法） 〔未殺菌液卵（鶏卵）〕 ・細菌数：1,000,000/g以下（標準寒天培地法）	別に製造基準あり
	保存基準 （鶏の液卵に限る）	・8℃以下（冷凍したもの：－15℃以下） ・製品の運搬に使用する器具は，洗浄，殺菌，乾燥したもの ・製品の運搬に使用するタンクは，ステンレス製，かつ，定置洗浄装置により洗浄，殺菌する方法又は同等以上の効果を有する方法で洗浄，殺菌したもの	
	使用基準	・鶏の殻付き卵を加熱殺菌せずに飲食に供する場合：賞味期限を経過していない生食用の正常卵を使用すること	
血液・血球・血漿	保存基準	・4℃以下保存 ・冷凍したもの：－18℃以下保存 ・清潔で衛生的な容器包装に収めて保存のこと	別に加工基準あり
食　肉　製　品	成分規格	(1) 一般規格 ・亜硝酸根：0.070 g/kg以下 (2) 個別規格	

	乾燥 食肉製品	非加熱 食肉製品	特定加熱 食肉製品	加熱食肉製品	
				包装後 加熱殺菌	加熱殺菌 後包装
E. coli（EC培地法）	陰性	100/g 以下	100/g 以下	—	陰性
黄色ブドウ球菌 （塗抹寒天培地法）	—	1,000/g 以下	1,000/g 以下	—	1,000/g 以下
サルモネラ属菌（増菌培地法）	—	陰性	陰性	—	陰性
クロストリジウム属菌 （クロストリジウム培地法）	—	—	1,000/g 以下	1,000/g 以下	—
リステリア・モノサイトゲネス	—	100/g 以下	—	—	—
大腸菌群（B. G. L. B. 培地法）	—	—	—	陰性	—
水分活性	0.87未満	—	—	—	—

乾燥食肉製品：乾燥させた食肉製品であり，乾燥食肉製品として販売するもの
　　　　　　　（ビーフジャーキー，ドライドビーフ，サラミソーセージ等）
非加熱食肉製品：食肉を塩漬けした後，くん煙・乾燥，その中心部の温度を63℃で30分間加熱又はこれと同等以上の効力を有する加熱殺菌を行っていない食肉製品で，非加熱食肉製品として販売するもの（乾燥食肉製品を除く）
　　　　　　　（水分活性0.95以上：パルマハム，ラックスシンケン，コッパ，カントリーハム，水分活性0.95未満：ラックスハム，セミドライソーセージ等）
特定加熱食肉製品：その中心部の温度を63℃で30分間加熱又はこれと同等以上の効力を有する方法以外の方法による加熱殺菌を行った食肉製品（乾燥食肉製品及び非加熱食肉製品を除く）（ウエスタンタイプベーコン，ローストビーフ等）
加熱食肉製品：乾燥食肉製品，非加熱食肉製品，特定加熱食肉製品以外の食肉製品
　　　　　　　（ボンレスハム，ロースハム，プレスハム，ウインナーソーセージ，フランクフルトソーセージ，ベーコン等）

		保存基準
		(1) 一般基準 ・冷凍食肉製品：－15℃以下 ・製品は清潔で衛生的な容器に収めて密封又はケーシングする．又は清潔で衛生的な合成樹脂フィルム，合成樹脂加工紙，硫酸紙もしくはパラフィン紙で包装，運搬のこと． (2) 個別基準

非加熱食肉製品	4℃以下	肉塊のみを原料食肉とする場合で水分活性が0.95以上のもの
	10℃以下	肉塊のみを原料食肉とする場合以外で，pHが4.6未満又はpHが5.1未満かつ水分活性が0.93未満のものを除く
特定加熱食肉製品	4℃以下	水分活性が0.95以上のもの
	10℃以下	水分活性が0.95未満のもの

区　　分	規　格　基　準		備　　考
	加熱食肉製品	10℃以下	気密性のある容器包装に充てんした後，製品の中心部の温度を120℃で4分間加熱する方法又はこれと同等以上の効力を有する方法により殺菌したものを除く	
	別に製造基準あり		
鯨 肉 製 品	成分規格	・大腸菌群：陰性（B. G. L. B. 培地法） ・亜硝酸根：0.070 g/kg 以下（鯨肉ベーコン）	別に製造基準あり
	保存基準	・10℃以下保存（冷凍製品は −15℃以下）．ただし，気密性の容器包装に充てん後，製品の中心部の温度を120℃，4分加熱（同等以上の方法も含む）した製品を除く ・清潔で衛生的な容器に密封又はケーシングする．又は清潔で衛生的な合成樹脂フィルム，同加工紙，硫酸紙もしくはパラフィン紙で包装，運搬のこと	
魚肉ねり製品	成分規格	・大腸菌群：陰性（魚肉すり身を除く）（B. G. L. B. 培地法） ・亜硝酸根：0.050 g/kg 以下（ただし，魚肉ソーセージ，魚肉ハム）	別に製造基準あり
	保存基準	・10℃以下保存（魚肉ソーセージ，魚肉ハム，特殊包装かまぼこ）．ただし，気密性の容器包装に充てん後，製品の中心部の温度を120℃，4分加熱（同等以上の方法を含む）した製品及びpH 4.6以下又は水分活性0.94以下のものを除く． ・冷凍製品：−15℃以下保存 ・清潔で衛生的にケーシングするか，清潔で衛生的な有蓋の容器に収めるか，又は清潔な合成樹脂フィルム，同加工紙，硫酸紙もしくはパラフィン紙で包装，運搬のこと	
いくら,すじこ,たらこ	成分規格	・亜硝酸根：0.005 g/kg 以下	
ゆ で だ こ	成分規格	・腸炎ビブリオ：陰性（増菌培地法） [冷凍ゆでだこ] ・細菌数：100,000/g 以下（標準寒天培地法） ・大腸菌群：陰性（デソキシコーレイト寒天培地法） ・腸炎ビブリオ：陰性（増菌培地法）	別に加工基準あり
	保存基準	・10℃ 以下保存. ・冷凍ゆでだこ：−15℃以下保存 ・清潔で衛生的な有蓋の容器又は清潔で衛生的な合成樹脂フィルム，合成樹脂加工紙，硫酸紙もしくはパラフィン紙で包装運搬	
ゆ で が に	成分規格	飲食に供する際に加熱を要しないものに限る 　1）[凍結していないもの] 　　・腸炎ビブリオ：陰性（増菌培地法） 　2）[冷凍ゆでがに] 　　・細菌数：100,000/g 以下（標準寒天培地法） 　　・大腸菌群：陰性（デソキシコーレイト寒天培地法） 　　・腸炎ビブリオ：陰性（増菌培地法）	別に加工基準あり 凍結していない加熱調理・加工用のものについては規格基準は適用されない
	保存基準	・10℃以下保存（飲食に供する際に加熱を要しないものであって，凍結させていないものに限る） ・冷凍ゆでがに：−15℃以下保存 ・清潔で衛生的な容器包装に入れ保存．ただし二次汚染防止措置を講じて，販売用に陳列する場合を除く.	
生食用鮮魚介類	成分規格	・腸炎ビブリオ最確数：100/g 以下（増菌培地法）	切り身又はむき身にした鮮魚介類（生かきを除く）であって，生食用のもの（凍結させたものを除く）に限る．（凍結させたものは冷凍食品［生食用冷凍鮮魚介類］の項を参照）
	保存基準	・清潔で衛生的な容器包装に入れ，10℃以下で保存	別に加工基準あり
生食用かき	成分規格	・細菌数：50,000/g 以下（標準寒天培地法） ・*E. coli* 最確数：230/100 g 以下（EC培地法） [むき身のもの] ・腸炎ビブリオ最確数：100/g 以下（増菌培地法）	別に加工基準あり 容器包装に採取された海域又は湖沼を表示すること
	保存基準	・10℃以下保存. ・生食用冷凍かき：−15℃以下保存．清潔で衛生的な合成樹脂，アルミニウム箔又は耐水性加工紙で包装保存すること ・冷凍品を除く生食用かきは上記のほか，清潔で衛生的な有蓋容器に収めて保存してもよい	
寒　　　天	成分規格	・ホウ素化合物：1 g/kg 以下（H_3BO_3 として）	

区　分		規　格　基　準	備　考
穀　　米　　類 （玄米及び精米）	成分規格	・カドミウム及びその化合物：0.4 ppm以下（Cdとして）	
豆　　　　類	成分規格	・シアン化合物：不検出（ただし，サルタニ豆，サルタピア豆，バター豆，ペギア豆，ホワイト豆，ライマ豆にあってはHCNとして500 ppm以下）	
	使用基準	・シアン化合物を検出する豆類の使用は生あんの原料に限る	
野　　　菜 ばれいしょ	加工基準	・発芽防止の目的で放射線を照射する場合は，次の方法による 　（イ）放射線源の種類：コバルト60のガンマ線 　（ロ）ばれいしょの吸収線量：150グレイ以下 　（ハ）照射加工したばれいしょには再照射しないこと	
生　　あ　　ん	成分規格	・シアン化合物：不検出	別に製造基準あり
豆　　　　腐	保存基準	・冷蔵保存，又は，十分に洗浄，殺菌した水槽内で，飲用適の冷水で絶えず換水しながら保存（移動販売用及び，成型後水さらしせずに直ちに販売されるものを除く） ・移動販売用のものは十分に洗浄，殺菌した器具で保冷	別に製造基準あり
即 席 め ん 類	成分規格	・含有油脂：酸価3以下，又は過酸化物価30以下	めんを油脂で処理したものに限る
	保存基準	・直射日光を避けて保存	

冷 凍 食 品	成分規格				

		無加熱摂取 冷凍食品	加熱後摂取冷凍食品		生食用冷凍 鮮魚介類
			凍結直前加熱	凍結直前 加熱以外	
細菌数（標準平板培養法）		100,000/g 以下	100,000/g 以下	3,000,000/g 以下	100,000/g 以下
大腸菌群 （デソキシコーレイト寒天培地法）		陰性	陰性	—	陰性
E. coli（EC培地法）		—	—	陰性*	—
腸炎ビブリオ最確数（増菌培地法）		—	—	—	100/g以下

冷　　凍　　食　　品：製造又は加工した食品（清涼飲料水，食肉製品，鯨肉製品，魚肉ねり製品，ゆでだこ及びゆでがに以外）及び切り身，むき身にした鮮魚介類（生かき以外）を凍結させたもので，容器包装に入れられたもの
無加熱摂取冷凍食品：冷凍食品のうち製造又は加工した食品を凍結させたもので，飲食に供する際に加熱を要しないとされているもの
加熱後摂取冷凍食品：冷凍食品のうち製造又は加工した食品を凍結させたもので，無加熱摂取冷凍食品以外のもの
生食用冷凍鮮魚介類：冷凍食品のうち切り身又はむき身にした鮮魚介類であり，生食用のものを凍結させたもの

*ただし，小麦粉を主たる原材料とし，摂食前に加熱工程が必要な冷凍パン生地様食品については，*E. coli*が陰性であることを要しない。
（冷凍食品の成分規格の細菌数に係る部分は，微生物の働きを利用して製造された食品，例えば，生地パン，納豆，ナチュラルチーズ入りパイ等を凍結させたものであって容器包装に入れられたものについては適用しない）

	保存基準	・−15℃以下保存 ・清潔で衛生的な合成樹脂，アルミニウム箔又は耐水性の加工紙で包装し保存	別に加工基準あり
容器包装詰加圧 加熱殺菌食品	成分規格	・当該容器包装詰加圧加熱殺菌食品中で発育しうる微生物：陰性 （1）恒温試験：容器包装を35.0℃で14日間保持し，膨張又は漏れを認めない。 （2）細菌試験：陰性（TGC培地法，恒温試験済みのものを検体とする）	容器包装詰加圧加熱殺菌食品とは，食品（清涼飲料水，食肉製品，鯨肉製品，魚肉ねり製品を除く）を気密性のある容器包装に入れ，密封した後，加圧加熱殺菌したものをいう 別に製造基準あり
油脂で処理した 菓　　　　子 （指 導 要 領）	製品の管理	・製品中に含まれる油脂の酸価が3を超え，かつ過酸化物価が30を超えないこと ・製品中に含まれる油脂の酸価が5を超え，又は過酸化物価が50を超えないこと	製造過程において油脂で揚げる，炒める，吹き付ける，又は塗布する等の処理を施した菓子をいう．粗脂肪として10％（w/w）以上を含むもの

索　引

〔編著者〕 　　　　　　　　　　　　　　　　　　　　　　　　　（執筆分担）

川村　堅（かわむら けん）　女子栄養大学栄養学部教授　　　　　第6章3〜6

斉藤　守弘（さいとう もりひろ）　女子栄養大学栄養学部教授　　　第1章

〔著　者〕（執筆順）

池　晶子（いけ あきこ）　羽衣国際大学人間生活学部教授　　　　第2章，第4章1，2

荒木　裕子（あらき ひろこ）　東京聖栄大学健康栄養学部教授　　　第3章

岡﨑　英規（おかざき ひでき）　武蔵丘短期大学健康生活学科教授　第4章3，5，6

向井　友花（むかい ゆうか）　神奈川県立保健福祉大学保健福祉学部　第4章4，第5章1，2
教授

伊藤　裕才（いとう ゆうさい）　共立女子大学家政学部教授　　　　第5章3，第6章1，2

杉山　芳宏（すぎやま よしひろ）　尚絅学院大学健康栄養学類教授　　第7章

宮地　竜郎（みやじ たつろう）　静岡理工科大学理工学部教授　　　第8章

杉山　千歳（すぎやま ちとせ）　常葉大学健康プロデュース学部教授　第9章

斎木まど香（さいき か）　西九州大学健康栄養学部准教授　　　　第10章

カレント　食べ物と健康3
改訂　食品衛生学

2015 年（平成27年）　4 月 10 日　初版発行〜第 2 刷
2017 年（平成29年）　9 月 15 日　第 2 版発行〜第 3 刷
2021 年（令和 3 年）　4 月 5 日　改訂版発行
2023 年（令和 5 年）　1 月 20 日　改訂版第 3 刷発行

編著者　　川　村　　　堅
　　　　　斉　藤　守　弘
発行者　　筑　紫　和　男
発行所　　株式会社 建帛社
　　　　　　　　　　KENPAKUSHA

112-0011　東京都文京区千石 4 丁目 2 番15号
TEL　（03）3944-2611
FAX　（03）3946-4377
https://www.kenpakusha.co.jp/

ISBN 978-4-7679-0695-9 C3047　　　　あづま堂印刷／愛千製本所
© 川村・斉藤ほか，2015，2017，2021.　　Printed in Japan
（定価はカバーに表示してあります）